佳評與推薦語

兩位各有專長的世界級專家生動描繪大腦的精采故事，洗鍊的深知灼見將幫助你的大腦常保年輕。

——梅默特・奥兹（Mehmet Oz）

哥倫比亞大學醫學中心教授兼外科副主任

狄帕克・喬布拉的每本著作都很精采。這次他與魯道夫・譚茲合著了《超腦零極限》，這本可以輕鬆閱讀的著作一定能幫你發揮最大潛能。

——賴瑞・金（Larry King），名主持人

充滿說服力的內容探索最先進也最具爭議的議題，建議讀者如何有效開發心智，以便引導大腦用對健康有益的方式運作。《超腦零極限》一書中的故事與科學原理，闡述了內在感知如何讓我們擺脫自動駕駛模式，打開通往新生活的大門。在這樣的新生活裡，我們將與自己和我們身處的廣大世界有更豐富的連結。何不趁現在創造一個更幸福、更有意義的人生？

——丹尼爾・席格（Daniel J. Siegel），《第七感》（*Mindsight*）作者；

加州大學洛杉磯分校醫學院第七感研究中心執行長兼教授

考慮周延、引人入勝、平易近人……一本能幫助許多人改善生活的書。解讀大腦之謎，拆穿最常見的迷思，同時提供有力又實用的做法，幫助讀者找到屬於自己的超級大腦。如果想讓自己最有力的工具保持健康、長壽，發揮最大潛能，一定要看《超腦零極限》。

——狄恩．歐尼斯（Dean Ornish），預防醫學研究學會創辦人兼主席；
加州大學舊金山分校醫學系臨床教授；《歐尼斯光譜保健法》（*The Spectrum*）作者

驚人巨作……請仔細閱讀，再用全新的超級大腦吸收內容。

——韋恩．戴爾（Wayne W. Dyer）
《正能量修成手冊》（*Wishes Fulfilled*）作者

整合心智與大腦科學所產生的智慧，喬布拉與譚茲提供了重要而實用的建議，能幫助我們促進幸福，過著更有意義的人生。

——威廉．摩布利（William Mobley）
加州大學聖地牙哥分校阿茲海默症研究中心主任

《超腦零極限》是一本大腦的使用者手冊，立論依據並非過時的資訊，而是世上最先進的研究結果，為讀者提供全新的不同觀點，而且確實有效！從過度肥胖到憂鬱症和焦慮症，能幫助各種類型的自我療癒。請閱讀此書，它一定會改變你的信念、行為與人生。

——肯恩．威爾伯（Ken Wilber）
《恩寵與勇氣》（*Grace and Grit*）作者

在這本精采的著作中，喬布拉與譚茲清楚說明現代科學界最先進的突破，如何幫助你充分利用神奇的三磅宇宙。

——拜倫．卡拉蘇（T. Byram Karasu）
愛因斯坦醫學院精神病學與行為科學系教授兼系主任

尼采說：「人類是唯一需要被鼓勵努力活下去的動物。」精準地點出人不認識自己的神奇，未認知到人本身就是奧祕與奇蹟。兩位各有專精的作者，駕馭豐富的大腦科學新知與靈性洞察智慧，給出了確實可行的應用技巧，足以令人當下活得更好，不愧為一本希望之書。

——廖閱鵬，美國催眠治療師學會催眠導師

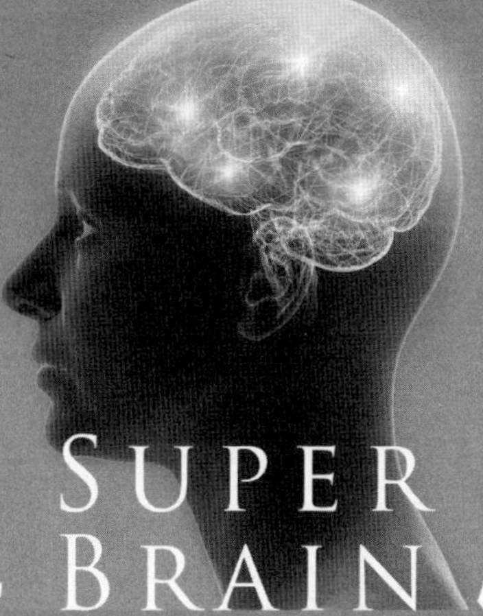

超腦零極限

SUPER BRAIN

抗老化、救肥胖、解憂鬱
哈佛教授的大腦煉金術

Unleashing the Explosive Power of Your Mind to
Maximize Health, Happiness, and Spiritual Well-being

狄帕克・喬布拉 Deepak Chopra、魯道夫・譚茲 Rudolph E. Tanzi 著　隋芃 譯

目次

序 心智是騎士，大腦是馬，而握著韁繩的是你

超級大腦的完整影響，可能還要幾十年後才會被人了解。我們先請讀者跟大腦建立新的關係，試著支配大腦錯綜複雜的神奇能力。最能駕馭大腦的人，也是一個具啟發能力的領導者，我們希望你能更加接近這樣的角色。如果你能做到，你將會是推動未來前進的浪潮，把人類大腦的演化又向前邁進了一步。

神經科學依然沉醉於屬於它的黃金年代，一古腦兒地尋找跟特定行為相對應的大腦活動區。這個計畫成果豐碩，但也不乏矛盾；當你試著把心智簡化成一種生理機制，矛盾必然會發生。人類不是被大腦操控的木偶，但神經科學家卻依然無法做出最後決定。例如，最近的藥物成癮研究把焦點放在古柯鹼、海洛因與甲基安非他命對嗎啡類受體[1]所造成的傷害。這種傷害被認為是永久性傷害，而且會讓人渴望更高劑量的藥物。每一個有毒癮的人吸毒吸到一定程度後就不會再有快感，繼續吸毒只是讓自己感覺正常而已。

這個殘酷的情況提供了更有力的證據：是藥物支配了吸毒者，而不是吸毒者支配了藥物。有些專家引述此類研究，宣稱毒癮不可能戒除，因為有毒化學物質會緊抓著吸毒者不放。但是

成功戒毒的大有人在，他們挺身與遭受蹂躪的大腦對抗，成功發揮了意志力。「我可以打敗它」，這樣的吶喊有時成功，有時失敗。但是這個吶喊來自心智，而不是大腦。這展現的是選擇及自由意志。神經科學家不喜歡選擇與自由意志，所以我們非常努力地想透過這本書讓大家再度重視它們。

我們的第二個目標是讓大家相信高階意識的存在。我很高興能有機會與一位傑出的研究者合作，因為現代人顯然需要事實佐證才願意接受啟迪。事實就在眼前，而且多得不得了。大腦會跟隨心智的引導，甚至一路走向上帝。在大腦送出的所有訊息之中，最微妙的訊息雖然靜默無聲，卻暗示著神性的存在。很多人都沒有注意到這些訊息，因為沉默在嘈雜的日常生活中很容易就被忽略。此外，昌明的科學也讓大家更難以去相信上帝——這個在實體世界中不留痕跡的無形存在——是真實的。

如果你凡事只用有形證據來測量，世界上有太多無形的東西會被你忽視，比如愛與同情心。完成這本書之後，我終於理解：對再平凡不過的生活來說，上帝並非奢侈的存在或附加的存在。在宗教組織之外（雖然已有許多人摒棄了宗教），人們需要意識做為源頭。

如果什麼都沒有，我們將會像第一部《超人》裡的女主角露易絲．連恩一樣，從摩天大樓頂端被拋下來，一路往地面墜落。看見她墜樓的克拉克．肯特衝進電話亭，第一次換上他的超人裝。他一飛沖天接住露易絲，說道：「別擔心，小姐，我接住妳了。」露易絲害怕地睜大眼睛，她大叫：「那誰來接住你？」

同樣的問題也適用於意識。它需要某樣東西或某個人的支持，而這個某人就是無限的意識，我們一向稱它為「上帝」。如果沒有上帝，祂就必須被創造出來。為什麼？請仔細想想「大

❶ 嗎啡類受體或稱鴉片受體（opiate receptor），是人體的快樂中樞，適量刺激可讓人產生愉悅感。

腦第一」的理論，倘若意識真的像這個理論的擁護者所說的只是源自大腦裡的化學交互作用，所以我們根本不需要上帝，原子跟分子自己就能把心智照顧好。

但是我們的論點是大腦不可能創造意識。從來沒有人能證實有一種神奇的力量，可以讓鹽、葡萄糖、鉀和水學會思考。現代人覺得古人崇拜樹靈、山神、圖騰等神靈是原始、民智未開的表現；沒錯，我們的祖先認為凡是物體都有心智，但神經科學宣稱思想來自大腦的化學物質，這不也是一種萬物有靈論嗎？

事實恰恰相反，是意識（心智的無形代理人）創造了大腦，而且打從第一個能感知這個世界的生物出現以來，一直都是意識在支配大腦。隨著意識的演化，它會調整大腦來配合它的目的，因為大腦是心智唯一的有形代理人。

用這種方式扭轉神經科學的見解，一開始當然會令人震驚，但是這麼做能讓上帝重生（當然上帝從未死去）。請你暫時放下你對上帝原本的想像，然後想像一個所有特質跟你一模一樣的心智。它會思考，會創造；它喜歡各種新的可能性；它能愛也懂得愛，而且它最愛的就是生命本身。這就是上帝的心智。這個心智之所以具有爭議性，是因為它沒有固定的位置。它跨越所有疆界，無邊無際。它無所不在，超越過去、現在和未來。每一個靈性傳統都認為這就是上帝。然而，這樣的觀念已隨著時間消逝，現在我們把上帝當成信仰，而非一個本該如此的事實。

心智一直都在，而且瀰漫了整個宇宙。如果這個想法太難接受，那就想想中世紀用天然磁石來航海的人：磁石吊在線上，指著北方，是原始的指南針。如果你告訴那時候的航海員磁力無所不在，不是只存在一顆石頭裡，他會相信你嗎？

今天我們假設每個人都有心智，它就像握著磁石的航海員一樣緊握著一片珍貴的意識。但事實上，我們共享著同一個心智，雖然它存在於每一個小小的人類身上，卻沒有失去無邊無際的狀態。

我們與自己的想法和渴望緊密相依，所以才會常把「我的心意」（my mind）掛在嘴邊。但意識可能是一種場域，就像電磁場一樣，蔓延全宇宙。這些電子訊號滲透進大腦，但是我們不會說「我的電力」，而是說「我的心意」。量子物理學的先驅歐文．薛丁格（Erwin Schrödinger）曾在不同的場合針對這個議題直接發表看法，以下是其中三個：

「意識是沒有複數狀態的單一存在。」
「事實上，只有一個心智。」
「分割或增加意識毫無意義。」

如果你覺得這聽起來還是太抽象，可以想想雖然我們為了方便而把空間跟時間切割成小段，但其實宇宙只有單一的空間和時間。

總有一天科學會追上這些議題。這是無可避免的，因為事情已經起了頭。丟一顆石頭到池塘裡，沒人知道漣漪會擴散到多遠。一個多世紀前推動量子革命的馬克斯．普朗克（Max Planck），曾說過一句奇妙又神祕的話：「宇宙早已知道我們即將到來。」心智場至少跟宇宙一樣年代古老，而人類大腦卻是演化的產物。大腦接下來將會如何演化？沒有人知道，但是我願意相信下一步就是大躍進，好讓我們都能接受源自古梵文的一個詞：Aham Brahmasmi，意思是「我是宇宙」。這看起來像是跳回到過去，但是吠陀先知的這句話出自一個更高層次的覺察力。無論經過多少時間，「我是誰？」都是一個亙古不變的大哉問。如果現代人能追上古老的智慧，必能造成驚人的結果。有何不可呢？

無論是佛陀、耶穌、聖哲或開悟的印度智者，他們的大腦都已到達一個高度，足以啟發好幾世紀的人類。但是從生物學的角度來看，他們的大腦跟現在任何一個健康的成年人毫無二致。

佛陀的大腦跟隨心智的引導，這就是為什麼每個偉大的靈性導師都宣稱任何人都能完成他們走過的旅程。問題在於你是否願意跨出第一步，並留意大腦接收到的微妙訊號。既然我們的大腦已經調諧到量子的層次，當然能接收到宇宙的任何訊息。所以，上帝並未偏心偉大的聖徒、賢者與先知，他們只是比你我更勇敢，大膽跟隨引領他們找到覺察力源頭的線索。

如果過去那些受到啟迪的智者精通科學語言，他們可能會說：「宇宙是一個不停流動著、不可分割的整體。」當然這句話不是古代聖哲說的，而是出自一位有遠見的英格蘭物理學家大衛·波姆（David Bohm）。這句話的意思等同於「你不可能踏進同一條河的同一個地方兩次」。神祕的謎團搖身一變，成為科學上的假設。

我是一個樂觀的人，我希望能在十年後看見意識被科學全面的接受。把我們困在凡塵俗世裡的障礙，是我們自己製造出來的。有些障礙把世界區分成「裡面」跟「外面」；有些障礙把人類心智獨立出來，視為宇宙獨一無二的產物，並認為若少了人類心智，宇宙就沒有了智慧——這就是現行宇宙論的主張。然而，思辨的火花讓越來越多的宇宙學家開始大膽探索新方向，這個新方向是：宇宙擁有智慧、創造力及自我覺察力。這樣的宇宙的確會知道我們即將到來。

本書觸及了許多困難的觀念。不過，有一個觀念是其他觀念的基礎，那就是：創造實相是每個人的任務。這個世界沒有真實的樣貌，也不可能永遠固定不變。實相會不斷演化（謝天謝地），最大的線索就在你的大腦裡。實相一個接一個被裝進大腦裡，爬蟲腦的實相還在我們的大腦裡，但是透過演化，它被納入更高階的實相中，每一個實相都對應到一個新的生理結構。

此時此刻，每一個人的大腦都映照出自己的實相。你的心智是騎士，你的大腦是馬。騎過馬的人都知道馬會畏怯，會抗拒轡頭，會害怕，會停下來吃路邊的青草，或是快速衝回家。騎士緊緊抓牢轡繩，但是大部分時候情況都在他的掌控之中。當原本的印記、衝動、驅動力和習慣想要反客為主時，就會出現這些插曲，這時候我們會緊緊抓住大腦的轡繩。馬兒再怎麼橫衝直撞，瘋狂的程度都比不上大腦。藥物上癮、精神分裂症與許多其他病症的生理偏差，都是不爭的事實。

然而多數時候，主控權都在心智手裡。我們一直都握有意識的控制權。大腦一旦受到啟發，潛力無窮無盡。如果有人因為不相信有超級大腦而背棄它，那就太可笑了，原因是：如果你能看見自己尚未開發的潛力，就會明白你已經擁有了一顆超級大腦。

狄帕克・喬布拉（Deepak Chopra）

序

支配大腦，就能支配你的現實

把心智與大腦連結起來是很棒的事，一旦兩者之間失去了關聯，情況就會變得很可怕。我的專業領域是研究大腦的黑暗面，在「阿茲海默症基因計畫」中，我的實驗室持續尋找相關基因，目前已找到一百多個與最常見、最嚴重的失憶症有關的基因。寫這本書，讓我有機會後退一步用較寬廣的角度來思考大腦。你對心智了解得越多，你的大腦研究就會出現更多新的形態與可能性。

癌症研究者急切地想找到治癒癌症的方法，他們背負的時間壓力之大不亞於阿茲海默症。隨著平均壽命增加，阿茲海默症患者也會越來越多。美國已經有五百多萬名病患，全球患病人數有三千八百萬。如果無法發展出預防療法，到了二〇四〇年，美國的阿茲海默症患者預計將會超過一千四百萬人，而全球則超過一億人。

目前的基因研究是最有希望根除阿茲海默症的做法。如果能找出影響阿茲海默症患病風險的所有基因，就能及早可靠地預測某個人的患病風險。風險最高的人，可能必須在三、四十歲就接受症狀前檢驗，因為在記憶力衰退的症狀真正出現之前幾十年，大腦就已經開始發生變化了。

在阿茲海默症殘酷的推展過程中，大腦的記憶與學習能力都會遭到破壞。我們當前的希望是能為高危險族群找到療法，在失憶症出現之前中斷阿茲海默症繼續發展。

一旦找到有效的藥物，我們希望能趕在認知衰退的臨床症狀出現之前預防阿茲海默症。這種所謂的「藥物遺傳學」（pharmacogenetic）策略，依據的基礎是「早期預測—早期發現—早期預防」。如果能把這三種做法連結起來，或許就能在阿茲海默症出現前加以預防。這種全面性的策略可追溯到在襁褓期施打天花疫苗的年代，後來又延伸到不吸菸來預防肺癌。同樣的策略也適用於其他與年齡有關的常見疾病，例如心臟病、癌症、中風和糖尿病。

阿茲海默症跟生活形態有沒有關係？這個問題目前還沒有完整的答案，但是我個人認為有此可能。心智是我們的下一個希望，生活形態的任何改變都是從心智開始。一開始你必須具備改變的意願，然後你必須帶領大腦製造新的神經網絡來支持你的決定。我們已經知道大腦適用「不用就會消失」的原則，尤其是想要一輩子保持敏銳和完整的記憶力更是如此。我跟狄帕克攜手合作，深入研究心智與身體的關聯。當我們想出「大腦理想的生活形態」時，並不專指阿茲海默症，也不認為阿茲海默症的患者是因為錯誤的生活形態而罹病。大部分的疾病都是基因與生活形態的綜合結果，但是有些遺傳因子光靠健康的生活也難以克服。

幾乎每個人身上都有增加或減少阿茲海默症風險的基因變異，這些基因變異搭配環境因素，就會決定你今生罹患阿茲海默症的風險有多高。主要的風險因子涵蓋各種可能，包括沮喪、中風、大腦創傷、過胖、高膽固醇、糖尿病，甚至連寂寞也是風險因子。

影響阿茲海默症致病風險的基因分為兩類：一是必然性基因，二是易感（易致病）基因。有一小部分的患者（不到百分之五）患病時不到六十歲，通常是三種相關基因的其中一種發生突變，這三種基因已被我跟同事發現。帶有這種遺傳型突變的人幾乎都會在四、五十歲時發病，幸好這種基因突變很少見。大多數的案例是六十歲以後才發病，病患身上的基因變異會影響他們的易致病性。這些變異不代表他們一定會發病，但是這種基因變異會隨著年齡增加而提高或降低致病風險。

好消息是在多數的阿茲海默病例中，生活形態有可能戰勝基因遺傳。大部分與年齡相關的常見病症都有類似的基因圖譜，例如心臟病、中風與糖尿病。特定的行為能否對應大腦活動的特定模式，進而及早治療？有些自閉症研究人員也在問這個問題，他們想知道能否在幼兒出現自閉症跡象之前，就從幼兒抬頭的特定方式看出自閉症的前兆。民眾還不知道大腦研究最大的進展之一，就是把焦點從突觸（兩個神經元的接觸點）轉移到神經網絡。數十年來，神經科學一直專注研究單一突觸如何運作，這方面的研究既辛苦又費力。想像一下試著在閃電出現時讓它停下來，取出只是這種閃電比天上的閃電還要微小數百萬倍。重要的突破來得很慢，他們冷凍大腦組織，後來稱之為神經傳導物質的訊息傳遞分子。神經傳導物質羥色胺與多巴胺的研究，使各種病症的治療有長足進步，包括憂鬱症與帕金森氏症。

但是研究突觸的進展卻很有限。舉例來說，憂鬱症就分為好幾種類型，每一種都有它獨特的化學特質。但是廣效的抗憂鬱藥物不是針對某種類型的憂鬱症來對症下藥，即便病患都有悲傷、無助、疲憊、睡眠不規律、食欲不振等症狀，A患者與B患者的憂鬱症也可能類型不一樣，因為憂鬱症所形成的神經網絡會因人而異。

所以才會出現一種系統化的方法，觀察的是整個網絡模式而不只是突觸。這就像檢查家裡電箱裡的保險絲，跟你檢查整間屋子的配電系統是不一樣的。但是你的大腦不是配電系統，它的神經網絡是有生命的、動態的，而且緊密交織的，如果其中一條線路出現變化，整個神經系統都會與之呼應。

聽起來也許抽象，但是神經網絡理論確實開啟了許許多多的可能性。我們主張大腦是一個流動的過程，而不是東西。因為思想與感覺都是流動的過程，就像觀看兩個鏡像宇宙一樣（無意識的心智可被視為跟「黑暗」物質及能量一樣，神祕地控制著這個宇宙所發生的事件）。你的神經元會跟發生在你身上的任何事情同步，連你的基因也參與其中。你的基因並非端坐在每個細胞裡冷眼旁觀，而是會根據你生命中所發生的各種事件去開啟和關閉，改變它們的化學輸出。行為形塑生理機制，以這個觀念所進行的研究，已經證實生活形態的正面改變，包括飲食、運動、壓力管理與靜坐禪修，會影響四百到五百個基因，說不定還要更多。

該怎麼做才能預防或阻止阿茲海默症發生呢？遵循對許多病症都有好處的生活形態是個著手的好方法，就從運動開始吧。我有一位好同事叫山姆．西索迪亞（Sam Sisodia），他在動物實驗中（種入人類阿茲海默基因的老鼠）發現，讓老鼠每晚用滾輪跑步可以大幅降低大腦病變。運動確實可以促進大腦降低乙型類澱粉蛋白的基因活性❶。流行病學研究也證實適度運動（每週三次，每次一小時）可降低罹患阿茲海默症的風險。有一個臨床實驗指出，在發病後每週做兩次六十分鐘的劇烈運動可以延緩阿茲海默症的發展速度。

第二個關鍵是飲食。基本原則就是：對心臟有好處的飲食，對大腦也有好處。使用大量初榨橄欖油的地中海飲食，搭配適量紅酒與黑巧克力，可以降低阿茲海默症風險；而更簡單的預防方法是少吃。在動物實驗中，限制熱量攝取能增加壽命，減少大腦病變（最近也有一說：初榨椰子油能治療和預防阿茲海默症，但是尚待更多數據佐證）。

閱讀本書，你將學會第三種方法。這是一種智能上的刺激，可以刺激大腦生成新突觸。每一個新突觸都能強化原來的突觸。就像你把錢存在銀行裡一樣，生成越多的突觸，就越不容易在罹患阿茲海默症之前把突觸用光。阿茲海默症會找上各種教育程度的人，對高中輟學生和博士一視同仁，有些研究指出教育程度越高越不容易患病。但也許比智能刺激更重要的是參與社會的程

❶目前臨床普遍認為大量的乙型類澱粉蛋白沉積在腦中，是造成阿茲海默症的主因。

度，社會互動的程度較高，患病風險就較低；而寂寞則被列為阿茲海默症的風險因子之一。

如果阿茲海默症能像癌症一樣被治癒，那就太棒了。十年前的癌症治療重點是早期發現，然後用藥物、放射線與手術治療。美國中央疾病管制局在二〇一二年所做的估計，約有三分之二的癌症可透過積極的生活形態、避免過度肥胖和不吸菸來預防。其他癌症中心的評估數據更高，在九〇％到九五％之間。

化學、基因、行為與生活形態等各個戰線都出現了進展的跡象，這點令人相當興奮。但是這些跡象，不足以讓我寫一本超級大腦的書。在我這個領域裡，只要技術純熟，且能在某種疾病一個非常特定的小部分嚴謹分析，開拓屬於自己的科學優勢，就能獲得成功。你只要停止推測，奉行「閉嘴，計算！」這句格言，就可以在科學界走得很長遠。自然科學對它的地位引以為傲，但是我也曾親眼見過這種自豪變成傲慢自大，尤其是對於有人想用形而上學與哲學來發展科學理論時。這種對無法計算或化約成數據的事情嗤之以鼻的普遍心態，我認為說穿了就是心胸狹隘。就算心智無形又難以捉摸，科學也不能漠視，何況科學本身還是心智的產物呢！所有最偉大的科學發現，通常都源自於過去的白日夢。

「超腦」是兩位嚴謹、有醫學背景的調查者努力的成果，我們盡可能深入去探看心智與大腦的關聯。對一個「硬底子」的大腦研究者來說，要採取「意識第一」的立場是非常大膽的一步；但是我漸漸演化的思想帶領我走到了這一步，就像在我之前的偉大人物懷爾德・潘菲與約翰・埃克爾斯爵士❷一樣。我認為神經科學家不能忽略意識這個介面，因為一味堅持「大腦第一」只是在保護地盤而已，有違科學家追求真理的精神。

事實是，意識不只是大腦裡的電子互相碰撞而已。我投入阿茲海默症的研究是為了解決一個生理難關，但同樣重要的驅動力是我的同理心，尤其是在我看過祖母罹患阿茲海默症而過世之後。發病時，不管是患者本人或親友都非常絕望，就算是早期，症狀也令人害怕。最初是「輕微認知障礙」，聽起來似乎沒什麼，但是出現時的影響卻一點也不輕微，因為病患會開始記不住日常活動，也沒辦法一心多用。到了連文字都很難以記憶的時候，說話和書寫會變得越來越困難。

但是更可怕的是那種上不了岸的感覺，一旦發病，就會一步步邁向死亡。舊的回憶消失，新的回憶也無法形成。最後病患連自己生病了也不知道，這時候的照顧責任會落在近親身上，據估計現在約有一千五百萬名無償的照顧者。這個可惡的心智小偷，讓許多人受盡痛苦。

親眼目睹過這個疾病衝擊的人都會同情不捨，但是我們可以把憐憫與絕望變成截然不同的觀點。何不將阿茲海默症當成一種鞭策與激勵，在老化到來的幾十年前用最好的方式來使用我們的大腦？阿茲海默症扼殺了老年人過充實生活的夢想，在打敗這個疾病之前，我們每個人可以打贏另一場仗，那就是從童年開始就好好利用大腦。這就是超級大腦的願景，也是這本書對我最重要的意義。

身為物種之一，我們每天都應該對大腦這個神奇的器官心存感激。你的大腦不只是把這個世界傳送給你，更重要的是，它也為你創造了這個世界。如果你可以支配大腦，就能支配你的現實。一旦心智釋放深層的力量，你就能擁有更強大的覺察力、更健康的身體、更快樂的個性與無止境的個人成長。關於大腦的再生與重塑能力，未來一定會有讓我們驚訝的新發現。重塑是生理上的改變，而這些改變只是回應心智的意圖。我們不能忘了這個真相：人類因心智而存在，而大腦為心智服務，就像一個最忠心又親密的僕人一樣。

魯道夫・譚茲（Rudolph E. Tanzi）

❷ 懷爾德・潘菲（Wilder Penfirld），有神經外科之父的尊稱，曾繪製一幅人類體感覺皮質圖譜。約翰・埃克爾斯（John Eccles），澳大利亞神經生理學家，一九六三年因在突觸研究取得進展而獲得諾貝爾醫學獎。

超腦零極限

亞里斯多德告訴我們，人們的腦袋只是為了冷卻血液而存在，沒有參與思想的過程。對某些人來說，這話倒是真的。

——威爾・柯皮（Will Cuppy，1884-1949）

第一部

突破人類極限

如果你想要的是無所不能，就要讓大腦相信，你真的無所不能。

因為大腦很強，你的心智能力更強。

1

零極限，大腦的黃金時代

人類大腦最獨特的一點，在於只要它覺得自己可以做到，就一定可以做到。要記住，大腦隨時都在偷聽你的想法，而且邊聽邊學習。

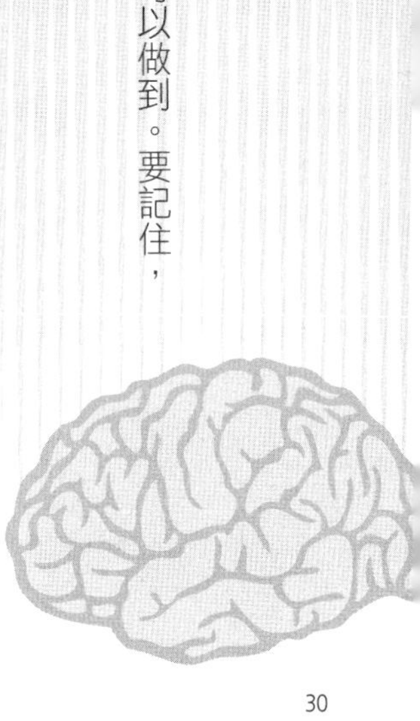

我們對人類大腦有多少認識？本書兩位作者在一九七〇與一九八〇年代接受醫學訓練，當時這個問題的答案是「少得可憐」。那個時候流傳這樣的話：「研究大腦就像為了要了解美式足球的規則，而把聽診器放在休士頓巨蛋體育館的屋頂上一樣。」

人類大腦包含大約一千億個神經細胞，形成從一兆到一千兆個稱為突觸的接頭。為了回應你的周遭環境，這些接頭處於不斷重組的狀態。這是一個微小卻驚人的自然奇蹟。

面對大腦，每個人都感到敬畏，所以才會有人稱大腦為「三磅重的宇宙」（the three-pound universe）。如此形容大腦非常貼切。大腦不只詮釋世界，還能創造世界。少了大腦，視覺、聽覺、觸覺、味覺與嗅覺所接收到的一切都會失去意義：早上咖啡的香氣、家人之間的親情、工作時的靈光一閃等等，這些都是為你個人量身打造的經驗。

因此，我們立刻想到一個關鍵問題：如果你的世界獨一無二、專屬於你，那麼源源不絕的創意到底來自何處？是你，還是大腦？如果是你，就表示你可以隨時打開通往更多創意的大門；如果是大腦，就表示創意可能存在著巨大的生理限制。也許是基因綁住了你，也許是有害的記憶或過低的自尊阻礙了你。也許是因為有限的期待壓縮了你的覺察力，即便你自己並沒有發現。

就現有的各項證據而言，「無限潛能說」與「生理限制說」都有可能成立。相較於過去，現在的科學界正以驚人速度累積新證據。我們已進入大腦研究的黃金時代，每個月都會出現新突破。儘管有這麼多令人興奮的進展，但是這對生活一切都仰賴大腦的個人來說有何意義呢？這是不是意味著你的大腦也進入了黃金時代呢？

我們發現出色的研究與日常事實，兩者之間存在著很大的落差。我想起醫學院以前曾經流行過的話：「每個人都只使用了一〇％的大腦。」嚴格來說，這種說法並不正確。一個健康成年人的大腦神經網絡（neural networks）隨時隨地都在全力運作，就算用最精密的大腦掃描方式，也難以區別正在寫《哈姆雷特》獨白的莎士比亞，跟初次創作十四行詩的新手詩人有何不同。光看大腦本身，不足以讀出全貌。

大腦扮演的四個角色

如果想為自己的大腦創造黃金時代，就必須用全新的方式運用天賦。生命會不會變得更有活力、更具啟發性或更成功，並不在於神經元的數目，也不在於灰質❶的神奇力量。基因有其作用，但就像大腦其他部位，基因也是動態的。每一天，你都會踏進大腦環境裡電子與化學活動的無形風暴，同時扮演大腦的指揮官、發明家、老師與使用者的角色。

❶ 灰質（gray matter）是中樞神經系統的一部分，負責對信息進行深入處理。

⊙身為指揮官，你把當天的指令交給大腦。
⊙身為發明家，你為大腦創造前所未有的新路徑與連結。
⊙身為老師，你訓練大腦學習新技術。
⊙身為使用者，你負責維持大腦的良好運作。

除了我們每天所使用的大腦——姑且讓我們稱之為基礎大腦（baseline brain）——之外，還有所謂的超級大腦（super brain），這兩者在扮演這四個角色上都有差異，而且是很大的差異。即便你沒有直接思考「今天我要下什麼指令？」或「我想創造哪些新路徑？」，但是你確實做了這些事。以你量身打造的世界需要一位創造者，這個創造者不是你的大腦，而是你自己。

超級大腦，指的是一個把大腦使用到淋漓盡致的全知創造者。大腦具備無窮盡的適應力，你有機會把指揮官、發明家、老師與使用者的四個角色扮演得比現在更成功。

指揮官：你對大腦下的指令不像「刪除」或「跳至頁尾」等電腦指令，這些是內建在機器裡的機械式指令。大腦指令會被一個有生命的組織接收；你每次下指令時，這個有生命的組織都會隨之改變。當你想著「我要吃昨天吃過的培根蛋」時，你的大腦不會有絲毫改變。反之，如果你想的是「今天早餐要吃什麼？我想來點不一樣的」，你會突然打開一間裝滿創意的寶庫。創意是一種有生命、會呼吸、隨時更新的靈感，電腦完全望塵莫及。為什麼不善加利用創意？只要你想，擁有奇蹟般能力的大腦就可提供源源不絕的創意。

有了這個概念之後，現在讓我們來說明一下你跟大腦之間的關係，以及這樣的關係如何建立。請看下面列出的情況，有哪些跟你的情況相呼應？

基礎大腦

☑ 我不會要求自己今天的表現，要跟昨天有太大的差異。
☑ 我是習慣性的動物。
☑ 我不常用新的事物刺激頭腦。
☑ 我喜歡熟悉感，這是最舒服的生活方式。
☑ 老實說，我覺得家庭、工作與感情生活只是無聊地一再重複。

超級大腦

☑ 我覺得每天都是嶄新的一天。
☑ 我會小心不染上壞習慣；就算有壞習慣慢慢形成，我也可以輕鬆戒掉。
☑ 我喜歡即興發揮。
☑ 我討厭無聊，我覺得無聊就是一再重複。
☑ 生命中有許多領域的新事物都很吸引我。

發明家：你的大腦會持續演化，這是大腦獨一無二的現象，也是大腦最神祕的特色之一。心臟與肝臟從出生到死亡，基本上都不會有太大變化，但大腦可不一樣。大腦會在一生當中，不斷演化改善。發明新事物讓大腦去做，你就會變成新技術的來源。有一項驚人理論的口號是「一萬個小時」，意思就是只要專心做一件事一萬個小時，就能學會相關的專業技術；就算是繪畫與音樂等過去認為只能靠天分的技術也一樣。如果你曾經看過太陽馬戲團的表演，你或許會以為這些厲害的表演者都來自馬戲團家族或外國表演團體。其實除了少數表演之外，太陽馬戲團裡的表演者都是一般人，他們在蒙特婁的特殊學校裡學習每項表演的技能。從某個角度來說，人生就是在學習一連串的技術，一開始學的是走路、說話和閱讀，而我們所犯的錯誤，就是限制了這些技術的進一步發展。比如說，有了蹣跚學步、走路、跑步和騎單車所用到的平衡感之後，只要再花一萬個小時（或更短的時間），你就能走高空鋼索了。當你停止要求大腦每天練習新技術時，你對大腦的要求其實幾乎等於零。

看看下列哪些情況，跟你現在的情況一樣？

基礎大腦

☑ 我現在的成長大不如前。
☑ 學習新技術時，總是半途而廢。
☑ 我不願意改變，有時甚至害怕改變。
☑ 我緊守著自己擅長的事情，不願意超越。
☑ 我長時間花在被動的事情上，比如看電視。

超級大腦

☑ 我一輩子都在不斷成長。
☑ 學習新技術時，我會盡最大的努力。
☑ 我迅速適應改變。
☑ 一開始嘗試新技術時表現不好也沒關係，我喜歡的是接受挑戰。
☑ 活動讓我成長茁壯，我很少放空。

老師：知識並非來自事實，而是來自好奇心。好老師可以為學生灌輸好奇心，改變他的一生。你也可以對大腦做一樣的事情，但是最大的差別是：你既是學生，也是老師。為自己灌輸好奇心是你的責任，時候一到，你自己將會受到啟發。要提醒你的是：不是大腦受到啟發，而是你自己受到啟發後，觸動了大量的反應去點燃原本處於睡眠狀態且毫無好奇心的大腦（大腦也可能是處於漸漸衰退的狀態。證據顯示，一輩子維持活躍的社交活動以及對新知的好奇心，有助於預防衰老與大腦老化）。你必須像個稱職的老師，監控錯誤、鼓勵優點，注意學生何時準備好接受新挑戰。你也必須像個聰明的學生，對於不了解的事情要保持開放的態度，不要故步自封。

下列有哪些情況跟你一樣？

基礎大腦

- ☑ 我的人生步調相當穩定。
- ☑ 我對自己的信念與想法很執著。
- ☑ 我讓別人去當專家。
- ☑ 我很少看教育節目或去聽演講。
- ☑ 我已經很久沒有受到啟發的感覺了。

超級大腦

- ☑ 我喜歡改變自己。
- ☑ 我最近改變了某個長期的信念或想法。
- ☑ 我至少精通一種領域。
- ☑ 我喜歡看教育節目或參與當地大學的教育活動。
- ☑ 我每天都從生活中感受到啟發。

使用者：大腦沒有所謂的使用者手冊，但是大腦一樣需要保養、修復及適當管理。有些養分是生理性的，比如現在很流行的健腦食品——某些維他命與酵素，但大腦也需要心理上的保養。酒精與香菸是有毒的，讓大腦接觸這類東西等於是在虐待大腦，而憤怒、恐懼、壓力及憂鬱也是一種虐待。寫這本書時，剛好有個新研究說每天處在壓力下，會使得前額葉皮質——大腦負責做決定、矯正錯誤及評估狀況的部位——停止作用。這就是何以交通阻塞會令人抓狂的原因。除了持續的壓力，憤怒、沮喪與無助等情緒也是前額葉皮質罷工的跡象，顯示它不再壓抑所負責控制的原始衝動。我們經常告誡自己：要當大腦的主宰，別讓大腦主宰你。「發飆的駕駛」就是被大腦主宰的典型例子，其他例子還包括有害的記憶、心靈創傷、戒不掉的壞習慣等，而其中最悲慘的是失去控制的上癮症。

看看下列情況，哪些跟你的情況類似？

基礎大腦

- ☑ 我最近至少在生活的某個面向上失控。
- ☑ 我的壓力太大，但我只能忍受。
- ☑ 我擔心自己會得憂鬱症，或是已經憂鬱症上身了。
- ☑ 我的人生可能會走上我不希望的方向。
- ☑ 我的想法會變得太執著、小心翼翼或焦慮。

超級大腦

- ☑ 我覺得自己處於主導地位。
- ☑ 我用走開與放手等方式，主動避開產生壓力的情境。

☑ 我的心情總是很好。
☑ 除了偶發事件，我的人生一向朝著我希望的方向前進。
☑ 我喜歡自己的思考方式。

雖然你沒有大腦使用手冊，但是你還是可以讓大腦持續成長、達成目標，以及取得個人的滿足感與新技術。雖然你沒有發現，但是你的確有能力快速改變自己使用大腦的方式。我們的終極目標是讓大腦受到啟發，超越所扮演的四個角色。你是超然的存在，因為你將扮演觀察者，靜靜旁觀大腦所做的每一件事。當你有能力扮演安靜的旁觀者時，就不會受到大腦活動的羈絆。只要安住於全然的平和與覺照之中，就能找到關於神、靈魂與來世等永恆問題的真相。我們有理由相信這是真的，因為當心智想要超越時，大腦已準備好跟進了。

心智跟大腦，一種全新的關係

一九五五年，當七十六歲的愛因斯坦辭世時，世人對這個二十世紀最著名的腦袋充滿了好奇。當時普遍認為愛因斯坦的天賦異稟一定有某種生理上的原因，所以就解剖了他的大腦。愛因斯坦的大腦推翻了大腦越大、思考能力越強的期望，因為他的大腦重量比平均值還輕了一〇%。那時正是開始探索基因的年代，關於新突觸連結（synaptic connection）如何形成的先進理論，還要再過幾十年才會出現。

雖然我們看不到基因如何運作，但是可以觀察神經元的特化突起——軸突（axon）與樹突（dendrite）的生成，這是能讓腦細胞彼此連結的線狀延伸物。現在我們已經知道，直到生命結束之前，大腦都會不斷形成新的軸突與樹突，這種特質為防止退化帶來無窮的希望（大腦產生這類新連結的能力十分驚人，即將出生的胎兒每分鐘會長出二十五萬個腦細胞，相當於每分鐘形成數百萬個突觸連結）。

儘管如此，我們依然跟當年急著告訴全世界愛因斯坦擁有古怪大腦的記者一樣天真，因為我們仍舊把重點放在生理特性上，人類與大腦之間的關係沒有得到足夠的重視。想想學校裡那些充滿挫折感的學生，每間教室裡都有這樣的學生，他們通常會坐在最後一排，行為模式令人鼻酸。

首先，他們會試著迎頭趕上其他孩子，但失敗之後，不管是什麼原因，都會開始感到氣餒。於是他們不再努力趕上那些成功的孩子，下一個階段就是透過行為來發洩，例如發出噪音搗亂或惡作劇來引起注意，因為每個孩子都需要關注，就算是負面的關注也好。慢慢的，這些孩子會發現這麼做毫無益處，發洩的行為只會帶來更多的否定與處罰。這時就會進入最後階段：陰鬱的沉默。他們不再努力跟上課業，其他孩子則覺得他們反應又慢又笨，跟大家格格不入。學校變成令人窒息的監獄，而不是充實生命的場所。

這種行為的循環模式，對大腦的影響不易察覺。我們現在知道嬰兒出生時，大腦的發育已達九〇％，而且已形成了數百萬個備用的突觸連結。剛出生的頭幾年，幾乎都在排除未使用的連結，以及建立新連結來學習新技術。我們可以推測，總是充滿挫折感的孩子中止了這個揀選及重建的過程，他們沒能學習有用的技術，所以未使用的大腦部位就日漸萎縮了。沮喪會造成全面性的影響，包括大腦、心理、情緒、行為與未來人生中的機會。

大腦要正常運作，需要不斷刺激。但是顯然的，刺激的重要性還不如孩子的感受，而感受是精神與心理層面的問題。沮喪的孩子與大腦所建立的關係，不同於獲得鼓勵的孩子，兩者的大腦反應也完全不一樣。

心智與大腦要以全新的方式連結，其中的關鍵是來自一個人的決心、目的、耐心、希望與勤勉，而與生理無關。我們可以用以下這十個原則來總結這種關係。

1. 建立關係的過程需要回饋迴路（feedback loop）。
2. 這些回饋迴路具有智慧及適應力。
3. 大腦處於平衡或失衡的動態之中，但是整體而言會趨於平衡，也就是所謂的恆定性（動態平衡）。
4. 我們透過大腦進行演化和發展，並由我們的意圖來引導。
5. 自我反思會把我們往前推向未知的領域。
6. 大腦的許多區塊同步協調合作。
7. 我們有能力監控覺察力的許多層面，但我們通常只專注其中一個層面，例如清醒、睡眠或作夢。
8. 已知世界的所有屬性，例如影像、聲音、觸感和味道，都是心智與大腦交互作用下的神奇產物。
9. 意識來自於心智，不是大腦。
10. 只有意識才能了解意識。單靠大腦分析事實，所得到的制化式說明不足以了解意識。

這些都是重要的概念，還需要進一步說明，在此先提出來讓大家有個初步認識。光是把第一個原則裡的「回饋迴路」這四個字拿出來，就能把醫學系的學生唬住一整年。我們的身體是一個由無數微小迴路組成的巨大回饋迴路，每個細胞都會互相對話並仔細聆聽回應，這就是回饋的單純本質。

就像你家客廳裡的恆溫器會偵測溫度一樣，溫度太低就打開暖氣，溫度上升，恆溫器也會在接收到訊息後把暖氣關掉。身體裡同樣也有類似的控制裝置。一旦你出現某個想法，大腦就會把訊息送到心臟，如果這是一則興奮、恐懼或其他類似狀態的訊息，就會導致心跳加快。這時大腦會送出一個反制訊息（counter-message）讓心臟放慢速度，萬一回饋迴路故障了，麻煩就大了，因為心臟就會像一輛高速行駛卻煞車失靈的汽車一樣。

再舉一例說明。服用類固醇的病人以人工類固醇取代內分泌系統所製造的天然類固醇，服用的時間越長，天然類固醇就分泌得越少，久而久之，腎上腺就會萎縮。心跳加快時，腎上腺會發送減緩心跳的訊息，如果病人突然停止服用類固醇而不是慢慢減量，在腎上腺還來不及重新生長前，身體可能會無法煞車。在這樣的情況下，假設有人在你身後大吼嚇你一跳，就會使你的心跳加快到失控。結果就是心臟病發作。

像這樣的可能性，讓回饋迴路變得有趣。大腦回饋還有其他更為有趣的應用方式。比如說，一個普通人接上生物回饋裝置（biofeedback machine）後，可以快速學會控制原本是自動運作的生理機制，例如降低血壓或改變心跳，還能引發靜坐禪修和藝術創作時才會出現的 α 波狀態。

但是，不一定要靠生物回饋裝置，你才做得到。試試以下的練習：看著自己的掌心，邊看邊用心感受。想像掌心溫度越來越高，持續凝視掌心，全神貫注提高掌心溫度。你會發現手掌顏色越來越紅。注意力持續集中，掌心就會變得越來越熱、越來越紅。西藏喇嘛使用這種簡單的生物回饋迴路使身體變得暖和，這種高級禪修的技巧叫做「吐默」（tumo）。

西藏修行者會練習「吐默呼吸法」，以呼吸、意念來增強丹田蘊藏的熱來暖和身體，整夜坐在寒冷的冰洞裡冥想，身上只穿著單薄的僧袍。這種簡單的回饋迴路令人好奇不已，因為單靠心中的意念就能做到的事情，可能無窮無盡。比如說，佛教僧侶的慈悲心狀態，要大腦前額葉皮質產生生理變化才會出現。值得注意的是，他們的大腦並不是自主完成了這件事，而是遵循了來自心智的指令。我們由此跨越了一道疆界：當回饋迴路維持正常的心跳頻率時，呈現的是一個不由自主的機制：它利用了你。但是如果你刻意改變心跳，例如想像有人跟你耍浪漫，就變成是你利用了它。

透過這個概念，我們可以決定人生要過得快樂或悲慘。

以中風病患為例。現在，就算是嚴重的中風患者也有很高的存活率，部分要歸功於更好的醫療品質。但是，生存不等於復原，能使中風患者從癱瘓狀態復原的藥物，目前尚未出現良好的成效。就像那些沮喪的學生一樣，中風患者的復原程度似乎也取決於回饋迴路。在過去，中風重症者只能坐在輪椅上接受醫療照護，使用沒有中風的另一側身體，因為這是阻力最小的方法。相反的，現在的復健方式，則是積極使用阻力最大的那一側身體：如果病人的左手癱瘓，治療師會叫病人只用左手拿咖啡杯或梳頭。

一開始就做到，當然不可能，光是要舉起癱瘓的手就很困難了。但是只要病人不斷重複使用癱瘓的肢體，就能建立新的回饋迴路，讓大腦慢慢適應並製造新功能。目前，我們已經在密集復健的病人身上看見良好的復原成效，他們可以正常走路、說話及使用四肢，就算這些功能早在二十年前就已經萎縮，依然成效驚人。

超級大腦的超級任務：使用大腦的方式決定了你的未來

以上我們所要說明的，只有一件事，那就是：超級大腦在生物學與經驗這兩個世界之間搭起了一座橋梁。生物學擅長解釋的是生理過程，卻無法說明主觀經驗的意義與目的。

身為沮喪的學生或癱瘓的中風病人，到底是什麼感覺？以這個問題為衡量標準，生物學的資格就只能排在末尾。想了解自己就必須了解這兩個世界，否則我們將陷入生物學的一大謬誤——人類受到大腦控制。不管心智與大腦理論之間有哪些爭論，我們的目標很明確：我們要支配大腦，而不是被大腦支配。

神經科學的重大突破都指著同一個方向：人類大腦的能耐遠遠超過每個人的想像。事實上，大腦之所以發展受限，是我們自己困住了大腦，而不是大腦本身的生理缺陷，這點與舊觀念完全相反。例如，在我接受醫學與科學訓練時，對於記憶的性質完全無解。當時流行一句話：「我們對記憶的了解程度，就像腦袋裡裝滿了木屑。」幸好後來出現了大腦掃描，讓研究人員可以即時觀察大腦「發亮」的區域，也就是受試者想起特定回憶時神經元放電的區域。或許我們可以這麼說，現在休士頓巨蛋體育館的屋頂換成透明玻璃了。

但記憶依然難以捉摸。記憶不會在腦細胞留下任何生理痕跡，沒有人知道大腦如何儲存記憶。但我們不能因此就為大腦的記憶能力設限。

有個年輕的印度數學天才做了一場示範，她被要求把兩個長達32位數的數字相乘，而且只能用心算。在聽見題目幾秒之後，她給出了一個64或65位數的答案。一般來說，多數人如果只看一眼，平均只能記住六或七位數。哪一種記憶力才算正常？是一般人或這個數學天才？與其說這位數學天才的基因比較好或擁有特殊天賦，不如問自己一個問題：你有沒有訓練大腦的超強記憶力？市面上有訓練記憶力的課程，普通人接受訓練後也可以背誦欽定版《聖經》，他們使用的基因與天賦也是與生俱來的。關鍵就在於：你是如何與大腦建立關係的。只要設立更高的期待，你也可以進入功能更高的境界。

人類大腦最獨特的一點，在於只要它覺得自己可以做到，就一定能做到。當你說：「我的記憶力不比從前了」或「我今天什麼事都記不住」，就等於是在訓練大腦滿足你的負面期待。期待變低，結果自然變差。超級大腦的第一個信條就是：大腦隨時都在偷聽你的想法，而且邊聽邊學習。如果你一心想的是限制，大腦就會受到限制；但倘若你扭轉想法又會如何呢？如果你告訴大腦，說它沒有任何限制又會如何呢？

把大腦想成是一架鋼琴，鋼琴上有完整的琴鍵等你去彈奏。無論是初學者或是魯賓斯坦

（Arthur Rubinstein）等世界級的鋼琴大師在琴鍵前坐下，這架鋼琴的構造都是一模一樣的，但是彈出來的音樂卻有天壤之別。初學者只能讓鋼琴發揮不到一%的能力，而鋼琴大師卻可以把鋼琴發揮到淋漓盡致。

如果沒有這些音樂大師，我們永遠也不知道一架鋼琴能發出這麼美妙的音樂。大腦，也一樣。幸好有大腦功能的研究報告提供了驚人的案例，讓我們得以看見尚未開發的潛能如何從無到有。

這些天才接受大腦的掃描研究，他們的能力顯得更驚人也更為神祕。以挪威的西洋棋天才卡爾森（Magnus Carlsen）為例，他年僅十三歲就贏得西洋棋界的最高頭銜。他曾在一場快棋賽中把前世界冠軍卡斯帕洛夫（Garry Kasparov）逼到和局。「我既緊張又害怕，」卡爾森回憶道，「否則一定可以打敗他。」到了這個等級，對弈時必須立刻自動在腦中搜尋記憶中的數千場比賽。

雖然我們都知道大腦裡不是裝滿了木屑，但是一個人要如何在裝滿個別棋步（高達上億種的組合可能）的巨大倉庫裡，抓出對的回憶完全是個謎。卡爾森小時候在電視上示範下棋，他同時與十位對手快棋對弈，而且他還背對著棋盤。也就是說，他必須把十個棋盤都牢牢記住。每個棋盤上都有三十二個棋子，而且每一步都只能思考短短的幾秒，卡爾森展現了記憶力的極限（或只是極限的一小部分）。一般人難以想像的超強記憶力，卡爾森的大腦做來卻不費吹灰之力。他說，記住棋步的感覺再自然不過了。

我們相信每一種偉大的心理成就，都是指引方向的路標。沒有考驗過大腦極限並要求它超越極限之前，你永遠不會知道大腦的能耐。無論你使用大腦的方式多麼沒有效率，有件事是肯定的：使用大腦的方式決定了你的未來。人生是否成功取決於大腦，道理非常簡單：因為所有的經驗都來自大腦。

我們希望超級大腦可以盡量發揮實用功能，因為它能解決基礎大腦難以或無法解決的難題。本書每章結尾都有「超腦的解決方案」，針對人生最常見的挑戰列出許多創新的建議。

2

強者恆強，打破大腦的五大迷思

當我們記不住把鑰匙放在哪裡時，不見得是老化的現象，而是缺乏學習，因為一開始我們就沒有學習或記住鑰匙的位置。

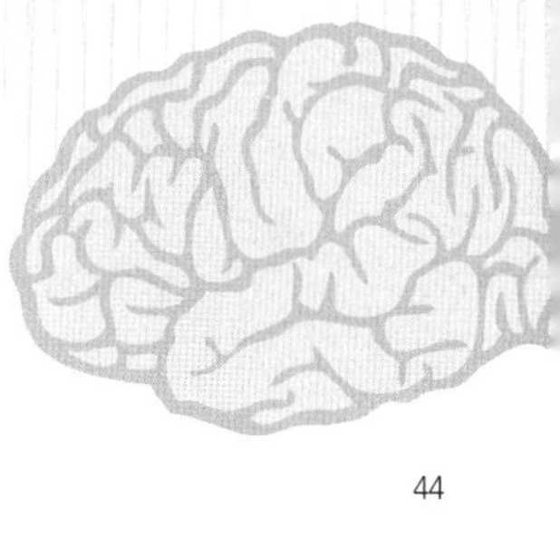

用全新的方式與大腦建立關係就可改變實相。神經科學家的研究越深入，越能夠發現人類大腦所具有的隱藏能力。大腦處理生命中的原始資料，可以實現你的任何渴望，完成你描繪的任何願景。只要改變信念，就能打開這個能力。不要自我設限，因為大腦做不到自己覺得做不到的事情。

以下五種迷思，已被證實會成為改變的限制和阻礙。直到一、二十年前，這五種迷思仍被視為金科玉律。

迷思一：受傷的大腦無法自我療癒

現在我們已經知道大腦有神奇的療癒能力，過去沒有人知道這件事。

大腦意外受創時，例如車禍或中風，神經細胞會受損，細胞之間的連結（突觸）也會消失。長久以來，人們相信大腦一旦受傷，患者就只剩下部分的大腦功能可以使用。但是過去二十多年來的研究已有重大發現，並有大量的研究證實了這項發現：當神經元與突觸因為受傷而消失時，附近的神經元會修補損失並嘗試重新建立連結，修復受損的神經網絡。

神經元的突起部位包括主要的神經幹（軸突）與無數的線狀樹突，一旦受損，附近的神經元會進行「補償性再生」（compensatory regeneration）。在腦細胞所組成的複雜神經網絡中，再生作用會修復失去的連結。

回顧過去，我們難以理解科學界為什麼會認為大腦缺乏其他神經所具備的修復能力。早在一七〇〇年代晚期，科學家就已經知道周邊神經系統❶的神經元具有再生能力。一七七六年，蘇格蘭解剖學家克魯辛格（William Cumberland Cruikshank）從狗的頸部切了一段半吋長的迷走神經（第十對腦神經）。迷走神經

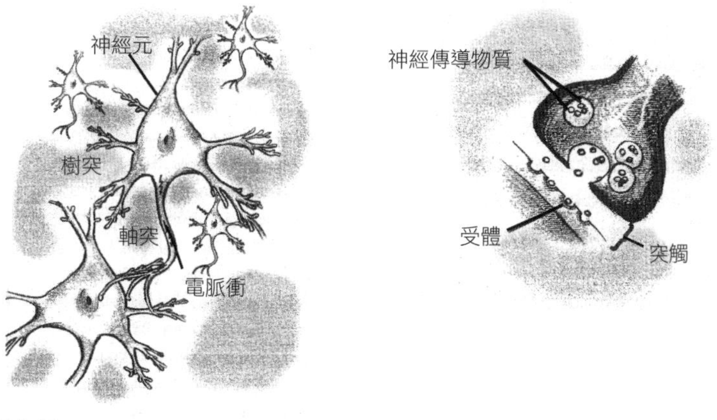

神經元與突觸

神經細胞（神經元）有能力創造現實感，是真正的自然奇蹟。它們互相連結，形成龐大精密的神經網絡。大腦的神經元數量超過一千億個，有高達一千兆個稱為突觸的連結。

神經元伸出蟲形的線狀延伸物，稱為軸突與樹突，它們在突觸的缺口之間傳遞化學與電子訊息。一個神經元有許多樹突用來接收其他神經細胞的訊息；但是神經元只有一個軸突，拉長後超過一公尺。一個成年人的腦細胞有超過十萬英里長的軸突與無數個樹突，足以繞地球至少四圈。

❶人類的神經系統可以概分為中樞神經系統及周邊神經系統（peripheral nervous system））兩大類，中樞神經系統包含腦、小腦和脊髓，而周邊神經系統則可再細分為軀體神經系統及自律神經系統。

沿著喉部的頸動脈延伸至大腦，負責調節重要的生理功能，包括心跳、流汗、說話時的肌肉動作以及呼吸時張開喉部。如果迷走神經的兩頭被切斷，結果足以致命。克魯辛格只切斷了一頭，他發現斷裂處很快就被新的神經組織填補。但是當他把研究結果交給英國皇家學會時卻遭受質疑，因此這份報告延宕了幾十年都無法發表。

當時也有其他證據顯示，像迷走神經這樣的周邊神經被切斷時會自動療癒。就像有一道很深的傷口讓你的手指失去感覺，一段時間後感覺會慢慢恢復一樣。然而長達數世紀之久，人們卻相信中樞神經系統（大腦與脊髓）缺乏同樣的能力。

中樞神經系統的再生強度與速度，確實比不上周邊神經系統。然而，由於「神經可塑性」（neuroplasticity）❷，讓大腦可以在受傷後重塑和重組連結。這種重組就是神經可塑性的功能定義，也是目前最熱門的討論主題。「神經」指的是「神經元」，而「可塑性」指的是具有適應力。過去的理論是嬰兒會在發育過程中自然而然地建立神經網絡，一旦建立完成，大腦就不再改變。現在的觀念是，大腦裡又長又細的神經細胞會根據經驗、學習與傷害不斷重新配置。療癒與演化密不可分。

此時此刻你的大腦就正在重組，並不是只有傷害才能啟動重組機制，只要你還活著就行了。你可以透過新的經驗來觸發神經可塑性；另一種更棒的觸發方式是學習新技術，而且學習的熱情越多越好。光是讓老年人照顧寵物，就能提高他們的生存意志。事實是大腦可以改變，但別忘了神經元只是你的僕人。解剖刀讓我們看到了神經突觸與基因的變化，但是真正為老人注入活力的，是有了新的人生目標與關愛對象。

神經可塑性比意志力更強大。神經可塑性可以把想法化為現實，因為想法會促生新的神經元形成。在過去，支持這種現象的論調會遭到嘲笑，使用「神經可塑性」這個詞的神經科學家會受到排斥。說不定，現在也有許多不被接受、被視為毫無意義的新興觀念，會在數十年後成為重要的主流觀念。現在，神經可塑性已克服艱難的起步階段，成為備受矚目的新觀念。

心智的力量可以戰勝物質，這件事對一九八〇年代的我們影響甚鉅。狄帕克·喬布拉醫師鑽研身心連結的精神層面，推廣靜坐禪修與另類醫療。他深受一句話的啟發：「想了解自己過去的想法，看看現在的身體狀況就知道。想預測未來的身體狀況，看看現在的想法就知道。」

對於在哈佛醫學院神經科學研究所攻讀的魯道夫·譚茲來說，這項打破傳統的發現簡直如獲至寶。當時他服務於波士頓兒童醫院，他試著把會製造阿茲海默症大腦毒素的基因分離出來，這種毒素叫乙型類澱粉蛋白（amyloid beta protein），簡稱Aβ胜肽（A beta peptide）。這種黏稠物質會在大腦中慢慢堆積並與神經元結合，使神經元退化瓦解。魯道夫積極閱讀每一篇與阿茲海默症和有毒類澱粉蛋白相關的研究，其中包括阿茲海默症的乙型類澱粉蛋白，以及與狂牛症相關疾病有關的普恩蛋白（prion amyloid）。

有一天，他在一篇論文中讀到阿茲海默症病患的大腦如何處理堆積的乙型類澱粉蛋白，試著重塑負責短期記憶的受損區域：海馬迴（hippocampus）。海馬迴是位於顳葉的一個組織，形狀很像海馬。用兩手的拇指跟食指各比一個C，再把兩個C面對面交扣在一起，差不多就是海馬迴的形狀。

大腦可能試著繞過嚴重受損的區域，此一事實讓魯道夫對自己日夜研究的疾病改觀。當時他的實驗室在醫院四樓，一九八五到一九八八年，他專注研究阿茲海默患者大腦中導致乙型類澱粉蛋白過度堆積的基因。他與同事瑞秋·奈弗（Rachel Neve）每天埋首研究，實驗室裡經常播放奇斯·傑瑞特（Keith Jarrett）的音樂，一個堪稱人類史上最棒的爵士鋼琴樂手。

魯道夫很喜歡傑瑞特的演奏會，因為他的演奏會總是有精采的即興表演，傑瑞特自己的用

❷研究認為大腦具有自動重建來應付外界工作的能力，使大腦的內部結構與組織能夠達到最佳的工作要求。

詞是「隨興發揮」。換句話說，這是完全自然流露的表演方式。魯道夫認為傑瑞特演奏音樂的方式，跟日常生活中的大腦一模一樣：根據生活經驗，在當下以最富創意的方式做出回應。智慧在當下自我更新，記憶換上新的一頁。魯道夫在四樓那間小小的實驗室裡發現了第一個阿茲海默症基因「澱粉樣蛋白前驅蛋白」（amyloid precursor protein，簡稱APP）時，傑瑞特一定是他的靈感來源。

就是在這樣的背景下，一九八六年出現的一篇關於大腦組織再生的論文，為阿茲海默症患者帶來希望。那天特別冷，魯道夫坐在哈佛醫學院圖書館三樓的書庫區，呼吸著熟悉的陳舊霉味，有些科學論文已經數十年不見天日了。

《科學》（*Science*）期刊中有一篇關於阿茲海默症的新論文，作者是吉姆．格狄斯（Jim Geddes）等人，光是論文的標題就很令人好奇：〈阿茲海默症海馬迴電路的可塑性〉（Plasticity of Hippocampal Circuitry in Alzheimer's Disease）。瀏覽過這篇論文後，魯道夫立刻換了一把十美分的硬幣，因為影印機是投幣式的，當時電子期刊尚未問世。他跟瑞秋一起仔細讀完這篇論文後，兩人目瞪口呆對望了許久才大叫：「真是太酷了！」大腦自我療癒的神祕能力，就此進入了他們的生命。

這個重大研究的關鍵，在於阿茲海默症的初期症狀之一是短期記憶出問題，因為大腦中儲存感官訊息（sensory information）的關鍵突觸被切斷了，就像克魯辛格切斷狗的迷走神經一樣。

更精確地說，大腦中有一小團神經細胞叫做內嗅皮質（entorhinal cortex），你接收到的所有感官訊息都會經過這個中繼站，再傳到海馬迴短暫儲存（如果你還記得魯道夫的研究夥伴叫做瑞秋，就是海馬迴發揮了作用）。

假設你購物完回到家後，很想告訴朋友你看到一雙很適合她的紅鞋。那雙鞋的模樣先經過內嗅皮質，再經由一種叫做穿透路徑（perforant pathway）的神經軸突傳到海馬迴。阿茲海默症患者不記得那雙鞋子，生理學的原因就在這裡。他們的大腦，在通往海馬迴的穿透路徑區含有大量的乙型類澱粉蛋白神經毒性物質，阻斷了感官訊息的傳遞。雪上加霜的是，同一個區域內的神經末梢會開始萎縮並失去功能，把穿透路徑切斷。

內嗅皮質裡那些應該在神經末梢快速生長的神經細胞迅速死亡，因為它們失去了用以維繫生命的蛋白質的供應。患者會漸漸失去短期記憶力與學習能力，最後罹患失智症。這樣的結果極為嚴重。有句話說：忘記車鑰匙放在哪裡，不代表你得了阿茲海默症；但如果你忘記車鑰匙是什麼，肯定得了阿茲海默症。

格狄斯等人這項深具影響力的研究指出，在神經元大量死亡的區域發生了神奇的變化。鄰近的神經元開始生成新的神經突觸來彌補死去的神經元，這種神經性適應作用稱為補償性再生。魯道夫終於發現了大腦最奇妙的特性之一，就好像從玫瑰叢裡摘下了一朵玫瑰，旁邊的樹叢就為它再開一朵新的玫瑰。

魯道夫對人類大腦的超強能力與韌性深感敬佩。他心想，絕對不能小看大腦。神經性適應使大腦擁有奇妙的適應力及高超的再生力，就算是被阿茲海默症摧殘的大腦也出現了希望，只要能夠及早發現並啟動神經性適應作用就行了。這是未來最具發展性的研究之一。

迷思二：大腦配置無法改變

事實上，硬體與軟體配置的界線隨時都在改變，我們從出生到離世都具備重新配置大腦的能力。

神經可塑性獲得證實之前，醫學界或許曾聽過瑞士哲學家盧梭（Jean-Jacques Rousseau）的理論，他在一七〇〇年代中期提出大自然並非靜止不動或是像機器一樣，而是有生命且隨時變動的。他更進一步提出大腦會根據經驗持續重組，因此人們應該像鍛鍊身體一樣鍛鍊心智。從各方面來看，這可能是第一次有人提出人類大腦具有彈性與可塑性，而且有能力適應環境變遷。

一直到了二十世紀中期，美國心理學家卡爾・萊胥利（Karl Lashley）才提出這種現象確實存在的證據。萊胥利訓練老鼠在迷宮裡尋找食物獎賞，然後再一點一點切除老鼠的大腦皮質，看看老鼠何時會忘記之前記住的資訊。因為大腦組織很脆弱，再加上動物的行為完全依賴大腦，所以萊胥利假設只要切除一小部分的大腦皮質就會導致嚴重的記憶損失。

讓萊胥利震驚的是，切除了九〇％大腦皮質的老鼠依然能夠征服迷宮。這是因為當老鼠在練習走迷宮的時候，會根據所有的感官生成各種多餘突觸。大腦的許多部位會互相影響，形成多個重疊的感官聯合區（sensory associations）。換句話說，老鼠不只用眼睛在迷宮裡尋找食物，也同時用了嗅覺與觸覺。隨著大腦皮質一點一點被切除，大腦會產生新的神經軸突，形成新的突觸來接收其他的感官資訊，透過依然存在的線索來找出食物，無論這些線索有多微小。

這是我們對大腦「配置」無法更改，有所存疑的第一個有力證據。大腦的電路沒有電線，這些電路是由有生命的組織組成的。更重要的是，這些電路會隨著思想、記憶、欲望和經驗而改變。狄帕克記得一九八〇年有一篇頗具爭議的醫學文章，半開玩笑地命名為〈我們真的需要大腦嗎？〉（Is the Brain Really Necessary?），內容討論英國神經學家約翰・羅伯（John Lorber）的研究。羅伯研究一種叫做「水腦症」的大腦疾病，也就是腦室累積了過多的腦脊髓液，這會導致腦細胞死亡，而引發身心發展遲緩及其他嚴重傷害，甚至死亡。

羅伯曾在更早發表的文章中，提到兩個天生沒有大腦皮質的嬰兒。儘管身上有如此罕見且致命的缺陷，這兩個嬰兒似乎發育得很正常，從外表上看不出任何損傷。其中一個嬰兒存活了三個月，另一個活了一年。如果這兩個案例還不夠特別，羅伯在雪菲爾大學（Sheffield University）的同事還曾介紹他認識一位頭部特別大的年輕人。這個年輕人取得了一級榮譽的數學學位，智商高達一二六，完全沒有水腦症的症狀，過著正常人的生活。但是電腦斷層掃描的結果卻顯示，根據羅伯的說法，他「幾乎沒有大腦」。他的顱骨下只有一層薄薄的腦細胞，厚度僅約一公釐，剩餘的顱內空間充滿了腦脊髓液。

這是一種駭人的病症，但是羅伯並未退縮，他記錄下六百多個病例。他依據積水多寡把受試者分成四組，最嚴重的病例僅占總人數的一〇%，他們的腦室有九五%的空間充滿了液體。這一組受試者有一半嚴重發展遲緩，另一半的智商卻破百。

毫無意外的，懷疑的聲浪群起撻伐。有些人說羅伯一定誤判了電腦斷層掃描的結果，但是羅伯保證自己的證據正確無誤。還有人質疑他並未測量受試者剩餘的腦重量，他諷刺地回應：「我不確定那個數學系學生的腦到底是五十公克或一百公克，但是顯然的，他的腦重量遠遠不到一．五公斤。」有些認同這項研究的神經學家宣稱，這樣的研究結果證實大腦「大而不當」，因為有許多重疊的多餘功能。但是也有人反對這種論調，認為這種說法是「因為不了解，就用多餘來自圓其說」。目前這個現象依然是個謎，但是我們的討論不能忽略這項研究。這是不是心智力量駕馭大腦的極端案例，就算是大幅縮減的腦容量也不例外？

當然，我們不能只考慮大腦受創的案例，有一個更近代的神經重新配置的例子。加州大學舊金山分校的腦神經科學家麥克．莫森尼克（Michael Merzenich）與同事一起訓練了七隻小猴子，要牠們用手指尋找食物。實驗方法是把香蕉口味的小顆粒放在一片塑膠板的小格子裡，這些小格子稱為食孔，有些寬而淺，有些窄而深。猴子找食物時，把手指伸進寬而淺的食孔當然更容易成功。然而，到最後每隻猴子的技術都變得很好，無論手指要探得多深才能拿到食物都難不倒牠們。

研究團隊掃描了猴子大腦中控制手指動作的體覺皮質（somatosensory cortex）❸，希望能藉此

❸大腦表層結構，負責偵測及接收來自身體各部位感覺的資訊，比如觸覺、溫度及疼痛。

了解學習技巧的經驗，是否真的改變了猴子的大腦。實驗結果相當成功。體覺皮質與其他區域建立新的電路，增加未來找到更多食物的機率。莫森尼克認為隨著大腦各部位之間展開新的互動，神經重新配置會創造新的電路。在這個神經可塑性的例子中，「一起放電的神經元會串連在一起」。在日常生活中，如果我們刻意學習新事物或是用新方式去做熟悉的事（例如走新路線去上班，或是不開車改搭公車），都能改變大腦的電路或提升大腦的能力。身體的運動能鍛鍊肌肉，心理的運動則能創造新的突觸來強化神經網絡。

還有許多例子，可以證明大腦不可變動的傳統觀念並非事實。中風患者不一定要因為血管破裂或阻塞所造成的腦部損傷而一生受困，不得動彈。當某部位的腦細胞死去，附近的腦細胞會發揮補償作用，維持神經電路的正常運作。用更個人化的方式來說明就是：你對小時候住的房子瞭若指掌、記得自己的初吻、珍惜自己的朋友，這些都要歸功於你用一輩子的時間所建立的高度個人化神經電路。

有一位汽車技工在車禍中飛出車外受到嚴重的腦部創傷，這個例子剛好可用來說明大腦神經重新配置的神奇能力。他全身癱瘓，只能靠眨眼和微微點頭來溝通，卻在十七年後自動脫離半昏迷狀態。他在一個星期內快速復原，不但恢復了流暢的說話能力，四肢也可以稍微活動。接下來一年半，他的大腦神經成像提供了明確的證據，顯示他的神經已發展出足以恢復大腦功能的新路徑。健康的神經細胞生成了軸突（主幹）與樹突（無數的線狀分支），建立新的神經電路來彌補死去的神經細胞。這是神經可塑性的最佳證明！

關鍵就在於，大腦不是「固定配置」，它的彈性（可塑性）不可思議。神經可塑性的神奇過程，讓你能夠透過思想、感覺與行為隨心所欲地發展。

迷思三：大腦的老化難以避免且無法回復

為了反駁這個過時的觀念，保持大腦年輕、維持心智敏銳的新方法日新月異。「新老年」（new old age）運動的風潮方興未艾。過去的老年人消極又陰沉，總是坐在搖椅上任由身心慢慢衰退。現在的情況恰恰相反。老年人更加期待的是積極有活力的生活，因此老年的定義已不同於以往。有一項針對戰後嬰兒潮出生者的調查，詢問他們「老年從幾歲開始？」答案平均是八十五歲。隨著期待提升，大腦顯然必須趕上並滿足新老年運動的需求。過去的理論是大腦固定不變，隨著年齡漸增，腦細胞會持續死亡而且無法再生，因此大腦老化難以避免。

現在我們知道大腦是可塑性很大的動態器官，腦細胞會隨著年齡增加而必然減少的這種舊觀念已被推翻了。三十歲後老化的速度差不多是每年一％，但是每個人的老化過程都不一樣。就算是基因一模一樣的同卵雙胞胎，到了七十歲，兩人的基因活性模式也會大不相同，而且兩人的健康情形可能會因為生活方式的差異而天差地遠。生活方式不會增加或減少與生俱來的基因，但是幾乎每個生活層面都會改變基因的活性，包括飲食、壓力、感情、工作與周遭環境等等。沒有任何一種老化的因素是無法避免的，無論是心理或生理功能，都有人是越老越進步。有些股票經紀人已經九十高齡了，依然可以操作複雜的交易，而且記憶力越磨越利。

問題是有太多人習慣墨守成規。隨著年齡漸增，我們對學習新知變得越來越意興闌珊。年紀大了，小小的壓力也會讓我們心煩意亂，而且受壓力影響的時間也會拖得比較久。過去老年人身上常見的「因循守舊」，現在可以用心智與大腦之間的連結來解釋。有時這個夥伴關係會由大腦主導。比如說，同樣是在餐廳候位，年輕的客人可能會久候不耐，但是入座後怒氣就會全消；反之，年長的客人入座後極可能還是忿忿難平。這是因為他們對壓力產生了不同的生理反應，而這種反應就是由大腦主導。同樣的，老年人在接收到外界太多感官訊息輸入時，比如喇叭聲四起的車陣、擁擠的百貨公司，大腦功能或許會顯得不如以往。

然而大部分時候，心智與大腦的關係都是由心智主導的。我們會隨著年紀增加而簡化我們的心智活動，通常是做為一種防禦機制或安全網。有把握的事情能帶給我們安全感，所以我們會盡量避免學習新事物。在年輕人眼中，這類行為叫做易怒及頑固；但是真正的原因，卻要追溯到心智與大腦之間的雙人舞。對許多老年人來說，這支舞蹈的音樂變慢了。最重要的是，他們不該離開舞池，否則會導致心智與大腦雙雙淪陷而逐漸衰退。少了新刺激，大腦停止生成新的突觸，只是不斷複製既存的電路。在這個向下沉淪的心智活動中，大腦皮質裡每個神經元的樹突與突觸都會越來越少。

幸運的是，我們可以用意識去抉擇。你可以選擇時時刻刻注意大腦被引發出來的念頭與感受；你可以選擇不管幾歲，都要維持上升的學習曲線。透過這樣的做法，就可以產生新的樹突、突觸與神經路徑來促進大腦健康，甚至擊敗阿茲海默症（這是最新研究結果的建議）。

再來看看關於老化的不可逆性。隨著年齡漸增，許多人會覺得自己的記憶力也每況愈下。不記得走進房間要做什麼時，我們會開玩笑說自己老了。

魯道夫有一隻可愛的貓，像狗一樣，主人走到哪兒就跟到哪兒。魯道夫曾經不只一次地從客廳的椅子起身走進廚房後，突然忘了進廚房要幹嘛，只能跟一路尾隨他的貓咪面面相覷。我們也許會認為這種短暫的健忘是跟年齡有關的記憶流失，但其實只是因為缺乏學習——學習把新資訊留在腦中。很多時候我們因為對手邊的事情感到疲乏或一時分心，於是單純的注意力不集中就造成缺乏學習的現象。當我們連把鑰匙放在哪裡這種簡單的事情都記不住時，就表示我們一開始就沒有學習或記住鑰匙的位置。身為大腦的使用者，我們在放下鑰匙時並未把這個訊息記錄下來或留在短暫記憶裡。你不可能記住你根本沒想要記住的事情。

只要你時時警惕，就算老了，大腦也能永保健康。你要做的是期望自己一定會保持警惕，而不是害怕大腦受損或老化。魯道夫是阿茲海默症的重要研究者，他認為製造大眾對老化的恐懼有害無益。

期望，對大腦具有強大的影響力。如果你預期自己一定會喪失記憶，而且每次短暫健忘就驚慌不已，這表示你正在干擾大腦原本自然又不費力的記憶過程。從生物學的角度來說，有高達八成年齡超過七十歲的老人並未出現嚴重的記憶喪失問題。我們的預期應該符合這項研究結果，而不是暗自為了沒有事實根據的說法感到恐懼。

如果你對人生感到無所謂或疲憊，或是對每一個時刻的體驗都變得意興闌珊，你的學習潛力將會受損。神經學家可以指出短期記憶的突觸在哪裡，這是生理上的證據。但是在大部分的情況下，心理活動凌駕於生理證據之上：我們絕對無法記住我們相信自己已經忘記的事情。

情緒是鞏固記憶最強大的工具。小時候，我們學習東西不費吹灰之力，這是因為小孩子對學習擁有自然而然的熱情。無論是喜悅或新奇、害怕或恐懼，這類情緒都會強化學習效果，而且會讓你永生難忘。（你可以回想起自己的第一個嗜好或初吻嗎？你還記得第一次投票選民代時投給了誰，或是十歲時鄰居開哪一個牌子的車子？通常前者一下子就能想起來，但後者就比較不容易了，除非你從小就是個政治狂和汽車迷。）

有時候，幫助孩子學習的驚喜因素，在大人身上也同樣適用，關鍵在於強烈的情緒。比如，我們都不可能忘記九一一攻擊事件發生時，自己正在做什麼。我們對記憶力所知有限，就大腦功能而言，我們無法解釋為什麼強烈情緒能讓記憶被詳盡地儲存起來。不過，某些強烈的情緒可能會引起反效果，例如童年遭受性侵等嚴重創傷反而會受到壓抑，只有透過密集治療或催眠才能回想起來。想解決這些謎團必須先回答以下幾個基本問題：什麼是記憶？大腦如何儲存記憶？如果記憶會在腦細胞留下生理痕跡，那是怎樣的痕跡呢？

在答案出現之前，我們相信關鍵在於行為和預期。當你重拾童年對學習的熱情及興奮時，就會生成新的樹突與突觸，記憶力也會變得像年輕時一樣強。此外，積極回想過去的記憶（也就是搜尋記憶，正確無誤地回想過去）也有助於發展新突觸，這麼做也可以強化舊突觸，未來也更容易回想起相同的記憶。我們責無旁貸，因為我們是大腦的領導人兼使用者。你不是你的大腦，你的能力更強。這一點絕對不能忘記。

迷思四：每天會有數百萬個腦細胞死亡，死去的腦細胞無法被取代

腦細胞死亡與新生的機制相當複雜，但可以確定的是，大腦擁有可以發育成腦細胞的幹細胞，而且這種能力一輩子都存在。別害怕心智能力會隨著年齡消失，因為大部分的研究結果都是正面的。

人類大腦每天會有八萬五千個皮質神經元死去，大約每秒失去一個神經細胞。但是這個數量極微小（僅占0.0002%），大腦皮質約有四百億個神經元。以這個速度算起來，大腦裡的神經元數量要減半得花六百年！從小到大，我們就被灌輸腦細胞一旦消失就永遠無法被取代的觀念（青少年時期，父母曾用這事來警告我們不要喝酒）。然而，幾十年來的研究卻發現神經元永久消失並非事實。羅徹斯特大學（University of Rochester）的研究人員保羅・柯曼（Paul Coleman）發現，一個人二十歲與七十歲時的大腦神經細胞總數沒有顯著差異。

長出新的神經元有個學術名稱叫「神經生成」（neurogenesis），這種作用最早在二十年前的鳥類大腦中被發現。例如，斑胸草雀在發育期和為了求偶學唱新歌時，牠們的大腦會變得特別大，新生成的神經細胞可以加速學習。等草雀學會新歌後，許多新生神經細胞隨即死去，大腦又回到本來的大小。這個過程稱為程式性細胞死亡（programmed cell death）或細胞自毀（apoptosis）。基因不但知道何時該產生新細胞，例如長出恆牙取代乳牙或因應青春期的變化；

基因也知道何時該讓細胞死去，例如脫去皮膚細胞、血球每隔幾個月就會死去等等。

為求生，必先死。你或許無法接受這樣的想法，但是你的細胞完全了解。

這些重大發現出現之後的幾十年來，研究人員開始觀察哺乳動物大腦中的神經生成，尤其是用來儲存短期記憶的海馬迴。現在我們知道，海馬迴每天會生成數千個新神經細胞。沙克生物研究所（Salk Institute）的神經科學家佛來德・蓋吉（Fred Gage）研究後發現，運動與來自環境的充足刺激會讓老鼠生成新的神經元。同樣的情況也發生在動物園裡，被關進籠子裡無所事事的大猩猩與靈長類動物會變得死氣沉沉，如果把居住空間換成有樹木、鞦韆及玩具的寬廣環境，牠們就會變得比較健壯。如果我們知道如何安全誘發人類大腦進行神經生成，或許就能有效治療腦細胞死亡或嚴重受損的情況，包括阿茲海默症、腦部外傷、中風與癲癇；當然也就不用怕年齡老大，大腦會失去健康。

芝加哥大學研究阿茲海默症的山姆・希索狄亞（Sam Sisodia）發現，運動與心理刺激能預防老鼠得到阿茲海默症，這些老鼠的細胞裡帶有人類阿茲海默症的突變基因。其他以囓齒動物為對象的研究，也讓大腦未來的發展性充滿希望。只要每天運動就能增加新生神經細胞的數量，跟積極學習新事物有一樣的效果，同時還能增加新細胞與新連結的存活率。反之，情緒壓力與創傷會促生醣皮質激素（glucocorticoid），這種毒素會抑制實驗動物的神經生成。

我們可以放心拋開一天損失數百萬個腦細胞的迷思，其實就連父母口中酒精殺死腦細胞的警告也只是片面事實。偶爾飲酒，甚至酗酒都只會殺死極少數的腦細胞，不過酗酒還是會導致其他健康問題。真正會因為飲酒而消失的，其實是樹突，不過研究結果似乎顯示這樣的損失大都是可回復的。

目前的重點是隨著年齡增加，大腦中跟記憶和學習相關的關鍵部位會繼續生成神經細胞，而運動、刺激有趣的心理活動（例如閱讀本書）、社交活動等都可以刺激神經生成作用。

迷思五：原始反應凌駕於高等腦

所謂原始反應，包括恐懼、憤怒、嫉妒、攻擊。數千個世代以來的基因記憶（genetic memory）已銘刻在我們的大腦裡，所以主管本能的低等腦（lower brain）依然跟我們同在。它會製造原始的、而且經常是負面的衝動，例如恐懼與憤怒。但是隨著大腦不斷演化，我們學會透過選擇與自由意志來控制低等腦。正向心理學這個新領域也教導我們，要如何運用自由意志來增進幸福，克服負面情緒。

關於前面四個迷思的反駁言論，想必多數人或多或少都曾耳聞過，然而似乎有越來越多人接受了第五項迷思的說法。「原始衝動是人類行為的原動力」，這樣的論述可用科學、道德與心理學加以解釋。一言以蔽之，就是「人性本惡是受到了上帝的懲罰」，有太多人相信這個論點完全或部分為真。

讓我們檢視一下看似理性的立場，也就是科學論述。人類與生俱來的基因記憶提供了生存所需要的本能，而演化的目的是確保物種繁衍。我們的本能需求與情緒衝動攜手合作，叫我們去收集食物、尋找棲身之所、追求權力與繁殖；我們的本能恐懼，幫我們避開對自己與其他人類有危險的情況。

因此演化論點被用來說服我們，發號施令的是與生俱來的恐懼和欲望，凌駕於演化更成熟的高等腦。這個理論是由高等腦創造出來的，高等腦竟然創造出一個自貶身價的理論，實在是太諷刺了。本能反應的確內建在大腦結構中，有神經科學家相信某些人天生就有反社會、犯罪或憤怒成癮的傾向，某些人天生就帶有焦慮、憂鬱、自閉或精神分裂的因子。

但是只強調低等腦會忽略了一項有力的事實：大腦擁有多重面向，如此才能允許各種經驗發生。哪個經驗最重要，並不是自動化的過程，也不是基因設定的結果。欲望與克制、選擇與強迫，一直處於動態平衡的狀態。接受生物學是不可改變的宿命，這完全否定了人類存在的目的：只有在走投無路的情況下，才能屈從於命運。但是，這個低等腦說了算的論點，卻把屈服變成第一選擇。我們怎麼能夠允許這樣的論點存在？把祖先順從於人類的惡行，歸因於亞當與夏娃在伊甸園的背叛，甚至用基因遺傳的論點歸納出同樣無可奈何的屈服結論，而且還披著科學的外衣。

儘管我們每天都感受到恐懼和欲望，這些都是我們對世界的自然反應，不必被它們所控制。當一個沮喪的駕駛被困在煙霧瀰漫的洛杉磯高速公路上，他所感受到的「戰或逃反應」，跟他的祖先在非洲大草原獵捕羚羊或在北歐碰到劍齒虎的感受完全一樣。這種壓力反應是一種本能驅力，雖然是與生俱來的，卻不會讓駕駛們全體下車逃走或互相攻擊。佛洛伊德曾經說過，文明的存在取決於人類能否克服原始衝動，讓更高等的價值觀普及於世；這聽起來很有道理。但是，他也悲觀地認為人類會為此付出慘痛代價。因為我們只是壓抑低等衝動而不是消滅它們，也沒能坦然面對我們的深層恐懼與攻擊衝動。其結果就是爆發大規模的暴力行為，例如兩次世界大戰，因為被壓抑的能量會以可怕而失控的方式帶來破壞。

我無法在此提出一個完美的答案，但是我們絕不能把人類視為動物本能的傀儡，因為這種看法有失偏頗。高等腦就跟低等腦一樣真實存在、力量強大，而且發展得夠成熟。大腦中最大的電路就是高等腦與低等腦之間的回饋迴路，這些電路都具有適應性，可以加以鍛造。如果你是職業曲棍球隊裡專門挑釁對手的「打手」，你可能已選擇把你的大腦電路形塑成有利於進攻的狀態；但是選擇權永遠在你手上，如果有一天你對自己的選擇感到後悔，你可以歸隱到佛寺裡靜修，參悟悲憫心，把大腦電路導向更新更高的境界，選擇權永遠在你手上。

除了極少數的例外，選擇的自由並不會受到預設程式（preset programming）的阻礙。「是大腦要我這麼做的」，這句話幾乎成了每種討人厭行為的標準藉口。我們可以意識到自己的情緒，並有能力選擇是否要接受這樣的情緒。對躁鬱症患者、有毒癮或恐懼症的人來說，這事說來容易做來難。但是大腦的健康始於覺察，也結束於覺察；你選擇的每一步都取決於自我覺察。

大腦的能量隨著覺察流動，能量一停止流動，你就會卡住了。這種卡住的感覺是一種幻覺，但是發生的當下卻是非常真實。想像有個人極度害怕蜘蛛。各種恐懼症都是固化反應（卡住也是其中之一），有恐蛛症的人一看到蜘蛛就會陷入莫名恐懼。低等腦會觸發複雜的化學反應，荷爾蒙流入血液使心跳加速、血壓上升，肌肉做好攻擊或逃跑的準備。他的眼睛會牢牢聚焦形成隧道視覺（tunnel vision），只看得見所恐懼的事物，蜘蛛在他心中變得無比巨大。恐懼反應如此強大，使高等腦也受到蒙蔽（高等腦清楚知道多數蜘蛛是又小又無害的）。

這是被大腦主宰的最佳實例，大腦強迫你接受虛假的現實。事實上，所有的恐懼症都是一種對現實的扭曲，高度不會直接造成恐懼，同樣的，開闊的空間、搭飛機或各種會引發恐懼症的事物都不會。真正的原因是：恐懼症患者自己放棄了使用大腦的能力，才會陷在固化反應之中。

恐懼症可以成功治癒，方法是帶著覺察去面對，恢復對大腦的控制，這才是大腦應該扮演的角色。其中一種技巧是請患者想像自己害怕的事物，例如請恐蛛症患者想像一隻蜘蛛，並在心中讓蜘蛛變大或變小、靠近或遠離。這種移動恐懼對象的簡單練習，可以有效消除它所誘發的恐懼，因為恐懼會使心智暫停作用。治療方式要循序漸進，接下來可以把蜘蛛放在玻璃箱裡，請患者在不會感到恐慌的情況下盡量靠近玻璃箱，患者可以經由改變距離，重新掌握控制權。他會知道除了逃走，他還有更多選擇。

高等腦顯然可以超越人類最根深柢固的本能恐懼，否則就不會有人去登山（懼高）、走鋼索（懼怕墜落）和馴服獅子（懼怕死亡）。然而，儘管我們不願意承認，事實上我們每個人都像一想到蜘蛛就全身冒冷汗的恐蛛症患者一樣，只是使我們屈服的恐懼不是蜘蛛，而是日常生活中經常出現的事：失敗、羞辱、被拒絕、年老、疾病與死亡。諷刺的是，有能力克服恐懼的大腦，竟然也會使我們終生淪為恐懼的受害者。

所謂的低等動物，卻享有免於心理恐懼的自由。當獵豹攻擊羚羊時，受驚的羚羊會奮力求生；不過據我們所知，一旦附近沒有掠食者時，羚羊會生活得無憂無慮。反之，人類的內心世界卻一直在擔驚受怕，而自尋煩惱會導致生理問題。一旦大腦成為我們的主宰，我們要付出很高的代價。但是，一旦你開始反過來主宰大腦，你將會受用無窮。

超腦的解決方案1：記憶力衰退

我們一直強調你需要與大腦建立新關係，這在記憶方面尤為重要。如果你覺得每個記憶的小缺口都是老化的警示跡象，或代表你不夠聰明，那麼你心中所相信的事情就越有可能成真。

每當你抱怨「我的記憶力不行了」，就是在向大腦強化這則訊息。在心智與大腦的天平兩端，多數人總是急著責怪大腦。但其實他們應該反省的是習慣、行為、注意力、熱情與專注力，而這些都是心智的範疇。

一旦你停止好奇或不再學習新事物，就等於放棄了強化記憶力。這是一個簡單的原則：你把注意力放在哪裡，那裡就會成長。因此要加強記憶力，你必須注意你的人生如何開展。總之，隨著年齡增長，現在的你與過去的你唯一差別，就是必須做更有意識的自主決定。

專注力記憶練習

- ⊙對生命與各種人生經驗充滿熱情。
- ⊙熱切地學習新事物。
- ⊙專心注意你必須記住的事情。
- ⊙大部分的遺忘，其實源於缺乏學習。
- ⊙主動回想過去的記憶，盡量不要依賴清單等記憶捷徑。
- ⊙期待自己的記憶力完整無缺。不接受別人對你降低期待，不把記憶力衰退視為理所當然的「正常」現象。
- ⊙不要責怪或懼怕偶爾的記憶缺口。

⊙ 就算無法立刻記起來，也不要以為你已丟了這段記憶。多點耐心，多花個幾秒讓大腦的記憶存取系統發揮作用。專心回想跟記憶有關的人事物，很有可能就會喚起記憶。所有的記憶都與之前的記憶有關，這正是學習的基礎。

⊙ 盡量拓展各種心智活動。玩填字遊戲、記住要購買的日常用品，使用的是記憶系統裡不一樣的區塊，這兩種記憶也跟學習語言或回憶新朋友的臉不一樣。積極鍛鍊各種記憶，不要只選最輕鬆的那一種。

上述練習可以用來加強心智與大腦之間的連結。每天都要練習。你的大腦永遠不會停止注意你在對它說什麼，而且總是迅速回應。狄帕克有位老友是醫學編輯，從小到大都很得意自己擁有超強的記憶力。他說他並非像照相機一樣能過目不忘，他的做法是（套用他自己的話）：「隨時打開天線。」只要他隨時關注自己的存在，就可以快速而確實地讀取記憶。

最近這位先生剛過六十五歲，而他大部分的朋友也差不多到了這個歲數，他們開始互相打趣什麼事會讓自己覺得老了（例如，我的記憶力跟以前一樣好，只是它不再提供當日取貨服務）。他也開始注意到自己偶爾會有記憶缺口，但是在工作上，他的記憶力毫無問題。下面是他的親身體驗：

我沒有太擔心記憶問題，我決定開始寫購物清單。在那之前，我從未如此做過。我總是直接去購物，把要買的東西記在腦子裡。就算我必須為空空如也的廚房買幾大袋日常用品，也不用寫清單。

當我使用購物清單後不久，就發生了一件驚人的事。在短短一兩天之內，我開始記不住自己想要買的東西。只要沒有清單我就會非常無助，在雜貨店的貨架間走來走去，希望一看到馬鈴薯或糖漿就能想起我到底要買什麼。

起初我一笑置之，直到有一週我居然去了超市兩次都忘了買糖。

現在我正在戒掉使用清單的習慣，雖然我還是很想看清單。但清單，是一種很容易讓人產生依賴的東西。

從他的例子記取教訓，坐下來思考有哪些事情只要多加注意就能少用輔助工具。我們的專注力記憶練習很有用，最尋常的事情看似微不足道，其實非常重要。

你能否戒掉對清單的依賴呢？試著帶購物清單上超市，但是不要看清單。盡量靠記憶買東西，最後才參考清單是否有漏掉。當你一樣東西也沒漏掉時，就可以完全戒掉使用清單的習慣了。

你可以停止責怪自己的記憶缺口了嗎？下次當你說出「我什麼都記不住」或「我真的老了」的時候，請特別提醒自己要有耐心、再等一下。只要你期待記憶出現，它們幾乎每次都會如你所願。

別再阻擋你的記憶。讀取記憶的過程很脆弱，忙碌、分心、憂慮、壓力、睡眠不足造成的疲勞，或是同時處理許多事而不堪負荷時，都會阻礙記憶的讀取。責怪大腦之前，先查看這些情況是否存在。

打造一個適合記憶的環境，也就是與上述障礙完全相反的環境。換句話說，你必須舒緩壓力、睡眠充足、生活規律，不要一心多用造成心理負擔。規律的生活習慣有助於記憶，因為大腦進行重複作業時比較輕鬆。散漫又雜亂的生活方式會使大腦感官超載，造成無謂的傷害。

如果你隨著年齡增長而感受到記憶力衰退，不要驚慌，也不要認為這是必然的老化而順服。請努力透過心智活動來刺激腦部功能，現在市面上也有一些軟體及相關書籍，例如杜克大學神經生物學家賴瑞·卡茲（Larry Katz）的著作《健腦操》（*Neurobics*）等，都以有系統的方式來訓練大腦。雖然透過鍛鍊大腦扭轉輕度到中度記憶損失的故事仍欠缺科學依據，但是這些故事讀來還是相當振奮人心。

最後，請把這些練習當成習慣，習慣成自然。大腦本來就應該遵循你的指令，你越放鬆，對心智與大腦的夥伴關係就越有利。最棒的記憶力，就是能讓你放心依賴的記憶力。

3

超腦英雄

本章要跟你說的是三位超腦的代表人物：你要學愛因斯坦使用大腦的方式，還要像個新生兒一樣吸收及整合各種資訊，最後還要效法佛陀擴展你的意識。

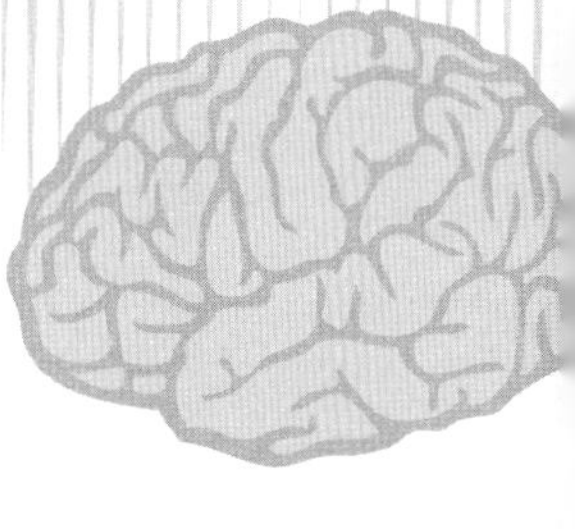

我們已破除了一些錯誤的迷思，因此通往超級大腦的道路似乎更加明確了。但是我們眼前還有另一個新障礙：複雜度（complexity）。大腦的神經網絡不僅是身體的電腦，也是你人生的電腦。它會吸收並記住每一個經驗，無論是多微小的經驗都不錯過，再跟過去的經驗比較後儲存起來。你會說：「怎麼又是義大利麵？上禮拜已經吃過兩次了。」這是因為大腦每天都在儲存資訊，而且不斷跟昨天的資訊做比較。同時你會慢慢發展出好惡，你會覺得無聊、渴望變化，於是結束一個人生階段後再準備進入下一個階段。大腦能使這一切發生。

它不斷把新資訊與過去的經驗串在一起，你每一秒都在重塑及淬鍊自己的神經網絡，而你所體驗到的世界也一樣。這樣的能力，就連世上最大的超級電腦也望塵莫及，卻被我們視為理所當然。

大腦不會被無窮無盡的工作給嚇倒。你對它要求越多，它的能力就越強。大腦可以生出一千兆個突觸，每個突觸都像一具微小的電話，隨時都能打給線上的任何一具電話。生物學家、諾貝爾獎得主傑若德・艾得曼（Gerald Edelman）說大腦裡的神經電路數量，可能高達十的一百萬零一次方，這個數量相當驚人，已知宇宙的粒子數量據估計也只有十的八十次方！

你或許認為你現在正在讀這個句子，或是正在確認窗外的天氣狀況，其實並非如此。你正在做的事情，在腦內引發的神經效應是超越全宇宙的，這是事實，不是科幻小說。偶爾這個事實會入侵某些人的日常生活，並帶來驚人的結果，出現這種情況時，複雜度可以是朋友也可以是敵人，甚至同時扮演兩種角色。

世界上有一小群具備相同神祕症狀的人，這種症狀直到二〇〇六年才被世人發現，並稱之為超憶症（hyperthymesia）。超憶症的英文字根thymesia是希臘文「記得」的意思，另一個字根hyper的意思則是「過度」。超憶症的人會記得每件事情，擁有完整的記憶。他們聚在一起會玩類似這樣的心理遊戲：你這輩子最棒的四月四日是哪一天？然後每個人都快速翻閱心中的記事簿，他們不需要任何提示卡，因為他們可以看見這輩子每一年的四月四日發生了哪些事。不到一分鐘，就會有人說：「肯定是一九八三年，那天我穿了一件全新的黃色無袖洋裝，下午跟我母親在沙灘上喝柳橙汽水，爸爸在旁邊看報紙；六點鐘我們去一家海鮮餐廳吃龍蝦。」

他們對一生中的每一天都擁有完整且準確的記憶。目前研究人員已找到七、八個有超憶症的美國人，但是超憶症並不是病。這些人都沒有腦部損傷，有些人記住生命裡大小細節的能力是突然出現的，某一天原本普通的記憶力就突飛猛進了。

超憶症的診斷需要通過看似不可能的記憶力測試。比如說，有一位女士的測試題目是一齣喜劇的主題曲，這齣戲在一九八〇年代只在電視上播了兩集。然而，只看過其中一集的她，卻能一聽見主題曲就說出那齣喜劇的名字。還有一位受試者是個棒球迷，她的測試題目是說出匹茲堡海盜隊與辛辛那提紅人隊多年前某一場賽事的比數。「這道問題是個陷阱，」她答道：「匹茲堡海盜隊因為飛機發生故障，根本沒有抵達球場，比賽因此取消。」

我們在上一章討論過記憶力，而超憶症是把一種人人都有的能力發揮到超凡入聖的境界，只不過它依然充滿了人性。比如說，有一位受試者被問到自己是否喜歡滴水不漏的記憶時，她嘆了口氣說：「我記得每一次我媽媽說我太胖的情景。」有超憶症的人都說回憶過去有時候很痛苦。他們避免回想最糟糕的人生經驗，這種記憶對任何人來說都很不舒服，但是他們的記憶卻特別清晰，就好像再度身歷其境一樣。通常他們無法控制完整記憶的出現，只要聽到一個特定日期，腦中就會自動播放當時的畫面，而且會跟正常的視覺畫面同時出現。（「就像螢幕上的分割畫面一樣，我一邊跟別人交談一邊看見其他畫面。」一位受試者說。）

你我都沒有超憶症，那麼超憶症與超級大腦的目標有何關聯呢？這就是複雜度的問題了。科學界已研究過完整記憶與大腦的記憶中心，發現某些超憶症者的記憶中心特別大。人類目前對於超憶症的成因還不清楚，但研究人員懷疑超憶症與強迫症有關，因為有超憶症的人通常也會有強迫症的行為；也有人懷疑超憶症與各種注意力缺陷的病症有關，因為擁有完整記憶的人阻擋不了源源湧入的回憶。也許他們只是沒有開發遺忘的能力。研究人類大腦最重要的一件事，就是你不能只看部分而略過了全貌。

要避開複雜度這個問題，最好的方法就是徹底改變它。如果你的大腦可以超越宇宙，它的潛力一定超越任何人的想像。我們可以把一千億個突觸留給神經科學家去研究，只挑出三種大腦功能，正常的大腦可以在這三種功能的表現上達到顛峰。這三種功能各有一位代表人物，他們是超級大腦的英雄，只是你或許沒有從這個角度看過他們。

超腦一號英雄：適應力英雄

代表人物：愛因斯坦

我們的第一位英雄是偉大的物理學家愛因斯坦，但是他會入選並不是因為智慧過人。就像多數天才一樣，愛因斯坦是成功的典範。他們比一般人更聰明、更有創造力，如果能一探他們成功的祕密，無論我們所追求的目標是什麼都能取得更大的成就。

擁有高度成就的人，不可能只靠七個習慣就達到目標，他們使用大腦的方式才是成功的關鍵。如果你拒絕仿效愛因斯坦使用大腦的方式，那就代表著你正在縮減自己的成功機會。問題不在於擁有「好基因」，任何人都能學會愛因斯坦使用大腦的方式。

關鍵就是適應力。

超級大腦會利用你與生俱來的能力去適應環境，適應力是生存的必要能力。在所有的生物之中，人類已適應了地球上的各種環境。就算面對最惡劣的氣候、最古怪的食物、最凶猛的疾病或大自然中最可怕的危機，我們都有能力去適應。人類祖先智人（*Homo sapiens*）的適應力就已經超強了，只是我們把這種能力視為理所當然，直到有人把適應力帶到全新的境界，才又引起我們的注意，愛因斯坦就是其一。

愛因斯坦的適應方式是勇敢面對未知並加以征服。他的專業領域是物理，但也如同一般人一樣，每天都要面對未知。生命充滿了意料之外的挑戰，為了適應未知，愛因斯坦培養了三種能力，同時也避開了三種障礙：

三種能力：放手、彈性、放鬆心情

三種障礙：習慣、制約、停滯不前

要評估一個人的適應力，可以看他在面對困難時，放手、保持彈性與放輕鬆這三種能力有多強。反之，看一個人如何受到習慣與制約的支配而停滯不前，就能看出他的適應力有多差。過去的負面記憶，比如打擊和挫折，不斷告訴我們自己能力有限。但愛因斯坦拋開了包圍他的舊思考習慣，他放鬆心情讓新的解決方法透過想像與直覺自動浮現。他學著去了解問題的每一個面向，然後承認未知的可能性。

這跟大家對愛因斯坦的看法不相符應，一般人都把他想像成頂著一頭亂髮的天才，忙著在黑板上狂寫數學公式。但是，讓我們從個人角度來檢視他的事業。正如愛因斯坦自己所說的，他最大的動力是：在大自然之前心存敬畏。這是一種心靈層次，他說了解宇宙奧祕就好比聆聽上帝的心聲。愛因斯坦把宇宙視為謎團，他摒棄了過去的習慣，不再把宇宙視為一台可以拆解零件與測量的巨大機器。這是牛頓的物理觀。值得注意的是，愛因斯坦徹底改造了牛頓理論中最基本的概念，例如重力與空間。

愛因斯坦曾告訴年輕學子：「別擔心自己數學不好，我的數學保證比你們更差。」他這可不是謙虛。他的創造方式比較像在做夢而不是一板一眼的推演；他是在「看見」時空的運作方式後，才花了很大的力氣想用數學去證明。

碰到新問題時，你可以選擇老方法或新方法來解決。老方法是最容易遵循的途徑。想像一對經常吵架，誰也不願讓步的老夫妻，他們當然充滿了挫折感與無力感。吵架的結果就像例行公事，各自重複自己所堅持的意見，一再抱怨，然後一樣無法接受對方的觀點。那麼有沒有一種新方法，可以讓這對老夫妻不再吵架呢？

他們都被卡在舊有的行為模式裡，因為這些行為早已在大腦中建檔。但是，他們也可以試試以下的新方法來使用大腦：

如何培養適應力

1. 停止重複從未奏效的老方法。
2. 後退一步，思考新的解決方式。

3.別再繞著問題打轉：答案絕對不在那裡。

4.解決讓自己停滯不前的問題，不用擔心其他人。

5.過去的壓力被觸發時，立刻走開。

6.看穿合理憤怒的本質，這只是偽裝成正面的毀滅性憤怒。

7.重建磨損的連結。

8.你的能力比你自以為的還強，所以要勇於任事。

9.別再執著於是非對錯。從更寬廣的角度來看事情，你會發現孰是孰非的重要性遠遠比不上快樂。

上述步驟以心理學為根據，可以創造一個讓大腦改變的空間。重複會讓舊習慣在大腦裡生根，而放縱負面情緒是阻斷正面情緒最可怕的方法。所以每當一對老夫妻重複同樣的吵架戲碼時，憎恨的情緒會在大腦裡更加根深柢固。諷刺的是，雖然愛因斯坦在物理學上擅長發揮超強的適應力，他卻認為自己是一個失敗的丈夫和父親。一九一九年，他與第一任妻子分居五年後終於離婚；他們曾在一九〇二年生下一個女兒。他有兩個兒子，其中一個患有精神分裂症，最後死於療養院；另一個兒子童年飽受父母分居之苦，二十年來與父親關係疏遠。這些情況都讓愛因斯坦非常痛苦。縱使他是天才，但情緒比理性思考更加原始且迫切。思想快如閃電、稍縱即逝，情緒卻以緩慢的步調侵噬一個人，而且幾乎難以察覺。

把情緒與理智分開完全違反自然，因為兩者無法分離。大腦掃描證實當人們自以為在做理性決定的時候，大腦的邊緣系統（limbic system）會亮起；邊緣系統是低等腦的一部分，在情緒方面扮演重要角色。這是無法避免的事實，因為大腦電路是一個緊密連結的網絡。

研究顯示在心情好的時候，我們會願意支付不合理的價格消費（美金三百元一雙慢跑鞋？

有何不可？我今天心情棒呆了）。但是，感到憂鬱的時候也會願意多付錢（美金六塊錢一包巧克力餅乾？有何不可？它會讓我心情變好）。重點是，就算我們怎麼找藉口，我們的確依照情緒做決定。

適應力也包括意識到情緒的影響力，而不是否定它，否則你的大腦就有機會反客為主。經濟學家馬丁・舒比克（Martin Shubik）辦了一場特別的拍賣會，拍賣物品是一張美金一元的鈔票。你可能會以為得標金額就是一塊美金，其實不然，因為這場拍賣會規定，出價第二高的人必須把自己的出價金額如數支付給拍賣商。也就是說，如果得標金額是兩塊美金，但是你的出價是一塊半美金，你必須白白支付拍賣商一塊半美金。

實驗開始，受試者的出價遠遠超過美金一元。最後剩下的競標者是兩位男學生，他們感受到競爭壓力，兩人都想讓對方吃吃苦頭。雙方都不願意敗下陣來，不想成為被處罰的失敗者。無論動機是什麼，非理性的因素讓雙方把出價金額越喊越高（雙方都沒有喊出天價，最後因為其中一位出價者沒錢而結束競標）。

同樣有趣的是，在決策過程中試著消除情緒因素的受試者也都失敗了。目前還沒有人研究過如果受試者完全以理性做決定的話，會有怎麼樣的結果。

因為卡住的情緒、習慣、記憶與信念而堅持己見，會讓我們付出很高的代價。

重點：如果你想在任何領域取得成功，就要變成愛因斯坦——盡量施展大腦的適應力。

適應力已經增強的跡象

⊙可以自嘲。

⊙知道眼前的情況超乎自己的了解。

⊙不再把意見相左的人視為敵人。

⊙願意誠心參與協商並接受結果。
⊙認為「妥協」帶有正面意義。
⊙可以在放鬆性警覺❶的狀態中保持悠然自在。
⊙用全新的方式看世界，並為此感到喜悅。

超腦二號英雄：整合力英雄

代表人物：新生兒

我們的下一位英雄不是名人或天才，甚至算不上天資過人，而只是個普通的新生兒。嬰兒是身心健康的典範，他們身體裡的每個細胞都充滿了活力，眼中的世界充滿無限驚喜，每天，甚至每分鐘，都能發現全新的世界。嬰兒之所以如此健康，並不是因為他們一生下來就有好心情，而是因為他們的大腦時時刻刻都在進步，隨著世界的拓展而改變。無論你是不是嬰兒，只要今天與昨天有了不一樣的新體驗，那麼今天就是一個全新的世界。

嬰兒不會封閉自己或困在老舊的窠臼裡。無論昨天大腦吸收了什麼都會留下來，同時繼續拓展新的經驗：走路、說話、學習聯想與感覺。長大後，我們會對童年時的天真感到懷念，而有一種失落感。有什麼東西是嬰兒期擁有很多，而長大成人的我們卻完全失去的呢？

關鍵就是：整合力。

在所有生物之中，就屬人類最擅長吸收各種資訊並加以整合；也就是說，我們能夠整理出全貌。此時此刻的你也像個新生兒一樣，正在過濾數十億筆原始資料組織成一個完整的世界。這裡所說的「過濾」（sift）是由精神科醫師丹尼爾・席格（Daniel Siegel）所提出的，這四個字母分別代表：

S：感官知覺（Sensation）
I：想像（Image）
F：感受（Feeling）
T：念頭（Thought）

所謂的實相（reality）必須透過下列管道才能建立：用感官去察覺它（例如疼痛或愉悅）、用視覺畫面去想像它、用情緒去感受它或思考它。這樣的過濾隨時都在進行，卻神祕無比。現在，請在心裡想像美麗的日落。沒有任何光子打在你的視網膜上，但就像真的注視日落時一樣。沒有任何光源照射你的視覺皮質，它和大腦的其他部位一樣淹沒在黑暗中。但是微伏特電壓把離子沿著你的神經元來回傳送，卻神奇地製造出明亮的畫面，讓你領略到了日落之美，還有一連串跟日落有關的聯想（大腦如何透過生理機制把這個畫面與你的想像串在一起，這是心與腦連結的主要謎團）。

把一筆筆原始資料整合成真實的畫面，這個過程可直接追溯到細胞層次，因為大腦所做的每一件事都會傳到身體各處。當你覺得憂鬱、想出好點子或認為自己有危險的時候，全身的細胞都會參與。嚴格來說，這個發揮作用的回饋迴路一次整合了心智、身體與外在世界。湧入的資料刺激神經系統，接著產生反應，這個反應被通報給每一個細胞，細胞再回傳自己對這個反應的看法。

嬰兒是完美的回饋機器。你可以從嬰兒身上學到如何加強整合出屬於你的個人實相，只要有意識地發揮嬰兒大腦與生俱來的功能就可以了。

❶ 放鬆性警覺（relaxed alertness）是一種高效率的學習狀態，使學習者處於低威脅與高挑戰結合的學習環境下，自信又自在地去探索新思想。

如何整合回饋

⊙ 盡量接收越多資訊越好。
⊙ 不要因為成見、僵化的信念與偏見而關閉回饋迴路。
⊙ 不要用否定的態度去審查湧入的資訊。
⊙ 把別人的觀點當成自己的觀點來檢視。
⊙ 把握生命中的每樣東西，當個自給自足的人。
⊙ 解決心理障礙，例如羞恥與罪惡感；它們會扭曲現實。
⊙ 在情緒上釋放自己——高彈性的情緒管理是對抗僵化的最佳防禦武器。
⊙ 不要埋藏祕密——它們會躲在心靈的陰暗角落。
⊙ 每天都樂於重新定義自己。
⊙ 不要追悔往事，不要害怕未來。這兩者都會透過自我懷疑帶來痛苦。

不管用什麼方式，你的觀點會創造你的現實。沒有人能完美到可以毫無偏見地整合世界，但是嬰兒讓我們知道如何讓自己的現實更加全面。打從一出生，我們就懂得把世界視為一個整體，而當我們把經驗切割成片段時，這個整體就被打破了。於是我們脫離了現實，反被現實的錯覺愚弄。

舉一個現實錯覺的極致例子。一個坐擁極權的獨裁者，利用恐懼與祕密警察來維持他的權力，不是向敵人行賄，就是在深夜裡讓他們偷偷消失。通常當民眾群起反抗時，會讓獨裁者大感震驚，甚至一直到被暴民罷免或殺害之際，他依然相信自己沒做錯，以為受壓迫的人民還很愛戴高高在上的壓迫者。

但其實，在每個人的內心深處，只要擁有無限權力，人人都可能變成獨裁者，就像黑巫術在被迷惑的人眼前蒙上一層紗。但我們每個人的現實錯覺與黑巫術無關，只不過是無法整合的結果罷了。

我們天生擁有創造整體的能力，但是我們卻選擇了否定、壓抑、遺忘、粗心、選擇性記憶、個人偏見與舊習慣。這些影響都很難克服，其中一個原因是惰性。但是除非你能重拾每個新生兒與生俱來的整體感，否則你就無法感到平衡、安全、幸福與和諧。這就是維持身心健康的關鍵。

要做一個完全整合的人，就必須擁有三種嬰兒與世界互動的能力，避開三種折磨成年人的障礙。

三種能力：溝通、保持平衡、看見全貌

三種障礙：孤立、衝突、壓抑

當你處於整合的狀態時，無論是身體或心智的整合，你就可以敞開心胸溝通。你知道自己的感受並能把它充分表達出來，你吸收周遭的人所放出的訊號。但是，有很多成年人都有溝通障礙，他們對各種事物感到疏離：自己的感受、其他人，以及每天去上班要應付的工作。他們內心衝突掙扎，因此他們學會壓抑真實的感受與渴望。這些感受不只是心理因素，也會影響大腦，進而影響身上的每個細胞。

重點：如果你想回到自然的身心健康狀態，就要把自己變成新生兒。把你的經驗整合成一個整體，不要繼續活在疏離與衝突之中。

整合力已經增強的跡象

⊙ 打造出一個安全空間，讓你能放心做自己。

⊙邀請其他人進入這個安全空間，讓他們也能放心做自己。
⊙渴望了解自己。
⊙審視被你否定的領域，接受殘酷的事實並面對現實。
⊙與自己的黑暗面妥協，不要把它當成祕密的盟友或可怕的敵人。
⊙誠實評估並治癒罪惡感與羞愧。
⊙有更高的使命感。
⊙覺得受到啟發。
⊙願意為別人付出。
⊙層次更高的實相似乎唾手可得。

超腦三號英雄：擴展意識的英雄

代表人物：佛陀

意識是我們使用大腦最重要的目的，有些人把意識提升到很高的境界。我們的三號英雄是內在成長的典範，他們是全世界的心靈導師，其中之一就是佛陀。佛陀代表了聖人、賢者與有遠見的人，完美展現專屬於人類的特質：彰顯生命的意義，並進一步渴求生命的最高意義。意義來自內在，超越生命的殘酷事實。得自五種感官的原始資料，本身毫無意義，看看舊石器時代的穴居人，你絕對想不到他們的大腦能想出數學、哲學、藝術與更高的理性。那些能力藏在大腦深處，佛陀出生在兩千多年前貧窮艱困的印度，他的出現代表我們的內在還有更多尚未發掘的力量，只要我們有探索生命意義的渴望，就能有為者亦若是。

關鍵就是：擴展意識。

無論此刻你正在經歷怎樣的事情，前提是你必須帶著覺察去經驗它們。有意識才能成為人類，唯一的問題在於意識的高低程度。如果拿掉宗教與神祕主義的色彩，佛陀展現的更高意識狀態，其實每個人都有。有一句古老的印度諺語，把意識比喻成掛在門口的燈——可以同時朝內照亮屋子，也朝外照亮世界。意識讓你同時覺察到「外面」與「裡面」，保持覺察能在兩者之間建立關係。

這樣的關係是好是壞？天堂與地獄，都是人類心智創造出來的產物，我們用我們的方式想像出天堂和地獄的樣貌。有一句充滿智慧的格言說：「萬象存乎一心。」但是思想從何而來？無論是危險的思想，或是令人安心又可靠的思想？思想來自無形的意識。對心智來說，覺察力宛如用來進行創造的子宮。為了活得充滿意義，你必須設法提升意識；唯有如此，才能成為命運的主宰。

如何擴展意識

⊙要更重視（隨時）保持清醒、覺察力與機警。

⊙抗拒一致性。思考與行為不要跟別人一樣。

⊙珍視自己。不要等待別人的認可來肯定自己；與其等待外來的肯定，不如積極幫助他人。

⊙透過藝術、詩和音樂，擴展心智的視野。廣泛閱讀全世界的經典與聖書。

⊙質疑自己的核心信念。

⊙努力降低小我，跳脫「我、我的」的限制。

⊙把人生可達成的最高意義當作目標。

⊙ 相信內在成長是一個永無止盡的過程。
⊙ 無論你對心靈道路的定義為何，請帶著真誠與希望上路。

意識是奇妙的東西；我們都有意識，卻永遠不夠多。但意識也是無窮無盡的。佛陀主張意識永無止境，因此佛陀自己超越了宗教的藩籬。成為偉大的心靈導師要擁有以下三種能力，並避開三種障礙。

三種能力：進化、擴展、隨時能接收啟發

三種障礙：束縮、僵化的限制、順從

這些字眼沒有太多的宗教意味，它們提醒我們的是：面對存在時，要保持更深刻的覺察。據傳佛陀本來是一個困惑的求道者，名字叫悉達多，他的國王父親希望兒子能成為偉大的領導者。為了抑制悉達多的心靈渴望，父親把他關在皇宮的高牆裡，讓他過奢華的生活，不准他接觸到尋常百姓的苦難。這個故事隱喻的，就是我們如何對待自己的覺察力。我們把自己束縮在自我的高牆後面，拒絕讓目光穿越僵化的心理界限，順從地追求消費社會所提供的娛樂與物品。

更高的意識不見得是處於靈性狀態，它是一種擴展狀態，靈性會在適當的時間出現，這取決於在開始擴展意識之前的你有多束縮。充滿壓力與悲傷的人生，會使覺識變得束縮，這是一種求生反應；就像一群羚羊會在獅子接近時緊緊挨在一起。你必須知道這種束縮雖然會產生一種原始的安全感，卻會讓人緊繃、恐懼、持續警戒與不安。只要擴展意識，你就可以成為門口的那盞燈，拋開恐懼去展望世界，拋開不安來檢視自己。

重點：如果你想追求的是內在成長，就用佛陀的方法去接近意識。擴展覺察力，讓目光越過心中築起的高牆。

意識（層次）有所提升的跡象

⊙可以說出關於自己的真話。
⊙不再認為善惡勢不兩立，願意接受灰色地帶的存在。
⊙比較容易原諒別人，因為你很清楚其他人的來歷。
⊙對世界比較有安全感，你知道世界隨著你的心境改變。
⊙比較不會感到孤單和寂寞，這表示你的快樂握在自己手上，而不是來自別人。
⊙不再像過去一樣容易感到恐懼。
⊙覺得現實充滿了各種可能性，你渴望探索。
⊙在宗教、政治與社會地位上，擺脫「我們、他們」的對立成見。
⊙面對未知不會讓你有威脅感或恐懼感，未來源於未知而不是其他地方。
⊙在不確定中看見智慧。這種態度自然會使生命宛如行雲流水，事情不必要非黑即白。
⊙明白存在本身就是獎賞。

超腦英雄們不同於超級英雄，他們是自我改變的真實典範。我們相信持續不斷地開發超級大腦能使你的大腦更健康、功能更強大，讓情緒與思想發揮應有的效果，為你創造出你深切渴望的真實世界。你將不再認同大腦裡一再循環的模式，或是因為這種模式而處處受限。你將可以體驗到層次更高的覺察力，也會對自己真正的能耐有更強大的感覺。

超腦的解決方案2：憂鬱症

使用大腦而不是被大腦利用，這個原則可用以對付憂鬱症。

憂鬱症是被大腦利用的最痛苦例子，是十五歲到四十五歲的美國人常見的心理問題。一位曾經罹患憂鬱症的人說：「我覺得自己好像要從高空墜落一樣，那種驚慌感日復一日，我甚至不知道自己到底在害怕什麼。」憂鬱症患者覺得自己是大腦出差錯的受害者。

憂鬱症被歸類為情緒病，原因是大腦無法對內在與外在壓力做出適當反應，但憂鬱症所造成的影響會遍及全身。它會導致睡眠失調、破壞身體的自然節律、降低性欲和食欲，對任何事都興趣缺缺。患者在社交場合上會感到孤單，無法理解別人在對他們說什麼，也無法表達自己的感受。

這些遍及全身的症狀都與大腦有關。患者的大腦掃描結果，顯示出一種獨特的模式，大腦的某些部位反應過度，但某些部位又反應不足。通常憂鬱症影響的是前扣帶迴皮質（與負面情緒和同理心有關）、杏仁核（主導情緒產生及對新狀況做出反應，憂鬱症患者通常無法對新事物做出適當回應）與下視丘（與性欲、食欲等本能欲望有關）。這幾個部位環環相扣連成了一個憂鬱症電路，要恢復正常，必須為這個網絡帶來正面的影響。

憂鬱症都有一個觸發事件（導火線），但是這個事件可能微小到未被察覺。一旦觸發了第一次，大腦就已產生改變；所以未來觸發憂鬱症的事件會變得越來越微小，最後幾乎完全不需要任何觸發。到了這個階段，患者已經變成失控情緒的囚犯，失控的情緒會導致情緒病。

你感到憂鬱嗎？我們經常使用這個名詞，但是傷心或消沉都不同於憂鬱。無論是急性憂鬱症（短期）或慢性憂鬱症（長期）的診斷依據，都是情緒不再正常地來回擺盪。你無法擺脫悲傷、無助和絕望的感覺，也無法對周遭的事物產生興趣；就連日常活動也會使你感到不知所措。

佛洛伊德認為憂鬱與悲傷有關，兩者的狀態很相似。在許多情況下，憂鬱會像悲傷一樣隨著時間慢慢淡去。但是如果一直持續，患者每天都會以為痛苦永遠不會消失，覺得自己的人生徹底失敗，甚至可能找不到活下去的理由（八〇％的自殺原因，是憂鬱症嚴重發作）。

長期憂鬱症患者通常無法明確指出症狀開始的時間或原因，如果家族裡有憂鬱症病史，他們可能會覺得這是基因遺傳。他們也可能無法確定自己是從什麼時候開始無法擺脫傷心，或會無來由地感到絕望。憂鬱症與自閉症都是被視為與基因關聯性最高的心理疾患，高達八〇％的患者，家族裡都有憂鬱症患者。但是在大多數的情況下，基因只代表一個人比較容易有情感疾患，無法保證他一定會得病。基因與環境的雙重影響，才會刺激精神疾病發生。

許多憂鬱症患者會說他們的問題不是憂鬱本身，而是一種無法消除的疲憊感；也有人說過憂鬱的反面不是快樂，而是活力。疲憊感會加深憂鬱。一旦你拿出有意識的覺察與堅定不移的企圖心，決定不要再受大腦支配，就可以在面對外在世界時擁有內外一致的情緒與反應。

你是大腦的領導者，可以主動重新設計自己的神經化學（neurochemistry），甚至是基因活性，不再受到情感疾患的束縛。

關鍵在於讓大腦中卡住或失衡的部位恢復活動，一旦成功，你就可以慢慢把大腦導回自然的平衡狀態。這是我們想要協助推動的目標，也是最全面的做法。

憂鬱症三步驟

大腦受過訓練後，對於它自己的任何反應都會覺得很正常。有些憂鬱症患者調適得很好，所以當朋友、醫生或治療師說他們有憂鬱症時，都會很驚訝。

基因與大腦化學物質失衡對憂鬱症的影響，至今依然眾說紛紜。然而初步的研究卻發現，憂鬱症病患的基因與其他人毫無差異，而且抗憂鬱藥物矯正化學物質平衡的作用也不甚明顯。值得注意的是，憂鬱症患者在接受心理治療並暢談自己的感受時，大腦會產生變化，而這種變化跟藥物引發的變化很像。因此這裡又出現了另一個謎團：讓患者盡情說話，為什麼會跟藥物產生一樣的生理效果呢？沒有人知道答案。

如果你遇到一個餐桌禮儀很差的年輕人，你覺得原因可能是什麼？你可能猜測他的這種行為來自童年，再慢慢變成一種習慣；習慣之所以會持續下去，是因為他覺得沒有必要改變。如果說，憂鬱症也有同樣的特性呢？那麼，我們就可以回溯憂鬱症發展的步驟，再一一導正這些步驟。

讓我們把憂鬱症視為一種固定行為，固定行為有三個組成要件：

1. 一個早期的外在原因，通常發生後就被忘記了。
2. 那個原因所引發的反應。因為某種理由，那是一個不健康或未經檢視的反應。
3. 久而久之就變成自然的習慣。

我們不妨改變一下心態，不要把每一種憂鬱形態都視為疾病，尤其是輕度到中度的憂鬱症（當然重度的慢性憂鬱症仍然應該被視為嚴重的情感疾患）。如果你因為經歷了不愉快的離婚過程而感到憂鬱，這不是生病；如果你因為失去親友而悲傷或因為失業而情緒低落，也不算是生病。有人失去摯愛的配偶時，我們可能會說：「她悲傷得不能自已。」但悲傷是一種自然的情緒，隨著悲傷而來的憂鬱也很自然。這告訴了我們一件事：憂鬱是一種自然反應，但反應有可能會出差錯。

憂鬱之所以出錯，有三個罪魁禍首：

1 **外在原因**：外在事件可能會讓任何人感到憂鬱。二〇〇八年經濟嚴重衰退期間，有六〇%的失業者說失業令他們感到焦慮或憂鬱，被解雇超過一年的工人比例特別高。如果你讓自己長時間承受足夠的壓力，就更有可能感到憂鬱。長期的壓力可能來自無趣的工作、乏味的戀情、長時間感到寂寞、與社會隔離以及患有慢性疾病等。就某種程度來說，憂鬱的人只是在回應惡劣的情況，無論這種情況是發生於現在或過去。

2 **反應**：單靠外在原因還不足以導致憂鬱，除非你以特定的方式做出回應。憂鬱的人很早就會開始採取扭曲的反應，如果出現下列反應，就表示他們的生活出問題了：

⊙都是我的錯。
⊙是我不夠好。
⊙怎樣做都沒用。
⊙我早就知道會出問題。
⊙我無能為力。
⊙這只是遲早的事。

幼童出現以上任何一種反應時，會以為這種反應很正常。他們會把自己對現實的觀點傳達給大腦，大腦則會配合演出，把現實變成心智想看的畫面。幼童幾乎無法掌控自己的生命，他們又小又脆弱，因此缺乏愛心的家長可能會製造出上述反應，進而導致嚴重的家庭悲劇，例如死亡。但是當成年人出現這些反應時，通常是現在受到過往的侵害。

3 **憂鬱成習慣**：一旦你製造出一個憂鬱反應，當你面對來自外在世界的新壓力時，原先的這個反應會強化下一個反應。被初戀男友拋棄，你自然會害怕第二個男友也會棄你而去。有些人可以處理這種恐懼，但是有些人的恐懼卻越滾越大。她們沒有勇氣去找第二個更體貼忠實的男友，而是把責怪與恐懼都轉向自己的內在，並持續做出發自內在的憂鬱反應，久而久之，這些反應就會變成習慣。

改變過去

當憂鬱成了習慣，就不再需要任何外在觸媒。憂鬱症患者對自己的憂鬱感到憂鬱，一切似乎都蒙上了灰色的薄膜，完全樂觀不起來。這種被打敗的狀態，代表大腦已經形成了固定的路徑。當憂鬱反應被內化之後，就像悶燒的煤炭一樣，稍微攪動就會燃起熊熊火焰。就算是爆胎或支票跳票等小事件，也沒有「這件事該不該煩心」的思考空間。

憂鬱反應已然建立，連好消息也會讓憂鬱症患者感到悲傷，他們總是在等待難以避免的壞事發生，因為他們被困在憂鬱的習慣裡。大腦失衡的原因可以追溯到心智活動，憂鬱症患者的大腦掃描似乎符合兩者之間的關聯。在治療過程中暢談憂鬱症病況的患者，大腦中亮起的部位跟抗憂鬱藥物發揮正面作用時一樣。說話，就是一種行為。

如果行為能幫你擺脫憂鬱症，我們可以合理地假設，行為也可以讓你走入憂鬱症（目前我們暫且不談生理因素，或是醫學上所說的器質性病因所導致的憂鬱症，例如疾病、老年失智、不良飲食與環境毒素等等。只要修正生理因素，通常憂鬱症就會自動消失）。既然這個說法聽起來合理，那麼關鍵就在於如何避免憂鬱反應，以及如何逆轉已經出現的憂鬱反應。我們可以利用剛才討論過的三種憂鬱症成因，思考一下如何預防與治療。

外在事件

「你有看新聞嗎？我對世界的現況深感憂鬱。」

外在事件會讓我們憂鬱，但事實上，它們在造成憂鬱症的原因中力道最弱。如果你很容易陷入憂鬱反應，失業可能會讓你感到憂鬱；但如果你不是這樣的人，失業也可能會讓你變得更堅強。壞事難免會發生，但是有些因素會讓壞事變得更糟糕：

⊙ 反覆出現的壓力。
⊙ 難以預測的壓力。
⊙ 無法掌控的壓力。

想像一個施暴成癮的家暴丈夫，他已經打老婆好多次了，老婆無法預測他何時會突然發怒，也無法拿出堅強的意志和力量離開他。這樣的女人很容易罹患憂鬱症，因為她具備了重大壓力的三個因素：重複發生、難以預測且無法掌控。

如果她持續處在這樣的情境下，身心系統將會開始停止作用。這是輕微電擊老鼠的實驗所觀察到的結果：研究人員以隨機的相隔時間重複電擊老鼠，而且沒有提供逃避的方式。這種電擊不會造成傷害，但是老鼠很快就放棄掙扎，行動也變得遲鈍而無助，最後走向死亡。換句話說，牠們被誘發的憂鬱症極度嚴重，徹底摧毀了生存意志。

這對於想避免憂鬱症的你來說，代表了什麼意義？

首先，不要再讓自己接觸反覆發生的壓力，例如惡劣的上司、施暴的丈夫或任何一種日漸增強的壓力。其次，避開難以預測的壓力。沒錯，人生無常，但是我們能接受的未知還是有限度的。一個動輒暴怒的上司，令人無法承受。隨時會被顧客責罵或摔門的業務工作，很多人做不來；可能會外遇的配偶，則是另一種難以預測的壓力。

相反的，你應該增加可預測的日常行為來對抗壓力，比如安穩的睡眠、定期運動、穩定的關係，以及可依賴的工作。固定習慣不只在大方向對你有好處，也可以訓練大腦正向思考來避免憂鬱。

沒有情緒疾病的人碰到問題，有能力想清楚哪些問題該解決、哪些問題該忍受，而哪些問題應該敬而遠之。但對感到無助與絕望的憂鬱症患者來說，一旦碰到壓力通常會很消極。因為看不到解決壓力的有效方法，所以他們不願做出可能有用的關鍵決定，於是什麼決定也不做，當然也無法解決問題。

如果你知道自己有憂鬱症傾向，必須更快速且直接地處理問題，因為拖得越久，憂鬱反應就越有機會盤根錯節。我指的是一般情況下的壓力，例如工作上的潛在衝突、青少年回家超過門禁時間，或伴侶沒有完成自己分配到的家事等。憂鬱症會使你對這些微小的觸發事件過度敏感，讓你感到無助而放棄。但是如果你能在這個階段出現前及早採取行動，就會有足夠的空間處理日常壓力，也會有足夠的能量執行決定。學習如何快速做決定，忽略那些叫你不要興風作浪的細小聲音。你並不是在興風作浪，而是在憂鬱反應出現之前攔截它。

憂鬱反應

細微難察的憂鬱症成因，比外在壓力更難解決。

如果你不想太胖，一開始就避免發胖要比減肥容易得多。憂鬱症也是同樣的道理。學會正確回應壓力，比矯正錯誤的反應要簡單得多。正確的反應與高彈性的情緒處理有關，能讓你釋放壓力，而不是把壓力留住。想要消除錯誤反應，你必須重新訓練大腦。既然有人能成功減重，被訓練出憂鬱反應的大腦當然也可以重新接受訓練。

我們都有將失敗或慘劇歸咎於自己的自我挫敗反應（self-defeating responses），我們不喜歡這些反應給我們的影響；而用更好的反應來取代，需要時間與努力。以憂鬱症來說，患者改變自我挫敗的信念有助於復原，這是目前已獲得認可的做法。信念像軟體程式一樣重複著同樣的指令，只是信念更加狡詐，會隨著每一次重複越鑽越深。

以下是憂鬱時會自動出現的幾個根深柢固的反應，你可以試著用替代信念來反制：

1 **都是我的錯**。其實，你可以這麼想：在尚未判斷錯在哪裡之前，這不是我的錯，也不是任何人的錯，也許根本沒人有錯。也可以這麼想：或許怪罪沒有任何好處，我們應該把焦點放在如何解決。

2 **我不夠好**。其實，你可以這麼想：我很棒，我不需要跟別人比較；這不是誰好誰壞的問題；「夠不夠好」是相對的；我明天會變得更好，我正在慢慢進步中。

3 **怎麼做都沒用**。其實，你可以這麼想：我一定會想出辦法；船到橋頭自然直；我可以請求幫助；如果這種方法沒用，一定還有別的方法；悲觀無法幫我找到解決之道。

4 **我就知道事情會出錯**。其實，你可以這麼想：不，我一點也不知道；我只是擔心會這樣，但事情會過去的；只有在對未來有幫助時，才值得去回顧過去。

5 **我束手無策**。其實，你可以這麼想：我可以想辦法解決；我可以找人來解決；我永遠可以選擇離開；我必須把情況了解得更透澈；認輸對改善情況毫無幫助。

6 **這只是遲早的事**。其實，你可以這麼想：我不相信宿命論，這事無法預測；事情總會過去；不會天天下雨；相信宿命，等於剝奪了我的選擇權。

當然並非所有的替代信念都能次次見效，你必須懂得變通。憂鬱反應的陰險手法，是用同一把刷子去粉刷所有的情緒。修理車子的變速箱讓你感到無助（誰不是呢？），但是早上起床時也有同樣的無助感，這是憂鬱症的徵兆。想要學會變通，對付憂鬱反應時，你必須以其人之道還治其人之身。

怎麼做呢？如果你的自動反應總是與傷心、無助和絕望有關，拒絕接受這樣的反應。給自己一分鐘時間，深呼吸，再看看我們列出的替代反應。從裡面選一個對你有用的反應。這需要時間與努力，但是絕對值得。學習新反應會產生出新的神經路徑，也會打開新的門。什麼樣的門？當你憂鬱時，很容易感到孤單、寂寞、冷漠、懶散、消極、不願意改變，而這些新的門會有完全相反的效果。使用新的回應方式能幫你抗拒來自陳舊信念的誘惑，你不再感到孤單，因為你會發現其他人對你有幫助；你不再感到消極，因為你會發現自己做主對你有好處。

另一個策略，是把看似強大無比的憂鬱反應切成可以處理的片段。最好的做法是一次跨出一步，選擇你覺得自己可以處理的片段。惰性是憂鬱症最好的朋友。在你做正面的事情之前，一定有障礙需要跨越。不要讓小小的障礙，變成喜馬拉雅山。

就算是強迫自己跨越最小的障礙，也會鼓勵你的大腦用新模式取代舊模式。當你接受來自源頭（真實的你）的新刺激時，你正在擴展自己的覺察力，這就是真實的你。躲在憂鬱症面具後面的，是與固定反應有關的行為，而你的核心自我（core self）可以主導這個療癒的過程。簡而言之，單靠你自己就有足夠的療癒能力。憂鬱症製造出你的能力已被完全剝奪的假象，但事實上，一旦你找到開口，就可以一步步找回真實的自己。

憂鬱習慣

假如你曾經跟酗酒的人或任何一種癮君子共同生活過，就會知道他們的行為像鐘擺一樣。清醒或沒有吸毒時誠心懺悔，永遠不想重拾舊習慣。可是一旦面對酒精、毒品、暴飲暴食或怒氣的誘惑，所有的改過意圖立刻煙消雲散。意志力消失，習慣取得掌控權，只有立刻滿足癮頭才是最重要的事。

憂鬱也會上癮，悲傷與絕望成為你的主人。「我沒有辦法」，是癮君子和憂鬱成性的人常掛在嘴邊的話。在許多情況下，「好的我」與「壞的我」會互相角力。在酗酒的人身上，「壞的我」愛喝酒，「好的我」不喝酒；在憂鬱症患者身上，「壞的我」悲傷又絕望，「好的我」開心又樂觀。但事實上，憂鬱的影子無所不在。就算是最快樂的時刻也只是故態復萌的前奏，「壞的我」終究會獲勝，「好的我」只是它的一個卒子。

這是一場贏不了的戰爭，每一次勝利都只是暫時的，鐘擺不斷來回擺盪。既然贏不了，何必掙扎？擊敗任何固定習慣的祕訣就是停止跟自己對抗，找到一個和平的內在空間。用心靈上的術語來說，那個空間就是真實的自我。

禪修，可以打開通往真實自我的道路，全世界的傳統宗教都主張人人都能找到安詳、平和、寧靜、喜悅以及對生命的崇敬。當人們皺著眉頭說他們不相信禪修的力量時，我的回答是：他們一定不相信大腦的力量。因為四十年來的大腦研究，已經證實大腦會因為禪修而改變，還有更新的證據顯示基因也會隨著禪修而改善：正確的基因被打開，而錯誤的基因被關掉。

想要挑戰憂鬱反應，光是求諸內在是不夠的。你必須啟動真實的自我，把它帶到現實世界裡來。在你能證明新反應與新信念的效果之前，舊反應與舊信念依然會穩固地占據你的意識。你對它們非常熟悉，它們也知道怎樣回來最快。因此，戒除憂鬱習慣必須內外配合，方法如下。

內在功課：改變你的想法與感受

⊙禪修。
⊙檢視自己的負面信念。
⊙抗拒面對挑戰時的自我挫敗反應。
⊙學習增益人生的新反應。
⊙提高生命的視野並加以遵循。
⊙辨識出自我批判，並向它說不。
⊙別再相信恐懼沒有什麼，你不可小覷恐懼的力量。
⊙不要誤把情緒當成真實。

外在功課：改變你的行為

⊙減少會產生壓力的情況。

⊙找到讓自己有成就感的工作。
⊙遠離會讓你更憂鬱的人。
⊙找到接近你心目中典範的人。
⊙無私付出時間與精神，慷慨給予關心。
⊙有良好的睡眠習慣，每日輕度運動。
⊙把注意力放在人際關係上，而不是吃喝玩樂或無止盡的購物。
⊙找個成熟、情緒健康的人來重新教育自己，這些人懂得愛也懂得包容，而且不會任意批判。

求助醫療體系的憂鬱症患者很多，但是有多少人正朝向復原邁進？多數人都把希望放在藥物治療上，再不然就是陷入疲憊的放棄狀態。對某些病患來說，藥物確實可以緩解症狀，但是目前的研究已經證實，對輕度到中度的憂鬱症患者來說，抗憂鬱藥物的作用跟安慰劑差不多（平均只有三成的患者有改善）。隨著憂鬱症的程度加深，藥物效果越顯著。

剛才討論的三要素：外在事件、憂鬱反應及憂鬱習慣，提供了一個全新的方法。它們會給你力量，讓你可以逆轉形成憂鬱症的情況。我們的意思不是憂鬱症的原因已經找到了，畢竟憂鬱症與生活的其他面向都息息相關。正因如此，你必須改變生活裡的許多面向，而且一定要有意識地去改變。

有時擺脫憂鬱症沒有那麼難，比如逃離一個糟糕的工作，或是一段痛苦的婚姻，直截了當。有時憂鬱症就像一層迷霧，令人難以掌握，但是迷霧終究會消散。最好的消息是，真正的你從來不會感到憂鬱。只要你踏上尋找真實自我的道路，你的成就將遠遠超過治癒憂鬱症。你將會走入光明，用全新的方式看待人生。

第二部

創造實相世界

控制心與腦的連結，就能改變一切。

擺脫大腦的自動駕駛模式，主動出擊，美夢就能成真。

4 你的大腦，你的世界

你的願景決定了你的人生方向，但首先它必須啟動大腦，然後才會有行動、各種可能性、機會、好運氣，以及實現夢想所需要的一切因素。這個過程，就是「創造實相」。

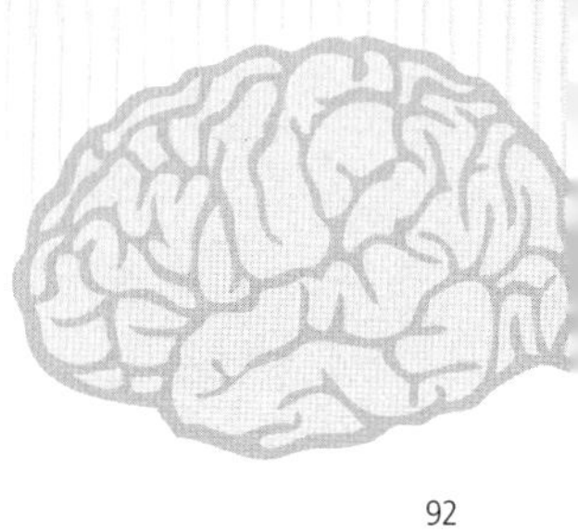

當你閱讀本書的時候，你會發現心智、大腦與身體其實密不可分。生命是一個連續的過程，你把過程掌控得越深入，距離超級大腦的目標就越接近。像魯道夫這樣的研究者在觀察神經可塑性的數據時，可能會對大腦創造新路徑的方式感到驚奇。但是更令人驚奇的，是心智可以創造物質。

這件事正在大腦中發生，而且一秒鐘發生數千次。無論是贏樂透時的興奮感，或是詩人布朗寧（Robert Browning）在聽見歌鶇婉轉啼聲後所感受到的「美妙而無憂無慮的狂喜」，這些經驗都需要靠大腦找到相呼應的生理反應。狂喜需要腦部自然產生的化學物質，就像每個念頭、感受與感官覺知一樣。神經科學已證實了這一點。

我們想要告訴你的是，如何獲得真正的掌控能力，因為「大腦」與「心智」的關係不是前者待在顱腔裡，而後者自由自在地流動。這樣的差異性是人為的，而且會引起誤解。心智與大腦是一體的，而超級大腦的誕生取決於一個控制開關，而你要學的是如何操作這個開關。

真正的力量存在於覺察力那微妙的世界裡。上台領取奧斯卡獎的人通常會說：「這是美夢成真！」夢想很微妙卻充滿了力量。你的願景決定了你的人生方向，但首先它必須啟動大腦，然後才會有行動、各種可能性、機會、好運氣，以及實現夢想所需要的一切因素。我們稱這個過程為「創造實相」。

這是一個持續不斷的過程，雖然科學很關注大腦的產物：突觸、電位與神經化學物質，但這些都只是表面的陳述。現實，來自一個更微妙且無形的層次。

那麼，你如何控制現實的創造呢？以下是一些相關的遊戲規則：

創造實相的規則

- ⊙ 你不是你的大腦。
- ⊙ 你創造出你所看到與感受到的世界。
- ⊙ 感官覺知不是被動的。你不是單純地在接收一個已然定型的既成現實，你更是在形塑它。
- ⊙ 自我覺察力會改變你的認知。
- ⊙ 覺察力越強，你掌控現實的能力就越強。
- ⊙ 覺察力有能力轉變你的世界。
- ⊙ 你的心智與宇宙的創造力是在非常微妙的層次上融合在一起。

我們將會一一說明這些規則。創造實相是一種自然而不費力的過程，卻神奇得令人難以相信。當你在心眼中在某處看見了一朵玫瑰，宇宙也在同一處創造了一顆星星。讓我們告訴你這句不可思議的描述為什麼千真萬確。

你不是你的大腦，你是大腦的主人

創造實相的第一個原則，就是「你不是你的大腦」。我們已經知道，對憂鬱症患者來說，了解這一點至關緊要（其實這對任何一種情感疾患的病人都很重要，例如焦慮症）。當你重感冒時，再怎麼難受你也不會說「我是感冒（I am a cold.）」，你說的是「我得了感冒（I have a cold.）」。但是，憂鬱症患者不會說「我得了憂鬱（I have depression.）」，而是「我很憂鬱（I am depressed.）」。對很多感到憂鬱和焦慮的人來說，「我很」二字變得極為強烈。當你認為自己很憂鬱時，世界會反應出你的感受。你不會因為看見檸檬，就以為自己是黃色的，憂鬱症也同理可證。心智利用大腦創造出了黃色，就像它創造出憂鬱症一樣。從生理學角度來說，心與腦存在著緊密的連結，若你能控制這個連結，就能改變一切。

如果是大腦決定你的身分，「我是一顆黃色檸檬」和「我很憂鬱」，這兩句話同樣合理。那麼，我們要如何分辨兩者之間的差異呢？為什麼你知道自己不是一顆黃色檸檬，但是憂鬱症患者卻痛苦得想要自殺呢？有一部分的差異來自情緒，在此可用生物學來解釋。海馬迴與杏仁核關聯密切，負責管理情緒記憶與恐懼反應。在人類受試者接受功能性核磁共振造影時（fMRI，即時觀察腦部活動的掃描方式），讓他們看恐怖的臉孔，造影結果顯示杏仁核會像耶誕樹一樣閃閃發光。恐懼反應湧入高等腦，高等腦會花一點時間才知道無需對這些可怕的照片感到恐懼。失控的恐懼，就算沒有實際根據，也可能會造成長期的焦慮與憂鬱。

增加神經細胞可以抵銷這種作用。最近的研究指出，海馬迴裡新生的神經細胞能夠抑制杏仁核所誘發的負面情緒。舒緩壓力的活動，例如運動與學習新事物，都會促進神經細胞的生成，並形成新的突觸與神經電路。像這樣的神經可塑性，可以直接調節情緒、預防憂鬱，因此成年人的海馬迴產生新的神經細胞，有助於解決神經化學物質失衡所造成的情感疾患，例如憂鬱症。

在神經科學方面，這還是一個新觀念，但在現實生活中有許多人早已發現慢跑可以讓心情變好。有些研究指出百憂解等抗憂鬱藥物，有部分作用也會促進海馬迴的神經生成（也就是製造新的神經細胞）。

聰明的讀者會說，我們好像在自打嘴巴。如果百憂解會讓心情變好，那麼吃藥刺激大腦出現正面反應有什麼不對？

首先是，藥物無法治癒情感疾患，只能減輕症狀。一旦病人停止服用抗憂鬱藥物或鎮定劑，被壓抑的情感疾患就會復發。其次，所有藥物都有副作用。第三點，藥物的療效會隨著時間減退，所以劑量必須逐漸增加才能達到原本的效果。最後，有研究指出抗憂鬱藥物的療效沒有製造商宣稱得那麼神奇，而且多數的憂鬱症患者透過心理治療也能達到同樣療效。我們的文化把藥丸當法寶，但事實上，聊天談話也可以治療憂鬱症。

實相會隨著大腦的改變而改變。憂鬱症患者不只活在悲傷的情緒裡，也活在一個悲傷的世界裡。陽光染上一層灰色，所有顏色不再明亮；而沒有情感疾患的人，眼中的世界會更生動。紅燈是紅色的，因為大腦說它是紅色的，但在色盲者眼中，紅燈卻是灰色的。糖是甜的，因為大腦說它是甜的，但是對失去味覺的人來說，糖一點也不甜。此外，還有其他更微妙的特質在發揮作用。如果糖會讓你想起你是個糖尿病患者，你對糖的滋味裡會添加個人情緒；如果紅燈讓你想起過去不愉快的車禍經驗，你也會對紅燈添加情緒。

事實上，你所見到的所有現象都是個人化的，外在世界的每一種特質都是由你所創造出來的。你的大腦不是創造者，它只是一個翻譯工具，真正的創造者是心智。

我們需要拿出更多證據，才能說服你現實是由你自己所創造。這是因為世人不知道心智如何與「外面的」世界互動，所以難免心存懷疑。

一切的關鍵，在於神經系統的經驗。人類沒有翅膀，因此無法體會蜂鳥的經驗。蜂鳥的大腦調節出每秒八十下的振翅速度，以及每分鐘超過一千下的心跳，人類無法體會這樣的經驗，你只能看著鳥類世界紀錄大呼驚奇。

為了探索現實世界，神經系統必須隨時監控新的經驗，同時控制身體的其他部位。水鳥天生就會潛水，帝王企鵝可以潛入一五八四呎的深海，德國的遊隼是俯衝速度的紀錄保持者……，鳥類的生理結構可以達到這些極限，關鍵在於牠們的神經系統，而不是翅膀或心臟。鳥類的腦，創造出飛行的實相。

這個論點可以進一步用來了解人類的大腦，因為我們的心智擁有自由意志，而鳥類的覺識（姑且稱之）純粹依靠本能運作。對人類來說，在現實創造上大躍進是有可能的。

但是我們要先指出狄帕克特別強調的一件事：說大腦「創造」念頭、經驗或感覺是不正確的，就像我們不會說收音機創造了莫札特。大腦的角色就像收音機裡的電晶體，它提供了一個傳遞思想的生理結構，就像收音機能讓你聽見音樂一樣。當你看見一朵玫瑰、聞到它的香氣、輕撫它絲絨般的花瓣時，大腦中會出現有關玫瑰的各種關聯，透過fMRI可以觀察到這一切。但是你的大腦並沒有看見、聞到或摸到玫瑰。這些都是經驗，而且是只有你才會有的經驗。這一點很重要，你不只是你的大腦。

一九三〇年代有一位腦外科醫學先驅叫潘菲爾（Wilder Penfield），他發現用微弱電力電擊大腦的運動皮質區會使肌肉動起來（後來大量研究以這個結果為基礎開枝散葉，比如電擊記憶中樞能看見清晰的記憶，電擊情緒中樞可以觸發各種感情）。不過，潘菲爾後來發現心智與大腦這兩者的區別才是關鍵。

潘菲爾刺激運動皮質區的局部區域，使病患的手臂突然舉了起來。他問病患發生了什麼事，病患說：「我的手臂舉起來了。」然後潘菲爾請病患舉起另一隻手臂，再問他發生了什麼事，病患會說：「我舉起手臂了。」透過這個簡單又直接的實驗，潘菲爾展示了一個大家都知道的事情：手臂舉起來，跟自己舉起手臂兩者大不同：想要舉起手臂的行動來自心智，而不自覺舉起手臂則來自大腦受到觸發。

這個差異聽起來也許有點雞蛋裡挑骨頭，但是非常重要。對大腦下命令的心智才是真正的創造者，就像收音機播放的音樂是由莫札特創造的一樣。你並非被動地接受外面世界的一切，而是扮演主動創造的角色。如此一來，你才能真正地開始學習創造實相。

創造力是創造新事物的基礎。畢卡索經常把左右臉畫在同一側，與人臉一點都不像，因此有些人認為畢卡索畫錯了。還有個笑話說，有個一年級老師帶學生去現代美術館參觀，他們站在一幅抽象畫前面，老師說：「這應該是一匹馬。」站在最後面的小男生大聲說：「那牠為什麼不像馬？」

抽象畫「犯錯」是為了創造新事物，而畢卡索用全新的方式觀察人臉。因為認知可以不斷地適應新環境，如果你能給畢卡索一個機會，這樣的你也許能扭曲自己的視覺，用非比尋常的方式觀察人臉。出現不安的情緒時，你可能會哈哈大笑或緊張發抖，或覺得畢卡索的抽象風格很美。新的方式刺激你，而你會成為它的一部分。大腦允許每個人創造新事物。如果大腦是一台電腦，它會儲存資訊、用不同的方式整理資訊，並且用飛快的速度加以計算。

但創造力不僅於此。創造力把生活中的原料變成全新的面貌，而且是前所未見的面貌。如果你連續五天晚餐都吃微波食品，你可能會覺得很膩、會抱怨、會懷疑生活為什麼一成不變。但是，你也可以選擇改變。此時此刻你正在拼湊自己的世界，就像玩拼圖一樣，每片拼圖都由你掌控。

創新——如何改變你的認知

⊙為自己的經驗負責。
⊙對固定反應心存懷疑，無論是自己的或別人的反應。
⊙挑戰老舊的制約，它會帶出無意識的行為。
⊙注意自己的情緒與情緒從哪裡來。
⊙檢視你的核心信念。把它們攤在陽光下看清楚，丟棄會讓你卡住的信念。
⊙問問自己排斥現實的哪個部分。隨時徵詢周遭人的觀點，並尊重對方對當下情況的理解。
⊙發揮同理心，透過別人的觀點來體驗世界。

這些要點都以自我覺察為中心。在你做任何事的時候：吃早餐、做愛、思考宇宙、創作流行歌曲……，你的心智只可能處於以下三種狀態的其中一種：無意識的、有覺察的與有自我覺察的。處於無意識時，心智是被動接收來自外在世界源源不絕的資訊，反應最小且毫無創造力。處於覺察狀態時，你會注意到來自外在世界的輸入資訊，你會挑選、決定、分類、處理，選擇接受和拒絕哪些資訊。處於自我覺察狀態時，你會反省你在做什麼，問自己：「這對我有何意義？」這三種狀態無時無刻都同時存在。我們不知道蜂鳥是否也如此，當心跳每分鐘超過一千下時，牠會不會想：「我累嗎？」這是一個出於自我覺察的問題。或是牠會想：「我的心臟真的跳得非常非常快嗎？」這是一個單純的覺察問題。在不知道答案的情況下，我們暫且假設蜂鳥沒有自我覺察力，甚至沒有覺察力。牠的一生可能都在無意識的狀態中度過。

無意識的、有覺察的及有自我覺察的

人類處於這三種狀態中，你可以在任何時刻決定由哪一種狀態主導。超級大腦的關鍵在於減少無意識的狀態，增加覺察與自我覺察的狀態。請思考一下剛才那張清單的第四項：注意自己的情緒與情緒從哪裡來。前半句與覺察有關，後半句則與自我覺察有關。「我很生氣」是出於覺察的一個想法，而暴怒是無意識的。這就是何以我們可以容忍發生車禍的人在車禍現場暴跳如雷，不會把他們的氣話當真，會等他們平息怒氣、冷靜下來之後再說。有些國家的法律會原諒無意識的犯罪行為，對所謂的衝動型犯罪給予寬貸。如果你的妻子與另一名男子被你抓姦在床，你一氣之下把對方勒斃了，這是一種缺乏覺察的無意識行為。

覺察固然好，但自我覺察更棒。「我很生氣」最多只能讓你做到控制憤怒，而知道自己的憤怒來自何處是一種自我覺察。你能藉此了解自己的行為模式，自我覺察會考量過去的發怒經驗並沒有帶來好結果：或許你的另一半因此離開你，或是有人報了警。一旦自我覺察開始運作，現實就會轉變。一旦你開始取得掌控權，轉變的力量就會開始出現。

動物世界的確存在著覺察力。大象會聚在死掉的象寶寶旁邊，牠們駐足停留，緊緊挨著失去寶寶的母親，甚至一年後還會回到同一個地點。如果人類之外的動物也具備同理心，那麼大象顯然會對彼此感同身受。就我們所知，從墨西哥飛行數千英里到明尼蘇達州的小小蜂鳥，可能很清楚應該飛哪一條路線，方法包括觀察路標、星星的移動，甚至是地球的磁場。

但是自我覺察只會源於自己（不過自我覺察並非人類專屬。當狗狗在地毯上撒尿挨罵時，會露出羞愧的模樣，這也是一種自我覺察的反應）。我們都會意識到自己處於覺察狀態。換句話說，自我覺察的層次超越了大腦單純的學習與記憶。

化約論神經科學沒能解釋意識如何讓我們區分自己與大腦活動。化約論收集數據、揭開事實，魯道夫在研究時也使用化約論，因為他的主要研究領域是阿茲海默症與相關的基因。但是化約論神經科學沒有解釋，體驗到感覺與想法的到底是誰。覺察與自我覺察之間存在著鴻溝，「我被診斷出阿茲海默症」這句話來自覺察，沒有覺察的人不會注意到自己的記憶出了差錯；而「我很討厭也很害怕自己有阿茲海默症」則源於自我覺察。因此這個疾病的現象涵蓋了三種狀態：無意識的、覺察的與自我覺察的，但是卻無法解釋我們與這三種狀態之間的關係。大腦只是靜靜做著它的工作，這個關係要靠心智來建立。

當然「知道自己處於覺察狀態」，也是因為有大腦才能辨到。以化約論的觀點來說，我們不會說自己知道覺察與自我覺察可能存在大腦地圖裡的哪個位置，它們很可能不會局限在某個特定部位。這個謎團尚未解開。大腦會製造你能認同的感覺與想法，超級大腦卻要你發揮觀察者或目擊者的能力，把自己從大腦傳遞的念頭與感覺中抽離出來。

如果憤怒成癮的人不能退一步觀察自己發作時發生了什麼事，就表示他的憤怒完全失控了。他沒有意識到憤怒來自何處，也不知道如何處理憤怒，除非他能做到某種程度的抽離。在大腦掃描的過程中，大腦皮質的各個中樞會發亮或變暗，這要看受試者能否控制自己的情緒。但是對許多人來說，一想到要從情緒中抽離，就會聯想到枯燥乏味、毫無熱情的人生。

但是，情緒會隨著你的狀態而改變。

無意識：處於無意識狀態時，發號施令的是情緒。情緒隨意出現，任意行動。荷爾蒙受到觸發，通常會造成過多的壓力反應。如果過度沉溺其中，無意識的情緒會導致大腦失衡。高等腦的決定中樞被削弱，恐懼與憤怒的衝動會讓你失控。於是可能會出現毀滅性的行為；情緒性的習慣會被編進固定的神經路徑裡。

覺察：處於覺察狀態時，你能夠說出「我覺得……」；說出這句話，就是讓該種情緒走向平衡的第一步。高等腦提供判斷力，全面觀察情緒。記憶會告訴你這種情緒過去造成的結果是好是壞。隨著高等腦與低等腦的電路增加輸入，一種更完整的狀態會隨之出現。當你不再情緒失控並且可以說出「我覺得……」，就表示你已經完成抽離的第一步了。

自我覺察：當你處於覺察狀態時，你可以成為任何人。但是當你處於自我覺察狀態時，你會變得獨一無二。從「我覺得……」，變成「我對……有什麼看法？」、「這會帶我到什麼地方？」、「這代表什麼意義？」，生氣的人幾乎不需要自我覺察就能在此停止發怒。年復一年斥責下屬的易怒上司當然知道自己在生氣，但是少了自我覺察，他不會知道他對自己和其他人做了什麼。他可能會在某一天下班回家時，才訝然發現妻子已經離家出走。一旦自我覺察開始出現，你可以毫無限制地提出關於自己的問題，問自己有何想法與感受。自我覺察是擴展意識的關鍵，當意識擴展時，生命將擁有無限的可能性。

情緒不是自我覺察的敵人。每一種情緒都是整體的一部分，我們需要情緒來為事件增添意義。情緒會讓記憶留在心中，記住浪漫的初吻比記住那天晚上無鉛汽油的價格要容易得多，因為情緒是一種「膠水」，並不是超然的。但是檢視整體情況時需要超然的心態，這樣才能從情緒中抽離出來（所以不是每個人的初吻都以懷孕收場）。這麼說，聽起來也許會客觀得近乎冷酷，但是超然也有屬於它自己的喜樂。當你的經驗不再那麼充滿情緒性時，你可以超越經驗達到更高境界，發現生命中的一切都充滿意義。

只要注意你的想法與感受，你就能開始創造新路徑：這些新路徑上除了憤怒、恐懼、快樂與好奇之外，也有各種心靈上的感受，例如幸福感、悲憫與美好。創造實相沒有上限。當我們把現實看成是理所當然時，我們真正接受的並不是「外面的」世界，而是我們自己的「內在」限制。

蜘蛛很噁心？你被小我的干擾操控了

如果自我覺察有所謂的「敵人」的話，它的敵人就是小我（ego）。當小我僭越了應有的功能時，就會嚴重壓抑覺察力。小我的功能有多重要，只要觀察一下大腦就知道。在不斷演化的神經網絡中，上千億個神經元重塑上千兆個突觸，於此同時，你的小我讓你以為大腦風平浪靜，其實不然。但是少了這種恆久不變的感覺，你將會暴露在大腦喧鬧狂亂的重塑過程之中，因為大腦隨時都在回應你的每一個經驗，無論清醒、睡覺或作夢（睡著時大腦仍活躍著，不過這些活動大都是未解之謎）。

一旦新的經驗被記錄在大腦中，小我就會將新經驗同化。新經驗一發生，你的經驗檔案室裡又增添了新頁。這間檔案室，從嬰兒期就開始累積歡樂與痛苦、恐懼與渴望等人生經歷。你必須明白大腦的重塑隨時都在產生影響，恆常不變只是小我造成的錯覺。

魯道夫與妻子朵拉在女兒萊拉出生後，決定在萊拉一歲之前絕不讓她獨自哭泣、無人看顧。有些父母對這樣的決定會不以為然，他們說這樣會寵壞寶寶，而魯道夫夫婦也會睡眠不足。但他們還是把這個決定貫徹到底。對萊拉和每一個人來說，嬰兒期是神經網絡奠定基礎的時期。雖然這個過程肉眼看不見，但是人類的世界觀就是這樣逐漸成形的。甚至到了多年後碰到歡樂或痛苦的經驗時，新經驗都會先拿舊經驗比較一番後，才在記憶中找出適當的位置安放。

魯道夫夫婦想為萊拉的大腦建構一個幸福、安全感與包容一切的基礎，而不是不滿、被遺棄和拒絕。當然，這種方法不只是寶寶一哭就馬上照顧這麼簡單。對嬰兒期的寶寶來說，父母就是全世界。隨著萊拉漸漸長大，包容與關愛的世界觀已深植在她心中。世界不是固定不變的，因為我們會把感受到的世界變成自己的世界觀，再形塑成我們眼中的世界。因此，說備受保護的萊拉以後無法面對殘酷現實，這種論調並不成立。她和我們每個人一樣，都會根據自己在腦中建構的想像去面對這個世界。

整合各種經驗的這種功能必須仰賴小我，但是小我很容易過度膨脹，「本位主義」（egotism）就是用來形容極度的自我中心。每個人都會陷入小我的兩難處境。沒有小我，你做不了事；但如果把每件事都個人化，就很容易變成小我的妄想。「我、我的」凌駕於其他考量之上，本位主義者沒有堅強的個人價值觀（小我好的一面），而是只懂得捍衛自己死守不放的偏見與歧視（小我壞的一面）。小我偽裝成自我，但其實覺性才是真正的自我。當你說出「那就不像我了」或「我不想思考這件事」或「這件事與我無關」時，就是把一種經驗阻隔在外；你不願意讓你的覺察力接受新事物，不願意敞開心胸去創造有無限可能的現實。

如此狹隘的心態會導致大腦活動減緩或失衡，這一點從大腦造影就能看得出來。新的經驗等於新的神經網絡，它們能促進大腦重塑，維持大腦的健康。相反的，當人們告訴自己：「我喜怒不形於色」或「我不喜歡想太多」時，等於關閉了大腦的某些部位。而小我會把這些想法合理化來限制個人的覺察，進而限制了大腦活動。

有些男人會認為「我是男人」，所以「情緒不外露」。姑且不論情緒能提供豐富的存在感，這種態度本身就違反了演化論。大腦利用情緒來滿足我們的本能需求，目的是為了保障生存。你必須善用情緒來強化自己對於個人目標的熱情，用理解能力來擬定策略，最後你必須跳出情緒面，才能取得達成目標所需要的冷靜。換句話說，你必須先擁有恐懼和欲望所製造的熱情，再具備與自制和紀律有關的理性思考。以美國著名飛行家查爾斯・林白（Charles Lindbergh）來說，他必須擁有打破紀錄飛越大西洋的動力與熱忱，同時保持足夠的冷靜與客觀才能駕駛飛機。我們，也跟他一樣。

大腦一直處於變動狀態之中，當它接收到指令，要它忽略或改變它本身的自然運作過程時就會失去平衡。限制覺察就等於限制大腦，也把現實僵化成固定模式。

小我的阻礙：限制覺察力的幾個典型想法

⊙我不是會做……的人。
⊙我想待在舒適區裡。
⊙這麼做很丟臉。
⊙我就是不想做，不需要任何理由。
⊙讓別人去做吧。
⊙我很清楚自己的想法，不要改變我的想法。
⊙我知道的比你多。
⊙我不夠好。
⊙做這件事有失身分。
⊙我會長命百歲。

以上有些想法會增加自信，有些則會降低自信；但是所有的想法都在捍衛一個形象。小我真正的功能是幫你打造出一個堅強、有活力的自我（下一章會有更多相關討論），但是當小我在不必要的時候跳出來保護你時，就只是為了遮掩恐懼與缺乏安全感。中年男子突然買了一部紅色跑車，中年女子一發現魚尾紋就花錢整形，都是缺乏安全感的行為。但是捍衛小我的行為比這些更微妙難以察覺，通常連我們自己都沒有發現。如此一來，我們就無法創造現實，反而會強化讓我們有安全感的舊有實相。有些人的安全感來自強烈的自尊，有些人的安全感來自謙遜。你可能會用外在的虛張聲勢來偽裝內在的自卑，或是用羞怯來掩蓋自卑。沒有固定的公式可以遵循，但是如果你迴避某些經驗，就沒有機會知道自己錯過了什麼。

然而，比每一次經驗更重要的，是大腦在接收、傳遞與處理經驗時驚人的敏捷度。就算你拒絕參與，你視而不見的事情依然影響著你，只不過這種影響是無意識的。我們都看過有些人對親近的人過世無動於衷，但哀傷其實仍發揮了影響力，只是外表看不出來而已。就算小我決定「我要無動於衷」，這種看不見的暗潮洶湧也不會就此消失。

創造實相是一條雙向道：你創造實相的同時，實相也在形塑你。你的情緒與思維能力一直都在跳著雙人舞，塑造出你的個性與自我。這些都會讓你更加了解你是誰，以及在某個當下會對生命做出何種回應。

此外，打從你住在子宮裡開始，每一種感官經驗都在生成突觸，突觸組成記憶，為你的神經網絡奠定基礎。那些最早形成的突觸塑造了你，仔細想想你看見蜘蛛時的反應。理論上，你可能會有任何反應，但事實上你會有什麼反應已經刻劃在大腦裡，久而久之就會變成自然反應。「我覺得蜘蛛很噁心」或「我不怕蜘蛛」或「我怕死蜘蛛了」，這些都是你的個人選擇，但是它們也塑造了你。這個過程再自然不過了。但是當小我出手干預，把個人反應當成一種真實時，問題便產生了：「蜘蛛很噁心」、「蜘蛛是無害的」、「蜘蛛很可怕」⋯⋯。這些事實的陳述完全不牢靠，因為它們把個人的主觀評斷當成「客觀的」事實。

現在，你可以用其他字眼來取代「蜘蛛」，例如「天主教徒」、「猶太人」、「阿拉伯人」、「有色人種」、「警察」、「敵人」等等。偏見化為事實陳述（那些人全一個樣），但真正的根源是恐懼、仇恨與防禦心態。雖然小我的影響很微妙難以察覺，但是只要提出幾個簡單的問題就可以反擊它。比如問問你自己：

我為什麼會這麼想？

我真正的動機是什麼？

我是不是一再重複同樣的說法／想法／做法？

質疑自己能讓你持續進步。你可以更新自己的回應，讓自我覺察盡量吸收新訊息。處理更多新訊息能刺激大腦自我更新，而當心智接收到更多來自大腦的回應之後，擴展的程度會超乎你的想像。凡事一固定下來就必定有限制，保持動態才能讓你無限擴大。超級大腦可以把限制完全移除，前進的每一步都會讓你更加接近真實的自我，讓你在自由狀態中創造現實。

超腦的解決方案3：肥胖

用全新的方式使用大腦，這很適合拿來解決肥胖問題。

三分之一的美國人口有肥胖問題，而過胖比例則超過四分之一。除了疾病引發的肥胖之外，這個常見的問題，其實癥結在於我們的選擇。美國人每年平均消耗一五〇磅的糖，每十餐就有一餐吃麥當勞，而且餐點的份量也逐年增加。你會以為這些糟糕透頂的選擇如此明顯，我們肯定會趕緊想辦法改正。但事實恰好相反，就連大量的公共健康警訊也似乎毫無幫助。過胖問題已嚴重到不合理的程度，因為理智完全無法阻擋它。

基礎大腦到底出了什麼差錯？過去認為這屬於道德問題——肥胖是個性脆弱的一種表現，這種想法源自於中世紀把貪食列為七大原罪之一。在他們的觀念裡，許多肥胖的人會怪罪自己缺乏意志力，要是他們能停止自我放縱就好了！他們必須停止用食物處罰自己，進而陷入惡性循環：吃東西會變胖，讓你的自我形象變糟；你覺得自己很可悲，只好吃更多東西來安慰自己。

做決定是一種有意識的行為，但習慣不是。在這個簡單明白的前提下，我們開始從大腦的角度來檢視肥胖問題。大腦裡無意識的部分產生了對食物的需求，可是高等腦並不想要這些食物。暴飲暴食之後悔恨自責，悔恨自責之後又繼續暴飲暴食，這種循環其實也可歸因於生理因素。讓你感受到飽足感的天然荷爾蒙可能受到抑制，或是被讓你想大吃大喝的荷爾蒙擊退。食物本身沒有問題，無論淋上熱焦糖的聖代或二十四盎司的腰肉牛排有多誘人，都不足以讓人上癮。

那麼真正的問題到底在哪裡？答案，大家應該都很熟悉。許多因素都會影響到飲食與健康，而且隨時都有新因素被提出。根據專家說法，肥胖的原因包括：

⊙ 自尊不足。

⊙ 身材形象不佳。

⊙過度肥胖的家族史。
⊙遺傳傾向。
⊙幼兒期養成飲食壞習慣。
⊙不健康的速食，以及使用大量添加物與防腐劑的加工食品。
⊙越來越少攝取全營養食品。
⊙社會對「完美」身材的特定印象是多數人無法達到的。
⊙經常節食，體重卻一直上上下下，導致根深柢固的挫敗感。

這些令人沮喪的情況累積在一起之後，基礎大腦很快就會承受不住，就導致了大家所熟知的挫敗行為模式。全然的挫折感與困惑讓節食計畫連連失敗，失敗則引發了更多的挫折感，也讓你更想尋求各種減肥花招與捷徑：挨餓、習慣與不切實際的幻想形成不合理的壓力，蒙蔽了高等腦的決定能力。

減肥不復胖？好好控制大腦的行為吧

超級大腦要如何改變這些根深柢固的模式？首先，我們必須中止脂肪戰爭。研究顯示，雖然有許多人靠節食減重，但是百分之百都會在兩年後復胖。成功減掉大量體重的人都說，他們有一輩子天天都要對熱量提心吊膽的心理準備。大腦的化學機制在此發揮了作用，當節食的人減掉的體重超越以往時，通常會感受到更強烈的飢餓感。澳洲研究人員認為原因是生理變化。節食成功的人開始復胖時，胃部的腦腸肽（ghrelin）比節食前多出了二〇％，腦腸肽就是所謂的「飢餓荷爾蒙」，會促進食欲。《紐約時報》在二〇一一年十二月的一篇報導說：「依然肥胖的身體會以為它們快要餓死了，所以它們超時工作好把減掉的體重補回來。」大腦透過下視丘調節新陳代謝的設定值，節食似乎也會影響這項功能。恢復正常體重的人每日所需要的熱量，比長年維持理想體重的人少了四百大卡。

為了擺脫挫敗感，肥胖的人需要的不是一顆新的大腦、更好的新陳代謝設定值，或是平衡的荷爾蒙。換句話說，這些因素都不是答案，還有更重要的東西：平衡。

當大腦中與衝動行為有關的區塊被加強，而理性決定的部位被削弱時，就會發生大腦電路失衡的情況。負面模式一再重複也會危害決定機制，因為當你責怪自己或覺得自己很失敗時，低等腦會再次凌駕於大腦皮質之上。選擇讓自己更堅強的行為，有助於恢復心理平衡，例如不再把食物當作情緒慰藉來大吃大喝。一旦平衡恢復了，大腦自然會想要一直保持平衡。這種平衡稱為恆定，是自律神經系統中最強大的機制之一。

大腦的獨特之處，在於它有兩套控制模式。平常以自動駕駛模式處理的流程，如果你想用自己的方式去處理，意志力和欲望就會接手。你想要再吃一塊派或是半夜打開冰箱找東西吃，可是你靠著一股決心抗拒了欲望。這不是意志力，而是抗拒。

無論你抗拒的對象是什麼，它都不會走開，這才是最大的障礙。欲望與對自己有益的做法在你的內心展開拉鋸戰，而失敗的注定是你。在自然狀態下，意志力會與抗拒站在不同邊。你隨心所欲時，演化了數十億年的意志力會支持你。恆定是身體想要的運作方式，每個細胞都為了保持平衡而經過精良的設計（這正是為什麼一個細胞通常只儲存足夠生存數秒的食物，不需要額外的儲量，因為在身體的整體平衡中，每個細胞都能持續獲得滋養）。

超級大腦可以控制大腦的行為。我們的口號是「使用大腦，而不是被大腦使用」。體重問題也包括飲食失調症，一個罹患厭食症的女孩就算站在鏡子前面，看到鏡子裡的人瘦骨嶙峋，在她眼中看來，自己依然「很胖」。身為飲食失調症的患者，進入大腦後方視覺皮質的原始資料如何並不重要，她眼中看到的身材是來自她自己的想像。這種情況也發生在每個人身上，唯一的差別是我們在鏡子裡看見的是符合腦中正常形象的倒影。但是仍有很多人看見不實倒影，儘管他們的身材完全處於正常範圍之內，卻總覺得自己「太胖」。反之，當然也有人拒絕接受事實，不願承認自己增加了太多體重。（《紐約客》雜誌刊登過一幅有趣的漫畫，一位婦人問丈夫：「老實告訴我，我的身體會不會讓我看起來很胖？」）

關鍵是先讓大腦回復平衡，再用它的能力去平衡一切：荷爾蒙、飢餓、渴望與習慣。你的體重存在於你的大腦中，因為你的身體存在於你的大腦中。也就是說，大腦是所有身體功能的來源，而心智是大腦的來源。

你必須用新的方式來跟大腦建立關係，才能擁有超級大腦。多數人都處於失衡狀態，因為他們的大腦擁有很高的適應能力：無論身體發生什麼事，大腦都會產生補償作用。極度肥胖的人與肥胖和平共處，在肥胖所帶來的限制下過正常生活、成家立業、享受美好的戀情。但是他們也有悲慘的一面；失衡帶來更多失衡，形成永無止盡的惡性循環。他們必須停止適應肥胖，把大腦當成問題的解答，而不是問題本身。

正確的減重意識

⊙停止與自己對抗。
⊙不要計算熱量。
⊙別吃減重食品。
⊙把生活中失衡最嚴重的部分（例如情緒、壓力或睡眠）重新恢復平衡。處理讓你失衡的問題。
⊙把到達轉捩點當成要專注的目標。
⊙讓大腦負責恢復生理平衡。

只有在你很渴望按習慣行事的那個當下，才有可能改變習慣。飲食也一樣。當你半夜想吃披薩或偷吃冰淇淋時，發生了什麼事？如果你能回答這個問題，就是改變的好時機。

1 你覺得肚子餓或是需要撫慰情緒

這是兩種基本情況。當你去拿食物時，問問自己處於哪一種情況。

・**肚子餓**：如果是這種情況，進食是自然的身體需求，滿足這項需求，飢餓感就會消失（讓飢餓感消失所需要的食物遠低於吃飽），只要幾百大卡就能滿足短暫的飢餓感。一餐飯的熱量約為六百大卡。

・**撫慰情緒**：如果是這種情況，情緒跟飢餓感同樣真實。但是如果你習慣用吃東西來忽略情緒或掩蓋情緒，請停下來思考你所感受到的情緒是哪一種：

⊙無力感與疲憊
⊙挫折感
⊙壓力
⊙心煩意亂
⊙焦慮
⊙無聊
⊙缺乏安全感
⊙不安
⊙憤怒

一旦你找到了自己的真實情緒，最好能大聲告訴自己：「我現在充滿挫折感。」或「我現在覺得很疲憊。」

2 找出自己的情緒後，就去吃東西吧

不要跟自己對抗。「我不該吃東西」與「我必須吃東西」的內在角力是永無止盡的，這場戰爭要結束，必須有一方占上風。弄清楚自己是真的餓了或是撫慰情緒，然後就放心去吃吧！

3 等待時機

如果你確實遵守在吃東西前先問「我有什麼樣的情緒？」，有一天你一定會等到心智告訴你新答案。「我不需要吃東西」或「我根本不餓，幹嘛吃東西」，你不需要預測這個時刻何時到來，當然也不要強迫它非出現不可。但是你必須做好準備，保持警戒。你會希望自己能夠擺脫習慣，這樣的迫切需求確實存在，只不過現在它暫時沒有你的飲食習慣來得強大。

時機出現時要好好把握，然後就把它拋到腦後。

4 學習更好的處理方式

撫慰情緒只能讓情緒暫時消失，情緒一定還會回頭來找你。你不必用吃東西的方式來處理情緒，還有其他的處理方式；而且一旦你學會其他方式，吃東西的衝動就會減弱，因為你的身體與心智會知道你不是只有一種主要的處理機制。

其他處理技巧包括：

⊙ 勇敢說出自己的感受，不要害怕遭到反彈或責難。
⊙ 找個適當的傾聽對象，最好是具有同理心、沒有偏見、公正超然的人（需要靠你獲得金錢、地位或晉升的人不是適合傾吐的對象）。
⊙ 找一個你信任的人，遵循他的指導。完全靠自己太孤獨，而且容易產生扭曲的觀念。
⊙ 想辦法消除內在的恐懼或憤怒，這兩種基本的負面情緒是任何成癮行爲的源頭。
⊙ 用對待外在生活的認眞態度去對待內在生活。
⊙ 對自己有足夠的信心，就不需要放縱自己。缺乏信心讓你想要放縱自己，引誘你偏離正軌的原因不是食物的香氣。

5 建立新的神經網絡

習慣是依賴大腦網絡的心理老把戲，一旦建立，就會自動做出回應。當一個人對抗暴飲暴食的衝動時，大腦會「記住」暴飲暴食是它該做的事。它會自動並強烈地遵循老習慣。你必須為大腦提供新的方向，也就是建立新的神經網絡。你無法在吃東西的衝動出現時建立新網絡，但是有很多其他時間與方法可以建立新的大腦模式。

沒有人會因為必須撫慰情緒而樂在其中。這種感覺太有挫敗感，讓你想起自己的脆弱。但是情緒本身也不想獲得撫慰，它們要的是滿足。透過與人分享、展現自己最好的一面，可以滿足你的正面情緒（愛、希望、樂觀、欣賞、認同）；而透過釋放，則會滿足負面情緒。你的身心系統把負面情緒視為毒素，而把它們藏起來、轉移、視而不見，或試著克服它們，這些都只會徒勞無功。負面情緒只有離開或留下來兩種，沒有第三種可能。

一旦情緒被滿足時，大腦就會改變並形成新的模式，這就是我們的主要目標。

此外，你也需要停止內在的掙扎、衝突與困惑，因為它們會讓你的好、壞衝動互相角力。這時候禪修就相當有用。禪修為大腦提供一個休息的地方。不必要帶有宗教方面的聯想，這個地方能為大腦提供改變的基礎。禪修時的你不用再去遵循任何習慣、模式或制約。當大腦明白這件事後，就會更加樂於體驗禪修。因此過去的那些衝動將不再出現，反而會出現更多平衡、清明與自由的時刻。

你的大腦必須成為你的盟友。如果不是，它就會一直跟你作對。

一個清明的內在是關鍵。只有當你真的洞澈了，才有可能改變。你沒弄明白的事情會一直跟著你。既然我們不會失去理解的能力，就永遠都有機會改變。

這個解決方案的目標，不在於計算你減去了多少重量。當你訓練大腦辨認出與暴飲暴食有關的情緒、衝動與不滿之處，你遲早會獲得使用大腦的信心，而不是被大腦使用，這是一個重要的轉捩點。你可以輕鬆選擇不要暴飲暴食。你將擁有明確的目標，自然而然地做對自己有好處的事。我們將在本書中多次討論兩個主題：一個是使用大腦而不是成為大腦的奴隸，另一個是不要勉強發展新行為。這兩個主題，是形成超級大腦的關鍵原則。

5

無限升級，你的大腦正在演化

超憶症、超讀症、超多語……，這些讓人瞠目的超級表現，證明了我們為大腦設定的標準實在太低了。身為人類，我們可以把標準提升到超越以往的高度，讓有意識的演化，發展出超級大腦。

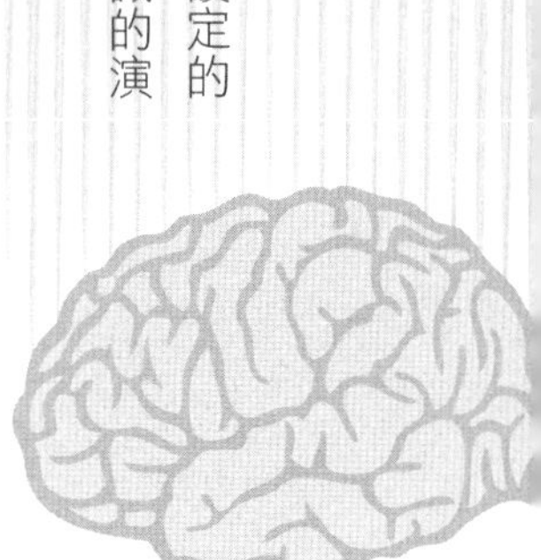

你所做的每一個有利決定，都有助於大腦演化。在某種程度上，這是一個緩慢的過程，從最原始的動物大腦發展成高度精密的人類大腦，必須耗時數億年。從演化論的觀點來看，這是獨一無二的演化過程，必須經過漫長的基因隨機突變才得以完成。但是我們認為：因為人們的選擇會製造出新的神經路徑、突觸與腦細胞，所以人類也會因為個人選擇而進行第二種演化。在人生目標的驅動下，大腦的重塑，有助於達成個人成長。如果你選擇的是不斷成長與進步，代表你正在主導屬於自己的演化。

超級大腦是有意識的演化產物，是生理與心智合而為一。二十歲以前的生理發展是自然的過程，一切都會自動發生，因此你無法選擇讓乳牙脫落，也不用去學習讓視覺聚焦。但是有很多功能，取決於心智與基因的交會。除了極少數的超讀症（hyperlexia，兩歲前就能閱讀）特例，多數孩童在三歲時還無法閱讀，但到了四、五歲，就會對閱讀產生興趣，而且大腦也已經做好了準備。他們發現紙張上面的黑色筆畫具有意義。學習外國語言也有最適年齡，一般會在青少年時期的晚期達到顛峰。

過去神經科學家都相信大腦是穩定不改變的，他們認為學習與演化並不一樣。但是，如果大腦會隨著學習而改變，那麼學習跟演化等於是同義詞。最近有則新聞提到紐約市有個十六歲的高中生提摩西．多納（Timothy Doner），他在二〇〇九年舉行猶太成年禮之後，決定開始學習現代希伯來文。他請了一位家教，課程也進行得很順利。提摩西與家教老師討論以色列政治，因此激發了他學習阿拉伯語的興趣（阿拉伯語被認為是全球前五大最難學習的語言之一），於是他參加了大學的暑期阿拉伯語課程。

報導說：「他說他花了四天學會字母，一週後就能流利閱讀。接著他又學了俄語、義大利語、波斯語、斯瓦希里語、印尼語、印度語、歐吉布威印第安語、普什圖語、土耳其語、豪沙語、庫德語、意第緒語、荷蘭語、克羅埃西亞語跟德語。大部分都是靠自己看文法書籍與iPhone上的字卡軟體學會的。」提摩西把自己說各種語言的影片傳到網路上，很快就吸引了一批國際粉絲。他發現自己是個精通多種語言的多語者（polyglot），超過這個程度就稱為超多語者（hyperpolyglot），這種人可學會數十多種語言。「理查．斯密考特（Richard Simcott）的一支影片啟發了提摩西，他是英國的一位超多語者，他在影片中連續說了十六種語言」。

超多語者這個詞的字頭「超」（hyper）意指「過度」，這個字在本書中經常出現（比如記憶力的「超憶症」、學習外語的「超多語者」），這證明我們為大腦設定的標準實在太低了。其實，我們沒必要覺得卓越的表現不尋常，而用「超」來暗指奇特或甚至錯亂。我們認為人類可以把標準提升到超越以往的高度，有意識的演化可以發展出超級大腦，而超級大腦一點也不奇特、錯亂或異常。遠古時代的人類祖先應該完全看不懂紙張上的黑色筆畫代表什麼，但是這些早期智人的大腦已經演化到足以發展語言及閱讀的程度。他們需要的只是時間，以及出現一個孕育語言的文化。我們跟他們的大腦構造，基本上一模一樣。

對兩個世代以前的人來說，現代生活的複雜程度已是超乎想像了。而未來，又會出現哪些令人驚奇的事物呢？

那是誰的臉？

提摩西只花一個月就能學會一種新語言的基本原則，甚至學會印度語或德語的腔調，這表示只要在最佳時刻訓練大腦，就能使大腦早已具備的技巧突飛猛進。但是大腦早已具備的技巧又是什麼？科學一步一步找出答案，而且幾乎總是在解決醫學問題時發現答案。

其中一個顯著的案例是「臉孔失認症」（prosopagnosia）。頭部曾經受傷的二次大戰返鄉士兵中，有些人無法辨認家人或任何人的長相。他們可以精準描述各種特徵：髮色、眼睛、鼻子的形狀，等他們描述完再問：「你知道這個人是誰嗎？」他們的反應總是困惑地搖搖頭。

起初科學家認為臉孔失認症跟頭部創傷有關，早在十八、十九世紀，醫生就已在病人身上發現這種奇特的心理缺陷。但是在接下來的五十年裡，醫生發現臉孔失認症可能跟體質有關，只有大約二％的人有這種症狀。極端者，甚至連自己的臉都認不得，著名的神經學家奧立佛・薩克斯（Oliver Sacks）曾針對這個主題寫了一本書，他在書中透露自己也有臉孔失認症。有一次他無意中撞上了一個人，後來才發現他正在向鏡中的自己說抱歉。

無論是因為受傷或遺傳，臉孔失認症患者的梭狀迴都有缺陷。梭狀迴位於顳葉，是腦中一個專門處理臉部訊息的部位，與辨認臉孔、身形、顏色和文字有關。奇怪的是，患者通常得花很多年的時間才會發現自己有這種缺陷。他們會用「我不擅長記住長相」為藉口，依賴其他的感官線索來辨認朋友，例如聲音或打扮，而不是真的記住對方的面貌。一位患者說，有一次他最好的同事改變了髮型，結果他卻把她當成陌生人，直接擦身而過。

臉孔失認症似乎已被視為是一個老生常談的病症，可以精準追溯到大腦的一個小小區域。

已有大量證據證實大腦天生就會幫我們辨認臉孔，大腦後方的五個視區會無意識地記錄影像，我們如果想有意識地看見這些影像，視覺訊息就必須傳到前方的大腦皮質。當這條電路無法正常運作，就無法辨認影像（其中有一個視區專門辨認地點，這個視區有缺陷的人可以詳細描述一棟房子，卻無法認出眼前的房子就是自己的家）。

動物已經具有基本的適應能力，演化讓牠們擁有超凡的辨認能力：帶著食物回家餵寶寶的南極企鵝，可以在密密麻麻的數百萬隻企鵝裡直接找到自己的寶寶（一般的解釋是企鵝父母已牢記寶寶的叫聲，但是可能也使用了其他感官）。

但是，也有與臉孔失認症完全相反的情況。有些人有「臉孔超認症」，不過目前針對這種現象的研究還很少見。

有臉孔超認症的人幾乎記得他們看過的每一張臉孔，他們會對路人說：「你還記得我嗎？十年前你在梅西百貨賣過我一雙黑色鞋子。」被攀談的人當然不會記得這件事。這種情況實在太驚人，因此有臉孔超認症的人經常被誤會是跟蹤狂，因為跟蹤是最容易被人接受的解釋。此外，歲月也無法騙過臉孔超認症者，把好萊塢明星七、八年前尚未成名時的照片拿給他們看，他們立刻就能認出照片裡的人是誰。研究人員問其中一位受試者是怎麼辦到的，她聳聳肩說：「對我來說，臉孔變老只是表面上的改變，就像棕髮女子把頭髮染成金色或改變髮型一樣。」八十幾歲的老人儘管皺紋滿面，臉部特徵依然跟三年級的學校大頭照一模一樣。

如果臉孔失認症是一種大腦缺陷，那麼臉孔超認症呢？想回答這個問題，就必須先了解人類如何辨認臉孔。我們不像臉孔失認症患者一樣，必須藉助其他感官線索來彌補缺陷。當你碰到某個年紀的女性，你不需要一一確認對方的眼睛、頭髮、鼻子和嘴巴後才說：「喔，她是我媽媽。」你立刻就能認出她，這是幾乎一出生就具備的能力。好吧，就算母親是特例，也無法解釋這種神祕的稟性。大腦會組成完整的全貌，也就是所謂的完形❶，因此辨認臉孔是一種綜觀的生理能力，而不是拆開來辨認個別特徵。

事實是，光子刺激視網膜細胞後，被傳到視覺皮層的訊息不帶有任何影像。視神經把影像變成沒有形狀與光度的神經訊息，然後神經訊息會經過至少五、六個處理步驟，區分出明暗、偵測輪廓、解讀形狀等等，處理結束時才會完成辨認。但是當你說「喔，她是我媽媽」時，沒人知道你的大腦到底是怎麼認出她的。這六個處理步驟無法解釋這種能力。研究人工智慧的電腦專家試著設計可以辨認臉孔的電腦，做法是輸入各種臉孔模式線索。但目前僅取得一些初步的結果。我們可以毫無困難地辨認出一張臉孔稍微失焦的照片，而同一張照片卻會難倒最聰明的電腦。

不過，如果你把一張臉孔的照片上下顛倒，你一定無法辨認它，無論這張臉孔的主人是你的家人、名人，或甚至是你自己。你可以打開任何一本雜誌自己做個實驗，把雜誌上下顛倒，那些名人的臉孔就會變成無法解開的謎題。但是電腦的臉孔辨識系統卻不會受此限制，不管正反它都能輕易辨認。

為什麼演化會讓人類擁有臉孔超認症的潛力，卻不讓我們有能力辨認上下顛倒的臉孔呢？我們的答案不只與大腦有關。我們認為心智不需要辨認上下顛倒的臉孔，因此大腦從未發展過這種能力。演化論者一定會覺得這個答案很荒謬。

從嚴格的演化論觀點來說，心智、演化的引導或意志，都是不存在的，所以一切都來自基因的隨機突變。從事基因研究的魯道夫居然願意把心智納入考量，這一點實在很不容易。他相信大腦的成長與發展，和心智是相輔相成的。心—腦連結的快速變化圖，就是證據。如果神經可塑性證實了行為與生活形態可以改變大腦，那麼用「演化」來形容這個過程並不誇張。隨著人類的演化，大腦和基因也會慢慢出現變異。

人類的發展包括先天與後天兩個因素。在某些情況下，先天因素的影響力比較強，比如有些音樂天才兩歲就會彈奏巴哈的《賦格曲》，但是後天的學習也能讓人學會音樂。主張個人傾向全部來自基因遺傳的陣營，只看到片面的真相；而認為天賦不重要的敵對陣營，宣稱只要經過一萬個小時的練習就能複製天才的能力，這種說法也只對了一半。

讓我們回頭看看沉迷於學習數十種語言的多語者。人類必須仰賴基因與一些定義模糊的能力（例如智力與專注力），才能學會新語言。但是後天因素，例如練習，也是訓練大腦學習新技術的必要條件。那麼耐心、熱情或甚至興趣等必要條件，應該歸類為先天因素或後天因素呢？每年在愛荷華州博覽會用奶油雕刻乳牛，這是基因的影響嗎——人類發展出非常特定、甚至非常怪異的各種興趣。

更神祕的是遭受損傷或生病的大腦，表現竟然可以超越健康的大腦。這種案例稱為學者症候群（savant syndrome），現在已被視為一種自閉症類型，不過有時也與右顳葉受傷有關。學者症候群患者過去被稱為「白癡學者」，他們缺乏簡單的日常生活能力，但是具備其他的超凡能力。例如，就算從未上過鋼琴課，音樂學者症候群的患者可以彈奏只聽過一次的樂曲，包括非常複雜的古典樂。日曆學者症候群患者可以立刻說出任何一個日期是禮拜幾，甚至是西元三三二三年一月二十三日。

此外，還有語言學者症候群。有個男孩生活無法自理，獨自一人上街就會迷路，但他自學外語，直到一次校外教學時才被發現他的語言天分。當時男孩迷路了，找到男孩時，他正冷靜地為兩個陌生人翻譯，其中一個說中文，另一位說的是芬蘭語。中文、芬蘭語和阿拉伯語，是全球公認學習難度最高的語言之三。更令人驚訝的是，男孩在學習中文的過程中，一直都把中文課本拿反了。

❶ 完形（Gestalt）的原意是形狀、圖形，源自一群研究知覺的德國心理學家，他們發現，人類對事物的知覺並非根據此事物的各個分離片段，而是以一個有意義的整體為單位。

諸如此類的奇特案例看似驚人，但是演化對每個人都一視同仁。大腦是最獨特的器官，因為它隨時都在進行量身打造的演化。以大腦的生理機能來說，一個學習閱讀的五歲孩童正在演化，他建立新的路徑，把鵝媽媽童謠裡的文字給予具像化。成年人學習管理憤怒、開飛機或培養同情心時，他的大腦也在演化。

改變能創造出無限的可能性，也充分展現了演化的作用。

本能、情緒、智能及直覺，一分為四的大腦

目前的科學觀念傾向認為是大腦控制了心智。神經科學會把「我改變了心意（I changed my mind.）」跟「我改變了想法（I changed my brain.）」當成同一件事，但是大腦不具有意志或意圖，心智才有。

儘管高等腦負責做選擇及決定，但大腦一樣不具有自由意志。神經科學試著簡化一切，用大腦解釋了所有的人類行為，甚至還有期刊文章以「陷入愛河的大腦」與「神經元裡的上帝」為題，以謬誤的論點主張愛與信仰皆來自大腦。

我們認為這種觀念並不正確。比如說，當你聽到收音機裡的靜電噪音時，你會說「收音機的聲音怪怪的」，而不會說「貝多芬的音樂怪怪的」。因為你很清楚心智（貝多芬）不同於把心智帶入實體世界的接收器（收音機）。神經科學家都是聰明又優秀的人，他們為什麼沒能看出如此基本的差異呢？

其中一大原因是唯物主義，現今的世界觀主張一切動機都是具體有形的。心智不是具體有形的，如果把心智擺一旁，就能夠以全然具體的觀點來研究大腦。我們希望可以讓讀者相信，大腦的存在目的就是充當心智的工具；但是我們也必須承認，透過基因所進行的演化構成了大

腦，給了人類一個分區清楚的接收工具。我們的主旨是：你可以引導自己的演化方向，但是我們不能抹煞已經發生過的演化結果。

為了簡單說明，我們把大腦功能分成以下四個演化期，分別形成了大腦的四大區塊：

1. 本能（Instinctive）
2. 情緒（Emotional）
3. 智能（Intellectual）
4. 直覺（Intuitive）

蘇布拉慕尼亞斯瓦米宗師（Satguru Sivaya Subramuniyaswami）在著作《與濕婆融為一體》（*Merging with Siva*）中說，這四大區塊是心智運作的四種方式，這本書讓魯道夫印象深刻並大受啟發，當時他正要開始探索心智的古代傳統與現代大腦研究之間的關聯。

在人類的演化過程中，大腦的本能區出現得最早（也就是所謂的爬蟲腦，數億年來未曾演化），接著出現的是負責各種情緒的區塊（邊緣系統），然後是最近才剛被發現能發揮高階思考功能的區塊（大腦新皮質，最早在哺乳動物身上發現，沒有任何先例）。人類的大腦皮質有九〇%由新皮質構成。

一九六〇年代，美國神經生理學家馬克林（Paul D. MacLean）率先提出「三重腦理論」❷。在還沒有人成功找到大腦結構中專司直覺的區塊之前，許多神經科學家寧願把這個議題束諸高閣。對大腦研究來說，如果上帝不存在於神經元裡，麻煩就大了。

❷ 馬克林認為人腦包含：(1)最深部的腦幹（生命中樞）；(2)腦幹外側的大腦舊皮質（本能與情緒中樞）；(3)外層的大腦新皮質（智能中樞）。

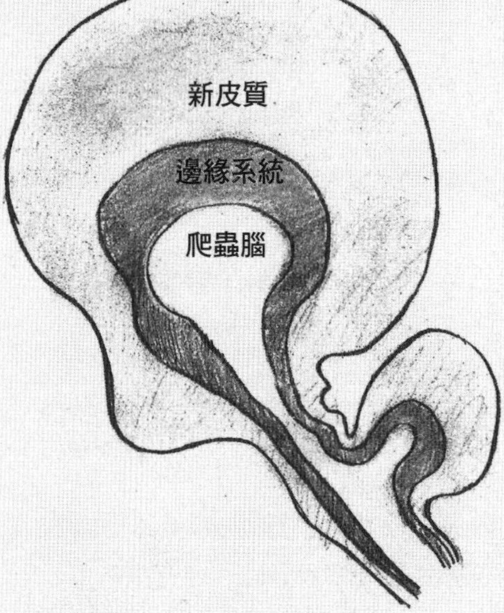

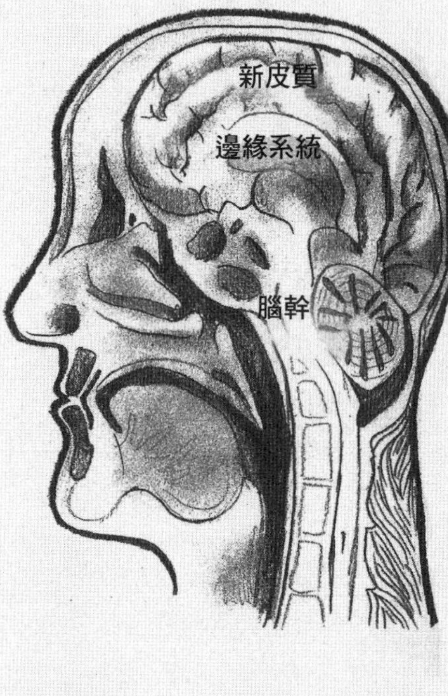

三重腦

在三重腦的模型中，最古老的區塊是爬蟲腦，也就是腦幹，專為了生存而存在。爬蟲腦有維持生命所必需的呼吸、吞嚥與心跳等各種控制中樞。它也會引發飢餓、性欲及戰或逃反應。

接著演化的是邊緣系統，包含了情緒腦與短期記憶。源自恐懼和欲望的情緒，演化成爬蟲腦的本能驅動力。

最後演化的是新皮質，這個區塊主掌智能、決策與高階推理。爬蟲腦與邊緣系統驅使我們做出生存所需要的行為；新皮質代表達成目標所需要的智力，同時也為情緒和本能衝動踩煞車。對超級大腦來說，最重要的就是新皮質。新皮質是自我覺察、自由意志與選擇的核心，不但能使我們成為大腦的使用者，也可以讓我們成為大腦的主宰。

大腦的本能區

存活了數十億年的單細胞生物可以對環境做出反應，例如有許多單細胞生物會游向亮處。以這樣的反應做為起點，最老的大腦區（也就是本能大腦）逐漸演化。本能大腦所對應的行為，是基因為了生存而內建的。經過了數億年的演化之後，這些行為已昇華為本能。恐龍體型龐大，但是牠們的行為只需要一顆豌豆大小的大腦就夠了。

只擁有此類大腦的動物，例如鳥類，也可以展現出非常複雜的行為。非洲灰鸚鵡的爬蟲腦，賦予牠模仿數百個字的能力，如果目前的研究正確無誤，牠還能夠明白這些字的意義。但是如果你凝視蜥蜴、鴕鳥、青蛙或老鷹的眼睛，一定看不見任何情緒。這種毫無情緒的眼神可能很嚇人，因為我們會以此解釋眼鏡蛇的無情攻擊或掠食者猛撲獵物。在演化的階梯上，本能的位階高於情緒。

本能腦為身體提供自我防衛的衝動，例如飢餓、口渴與性欲（有一位作者用「皮膚飢渴」來形容性渴望，從本能腦的角度來說，如此直接的說法其實非常貼切）。本能腦也包含所有的無意識功能，例如調節消化系統與循環系統，也就是每一種自動運作的生理功能。

現代社會無所不在的焦慮感，部分源自我們的本能腦，它不停地強迫我們去注意恐懼，彷彿那攸關我們的存亡。本能腦只會製造衝動，不懂得如何判斷衝動。比如說，看牙醫不會致命，但恐懼可能會迫使你從牙醫診所的診療椅上跳起來逃走，你沒有這麼做，是因為大腦的其他區塊會介入。

如果你觀察自己，你會發現你與本能腦之間達成的停戰協議令你相當不安。忽略衝動會使你煩躁、缺乏安全感、焦慮。魯道夫記得自己剛進大學時，父親因為心臟病發而過世，當時他在日記中不斷寫到排山倒海而來的焦慮感，以及身為青少年的一些強烈渴望。當後青春期的荷爾蒙飆升時，魯道夫對於自己竟然無法忽略這些衝動而深感困惑。著名的美食作家費雪（M.F.K. Fisher）曾經說過一個小故事：有個男子因為妻子驟逝而哀痛不已，他沿著太平洋海岸公路來回開車，沿途只要見到餐館就會進去點一客牛排。

魯道夫理智上知道焦慮引發了渴望，讓大學一年級的他只想跟朋友出去狂歡，這是一種尋求社會認同、外在認可與同儕地位的非理性需求。但是他抗拒不了玩樂的衝動，因此犧牲了讀書的時間。大學一年級變成一場看似永無止盡的戰役，他想努力維持自律留在圖書館念書，但是多數戰役還是由本能腦獲勝。

焦慮一直占上風，直到一九七九年情況發展到緊要關頭，當時他大四。時間是除夕夜，地點是時報廣場，魯道夫站在擁擠的群眾裡。空氣中充滿了緊張氣氛，因為伊朗革命領袖柯梅尼脅持了五十二個美國人質，年輕人成群結隊咒罵伊朗，扔擲啤酒瓶。魯道夫離開兄弟會的同伴，在人行道坐了下來，背靠在地鐵入口的欄杆上，他感覺到周遭的敵意使心中的焦慮感攀上了高峰。

面對這樣的個人危機，在本能腦似乎又要開始占上風之際，也是最可能出現劇烈轉變的時刻。比如說，戰場上的士兵可能會在槍林彈雨中，突然感受到內在的平靜與祥和。此時此刻在時報廣場上的魯道夫，突然發現自己的焦慮全都來自最基本的恐懼和欲望衝動。恐懼製造了他對安全感的懷疑，欲望製造了需要獲得滿足的需求，而且完全不在乎情況是否合宜。

當時魯道夫還不知道大腦擁有緊密整合的電路（幾十年後他才發現這件事），但是他已經親身感受到這個現象。恐懼和欲望彼此之間並不陌生，恐懼讓你對減緩恐懼的活動產生欲望，而欲望讓你害怕自己無法或不應該滿足欲望。科學家與詩人為我們證實了本能腦所製造的衝突確實存在：佛洛伊德討論過無意識的性衝動與攻擊衝動所具有的威力，這些無以名狀的力量非常原始，他稱之為「本我（id）」。

本我非常強大，佛洛伊德治療病患的口號是「本我在哪裡，自我就在哪裡」。原始衝動的破壞力在這世上並不少見，恐懼隨時準備衝撞理智的大門。

莎士比亞觀察自己追求異性的行為後，說欲望是「把精力浪費在可恥的放縱上」。這句十四行詩的詩句也許可用來分析大腦結構，因為它指出了衝動與理智之間的衝突。

把精力浪費在可恥的放縱上
在未滿足之前，欲望是狡詐、殘忍的、
是血腥、千夫所指的，
是粗魯野蠻、極端、冷酷，且不可信賴的。

這段詩句貼切地描繪出當性欲凌駕一切時，人類的原始衝動與可能行為。如果讓發情期以頭部互撞的兩隻大角羊來寫詩，一定也會用類似的詩句來形容自己那無法控制的衝動。但是身為人類，莎士比亞卻帶著悔恨來回顧欲望：

一旦滿足後，就立刻覺得可鄙；
獵取時毫無理智，一旦得手
又無來由地悔恨，像吞進了誘餌一樣。

他把自己比喻成動物，受到陷阱裡的誘餌引誘。欲望的滿足帶來全新的視角，讓他陷入了自我譴責。為什麼會布下陷阱？莎士比亞沒有責怪對方。他說布下陷阱的是人類的天性，目的是為了使我們瘋狂：

追求時瘋狂，得到時也一樣……
享受時讓人狂喜，事過後盡是惆悵。

全詩到此從本能腦轉換成情緒腦，也就是人類大腦的第二個演化階段。伊莉莎白時代的詩人總是充滿激情，愛恨皆然，莎士比亞在放縱過後喚醒了高等腦。他的高等腦觀察了這些瘋狂行徑後，提出了令人悲傷的寓意：

世人皆知，卻無人懂得
要如何躲避這通往地獄的天堂。

在這種內心掙扎的時刻，大腦參與了這場心理戰的每個層面。對魯道夫來說，在時報廣場的那個時刻，導致行為被恐懼和欲望綁架的原因似乎變得清楚了。但在街上對伊朗叫囂的年輕人就像他自己（雖然他只是個消極的旁觀者），因為那些人同樣也受到恐懼和欲望的驅動。任何一位優秀的心理學家都會告訴你，對於權力和地位的本能欲望會製造焦慮，焦慮來自害怕遭到拒絕與失去。成功的欲望越強烈，對失敗的恐懼就越強烈；而一旦恐懼出現，就可能導致失敗。本能腦把我們困在渴求卻不可得的困境之中。

正如大腦的任何一區，本能也有可能失去平衡。

如果你太過衝動，憤怒、恐懼和欲望就會失控。這會導致草率的行為，以及事後的追悔莫及。然而，倘若你過度控制衝動，人生就會變得冷漠而壓抑。這會導致人際關係的疏離，以及缺乏基本動力。

本能腦的幾個基本重點

⊙本能在你的人生中不可或缺。
⊙對待恐懼與憤怒要有耐心，但不要過度放縱。
⊙不要說服自己抗拒衝動與驅力。
⊙不要因為罪惡感而壓抑想法與感受。
⊙隨時注意恐懼和渴望，覺察力有助於平衡恐懼和欲望。
⊙正因為你很衝動，所以不要總是衝動行事，記得要讓高等腦也動起來。

超腦的解決方案4：焦慮

焦慮會建立錯誤的假象，堆疊讓人心生恐懼、但實際上卻完全無害的事情。心智會加劇恐懼。假如心智可以消除恐懼感，危險就會消失。

首先，人活在世上不可能毫無恐懼，但是恐懼會使人不知所措、製造痛苦。正、負面的想法在你的腦中糾結。對漂浮性焦慮症❸（這是現代社會最常見的疾病之一）患者來說，短期的解決方式是使用鎮定劑。我們已經警告過藥物治療的缺點，尤其是副作用；但最根本的問題，在於藥物無法治癒情感疾患，包括焦慮症。悲傷是普遍會有的情緒，而憂鬱症是不健康的異常情緒；恐懼是普遍會有的情緒，而漂浮性焦慮症則會啃蝕你的心靈。佛洛伊德曾經說過，焦慮是最不受歡迎的情緒。醫學研究發現，只有少數幾種情況是身心系統無法應付的：無法緩解的慢性疼痛（例如帶狀疱疹或末期骨癌）是其中一種，而焦慮症是另外一種。

所謂「漂浮性」是指恐懼並非來自特定的威脅。在自然情況下，恐懼反應是具體且有目標的。犯罪行為的受害人描述，當攻擊者的武器在他們的視線範圍內越變越大時，他們會進入一種高度警戒的敏銳狀態，心跳會隨之加速。這些恐懼反應來自低等腦，一般認為杏仁核會觸發擔心或焦慮感。但，這不是我們要的答案。

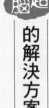

當你無時無刻都感到焦慮時，整個大腦都會參與其中。恐懼有明確的目標，但焦慮無所不在，難以捉摸。漂浮性焦慮症患者深陷在焦慮之中，卻不知道自己為何焦慮。

這種經驗就像覺識邊緣瀰漫著一股臭味，無論你怎麼假裝沒聞到，臭味都不會消散。要治療焦慮症，卻找不到攻擊目標，因為臭味已經滲透各處。換句話說，焦慮症患者創造出扭曲的現實，任何事物都有可能觸發焦慮症，永遠都有讓他們感到害怕、擔心或備受威脅的事物。解決之道不是對抗自己的恐懼，而是停止認同自己的恐懼。

唯有了解恐懼為什麼如影隨形，才有機會成功擺脫焦慮。正面、自然的恐懼，會在你逃離劍齒虎或殺死猛獁象時煙消雲散，不會造成一絲心理負擔；但負面、無特定對象的恐懼，卻會在心中逗留不去。這種糾纏有許多面向。

焦慮為什麼會揮之不去？

- ⊙ 同樣的憂慮反覆出現，導致恐懼反應停留在大腦中。
- ⊙ 恐懼讓人信服。當你相信了恐懼確實存在，就會被它掌控。
- ⊙ 恐懼喚醒記憶。你的恐懼跟過去的負面記憶相似，而負面記憶會喚醒過去的恐懼反應。
- ⊙ 恐懼使人沉默。也許是因為感到羞恥或有罪惡感，你不會談論你的恐懼，於是恐懼日益惡化。
- ⊙ 恐懼令人難受，所以你會把痛苦藏到看不見的地方。但是壓抑的情緒不會消失，你越抗拒它，它就越頑強。
- ⊙ 恐懼使人軟弱，你覺得自己對它無能為力。

前面討論憂鬱反應時，我們說過行為會變成習慣，這也可以用來形容揮之不去的情緒。但焦慮具有更多元的面貌。恐懼會伸出許多觸角，每一根觸角都很不健康。想要消除恐懼，就必須拆解恐懼，並單獨處理每個部分。你可以拆解恐懼，因為你的實相由你創造。

1 同樣的憂慮反覆出現，導致恐懼反應停留在大腦中

反覆性會加深及固化情緒反應。如果你下班後必須在夜裡走過危險地區，反覆經歷這件事會讓威脅感更強烈。但有時候，反覆也會讓你習慣這件事。與壞脾氣的父母一起生活，孩子可以預測父母何時會暴跳如雷。然而，反覆性一點也不單純。就像這些孩子，往往會在多年後發現父母的憤怒，早已對他

❸ 漂浮性焦慮症（free-floating anxiety），因為焦躁感覺捉摸不定，沒有具體對象，所以稱之。

們產生嚴重的影響。在這個例子中，焦慮是因為他們內化了這種反覆的過程；受害人把自己變成加害人，不斷重複「害怕」的訊息。

了解自己正在扮演加害人與受害人的雙重角色，對解除焦慮有所幫助，問題是長期憂慮的人沒能看清這一點。他們重複同樣的擔憂（萬一我沒鎖門怎麼辦？萬一失業怎麼辦？萬一我的孩子吸毒怎麼辦？），同時也相信這樣的擔憂是有用的。即使親朋好友的反應日漸不耐煩，也無法終止這種錯覺。他們會因為別人的不在意而加深自己的憂慮，覺得自己有責任為每個人擔心。

心智作繭自縛，沒能認清長期憂慮對自己毫無益處，也不知道一再重複過度的恐懼所帶來的負面影響。這成了打不開的僵局：為了逃避可能導致災難的巨大威脅，你寧願忍受些許痛苦。此外，某種奇妙的想法也發揮了作用：憂慮的人會反覆吟誦咒語般的話來驅趕威脅，比如：如果我一直擔心失去所有的錢，這件事也許就不會發生。

想要終止反覆性所造成的影響，就必須運用覺察力，有意識地這樣想：

⊙我又來了，老毛病又犯了。

⊙我擔心時都會很難受。

⊙我現在就必須停止擔心。

⊙未來無法預測，擔心未來毫無意義。

⊙這麼做，對自己沒有好處。

有個女人深陷在痛苦的婚姻之中，她為自己感到害怕，也覺得前景堪慮。她不敢獨處，害怕孩子會站在老公那一邊，害怕老公會在朋友面前說她的壞話，也害怕她的工作會受到影響。這樣的她活得很焦慮，日復一日把憂慮堆疊在自己身上。

然而，事實卻與她的憂慮大不同。孩子與同事都很愛她，而且她在工作上表現出色。雖然丈夫想要離婚，但他卻願意讓出大筆財產，也沒有說她壞話或強迫朋友選邊站。問題其實很單純：她對未來感到焦慮不安。幸好她的閨中密友看穿了她的問題模式：「妳每次想到未來就害怕，別再想了。我已經認識妳很久了，妳兩年前、五年前、十年前擔心的事最後都迎刃而解。這次一定也一樣。」

這樣的保證，一開始對她當然沒有用。她的反覆憂慮已經成為習慣。但是她的閨中密友並不氣餒，一而再地告訴她：「妳一想到未來就會害怕，那就別想了。」就這樣過了幾個月後，這個說法終於打動她了。

身陷自毀式擔憂的人，從一開始就知道舊的思考模式沒有用，他們掙脫焦慮的方式不是停止心理過程，而是用新的自覺去打敗焦慮：「這種恐懼不是真的，是我自己創造出來的。」

2 當你相信了恐懼確實存在，就會被它掌控

如果你相信某事是真的，這件事就會緊黏著你不放。當合適的對象跟我們說「我愛你」時，我們都願意相信是真的，這樣的記憶能讓你維持多年的信心，甚至長達一輩子。但是相信不等於真相，最典型的例子就是懷疑。如果你懷疑另一半有外遇，就算有再多的證據顯示他沒有外遇也說服不了你，因為你太相信自己的懷疑了。妒忌是發展到病態程度的極度懷疑，當情人變成妒忌的奴隸時，他們會什麼都不相信；長期下來，真相是什麼就不再重要了。

焦慮是最有說服力的情緒，原因之一是演化讓大腦自動對「戰或逃反應」做出回應。如果戰場上有槍口正對著你，加速的心跳會明確地告訴你現在該做何反應。但如果你是焦慮症患者，恐懼的聲音告訴你的並非事實。它發揮說服力使你相信恐懼，即使根本沒有什麼值得害怕的事情。擺脫焦慮，就能獲得療癒。只要你能對自己的恐懼說：「我不相信你，我不接受你。」恐懼就會漸漸消失。

這時心智必須領導大腦。當大腦碰到可怕的外在事件時（例如空難、恐怖攻擊），會做出恐懼的反應；但這些事件的照片或其他強烈的刺激也會觸發相同的恐懼反應。反射反應有發言權，會跟我們說話。但是心智會區分事實與假象，當心智帶領大腦脫離焦慮時，它會提出以下的想法：

⊙ 沒有壞事發生，我可以處理這個情況。

⊙ 最糟的情況發生的機率極低，現在並不是最糟的情況。

⊙ 我並不孤單，只要有需要，隨時都可以尋求協助。

⊙焦慮只是一種感覺。

⊙這種感覺合理嗎？

⊙現在一切都沒事，我也沒事。

只要像這樣制止恐懼的聲音，就能降低恐懼的說服力。如果你每次都這麼做，反覆性不但傷不了你，反而對你有幫助。每一次的實際評估都會讓下一次的評估變得更加容易。焦慮不具有信服力，因為你已經看穿你的警戒狀態與現實不符。

3 你的恐懼跟過去的負面記憶相似，而負面記憶會喚醒過去的恐懼反應

現實發生於此時此刻，但沒有人只活在此時此刻。無論你怎麼努力活在當下，大腦學習新經驗的方式就是把每一個經驗與過去做比較。記憶非常有用，它讓你不用每次騎腳踏車就必須重新學習，這是記憶自然且正面的運用方式。但記憶也有破壞性的一面，它會點燃焦慮，讓你成為過去的囚犯。舊傷口的印象與創傷不應該具有如此強烈的心理影響，可惜這種影響難以避免，因此也揮之不去。就像作家馬克吐溫的妙語：「曾坐在滾燙爐蓋上的貓，絕對不會重蹈覆轍，甚至連冷爐蓋也不肯坐。」

上面那段話，你可以用「大腦」取代「貓」，因為大腦也是可以訓練的。一旦大腦接觸到某個痛苦的經驗後，未來又遇到類似的情況，大腦就會給一條特許路徑去記起這個痛苦。這是一種有用的演化特徵，它讓小孩子把手伸進火裡一次就不會再犯。但是反射是不經思考的，所以過去的記憶會跟現在的經驗融合在一起。

舉例來說，兒童心理學家把「告訴孩子他該怎麼做」與「告訴孩子他是什麼樣子」做了區分。孩子很容易忘記第一種陳述——誰還記得過馬路要先看清楚左右來車？但是第二種陳述卻會逗留不去，一旦你告訴孩子「你很懶惰」或「永遠沒有人會愛你」或「你就是這麼糟糕」，這些話會留在他的腦海裡，很可能一輩子不會忘記。我們小時候必須透過父母的話來了解自己，如果父母親用毀滅性的話語形容我們，這些老記憶只能透過有意識的療癒才能擺脫。

透過以下的新想法，就能有意識地去面對揮之不去的記憶：

⊙我的行為像個小孩。
⊙這是我很久以前的感覺。
⊙什麼樣的感覺比較符合現在的情況？
⊙我可以像看電影一樣回顧記憶，不會把記憶的內容當成現實。
⊙我害怕的只是一段記憶。
⊙眼前的實際情況是什麼樣子？

記憶是不斷發展的人生故事，無意識的強調過去的故事毫無益處。你必須主動加入新的故事，就算是很小的故事也沒關係。記憶極度複雜，但是它很容易觸發一個簡單的反應：

發生了A事件。

↓

我記起以前發生過令我不愉快的B記憶。

↓

我做出C反應，而且每次都是這樣。

這個簡單的模式適用於各種情況，比如回家過聖誕節、在電視上看見反對黨的政客，或是被困在車陣裡。就算你無法控制A事件與B記憶，但是你有機會改變C反應。你可以在反應出現時加以調整，檢視它，移除被激發的負面情緒，在得到你想要的反應之前不要規避。在這個連鎖反應中，A、B、C可能同時出現，儘管如此，你依然可以有意識地打破這個連鎖反應；一旦打破，記憶就不會繼續陰魂不散地纏著你。

4 因為感到羞恥或有罪惡感，你不會談論你的恐懼，於是恐懼日益惡化

把恐懼放在心裡被視為傳統美德，尤其是男人。男人不願承認自己的恐懼，因為他們怕被其他男

人瞧不起。女人之間討論情緒，社會接納度比較高，所以女性比較容易表達情緒。但是分享情緒也必須小心，因為我們的表白或怨言會被迫局限在社會可接納的範圍內。在罪惡感與羞恥感的影響下，最難受的事情幾乎都會被深埋在心裡。

因此受虐兒通常會安靜地承受虐待，一點也不足為奇，而沉默則讓虐兒行為得以持續。受害人覺得自己會受虐，一定是自己做錯了事。當問題從「虐待」轉到「焦慮」後，就能看出心智扮演的雙重角色：它一邊責怪孩子做錯事，一邊告訴孩子他受到虐待，而去譴責施虐者。這是一種雙綁（double bind）的兩難困境，讓我們仔細看看這種心理陷阱怎麼讓孩子陷入困境。假設有個生氣的母親想要打孩子，她帶著微笑哄騙孩子說：「到媽媽這裡來。」孩子聽到這話的同時，也看出媽媽很生氣，馬上就要懲罰他了。兩個衝突的訊息互相碰撞，形成雙綁困境。

說出恐懼就能打破僵局。不想挨打的幼兒可能會畏縮不前，拒絕走向母親。他還沒有成熟到會說：「雖然妳假裝溫柔，但是妳讓我感到害怕。」如果你感到焦慮，你可以紓解你的感受，但是要說出恐懼需要有個訴說對象。你需要的不只是一位聆聽者，而是一個密友，一個也經歷過相同恐懼的人。這個人的進步程度必須比你多出幾步，他必須能感同身受，讓你知道恐懼是會結束的。換句話說，他也有過焦慮症的經驗。善意的朋友未必能幫你，他們的反應很可能是批判你，跟罪惡感及羞恥感站在同一陣線（「妳很後悔生下寶寶？我的天啊，妳怎麼會有這種想法？」）。

想要擁有成熟的情緒，就必須先知道想法不等於行動。想法再糟糕，也不等於會實現。但罪惡感分辨不出這兩者之間的差異。因此，如果想要打破沉默，你必須透過觀察另一個人的反應來學習，然後告訴自己擁有任何想法都沒有關係。重點是，擺脫想法所引發的焦慮。想要尋找一個夠成熟的密友，你必須先建立以下的想法：

⊙ 我不想跟罪惡感同在。

⊙ 沉默讓罪惡感越來越嚴重。

⊙ 無論等多久，焦慮都不會自動消失。

⊙ 一定有人也經歷過我現在的情況。

⊙不是每個人都像我一樣覺得我很糟糕，甚至可能會有人對我感同身受。

⊙真相的力量足以釋放我。

精神病學最獨特的發現之一，就是等待治療的患者在接受首次治療之前就已經有了改善，而且改善的幅度不亞於他們期待從精神科醫師得到的幫助。在鼓起勇氣接受治療之前，這些憂慮的人已經克服內在保持沉默的壓力。跨出這一步，本身就已具備療癒力量。

5 恐懼令人難受，所以你會把痛苦藏到看不見的地方。但是壓抑的情緒不會消失，你越抗拒它，它就越頑強

避開痛苦是有效的。人類不是旅鼠，如果你的朋友用激將法要你跳進採石場的大坑，你不必因為他們這麼做就跟著跳。但是這種避開痛苦的簡單戰術，會在大腦裡反擊。你應該聽過一個心理實驗：「不要想著大象」，當別人叫你不要想大象時，你的腦袋反而會先浮現大象的圖像，光是「大象」兩個字就足以刺激大腦產生聯想。這對人類的生存來說相當重要，環環相扣的聯想是我們的學習方式。此時此刻，你正在把書頁上的文字與你看過的文字進行聯想，如此你才能決定要不要吸收和接受這些文字。

然而，恐懼會把痛苦與痛苦聯想在一起；這些聯想令人難受，只要聽見別人提起，你就會非常用力地把痛苦推開。佛洛伊德認為，把感覺、記憶與經驗推開就是壓抑，而且會徒勞無功。儘管眼不見為淨，但是你不想面對的聯想依然潛伏在暗處。榮格追隨佛洛伊德的腳步，相信人類會創造一層錯覺迷霧，好讓生活不會變得太痛苦。他用「陰影」一詞來形容那些被推到心靈角落的恐懼、憤怒、妒忌與暴力。

表面上看來佛洛伊德似乎錯了，許多人都是否定高手，他們不願面對痛苦的真相，把令自己後悔的各種經驗隔絕在外。但是陰影會在暗處不斷送出訊息，壓抑的感覺會像鬼魂一樣悄悄出現。有時候你之所以感到焦慮不安，是因為恐懼正在試著掙脫而出。但是壓抑很難纏，你可能會因為擔心無法守住祕密而焦慮，或是因為你知道總有一天紙包不住火，又或者迴避痛苦的感覺太難捱。

壓抑的解藥有兩種：一是敞開心胸，二是誠實以對。

如果你能敞開心胸面對所有感受，而不是只肯接納正面的感受，你就不需要再壓抑了，你將不會再有需要藏起來的痛苦小祕密。如果你可以誠實以對，你就可以確認自己的感受，無論它是多麼令人不舒服。但是在這方面，世上沒有完人。當佛洛伊德宣稱所有的幼兒都在隱藏母親或父親對自己的性吸引力時，全球為之震驚。如果這是一個放諸四海皆準的祕密（當然也很有可能不是），那麼壓抑就是一種普遍的現象。我們不需要分析這種深層的心理學議題，療癒才是重點。為了找到說出祕密的勇氣，你需要一個超脫的態度。一歲幼童尿床時不會扭捏不安，因為這個年紀的人對尿床不會有罪惡感。四歲孩子如果尿床會挨罵，所以尿床時會遮遮掩掩；而四十歲的大人尿床，就會陷入無法自拔的超尷尬狀態。

說出自己壓抑多年的感受，最怕的是你的傾訴對象會用評判的態度來回應你，這時候，你可能會希望自己沒有開口。另一方面，在我們想要赤裸靈魂的時候，卑鄙的罪惡感會讓我們找到錯誤的傾訴對象。這是因為我們仍在扮演受虐者與施虐者的雙重角色，我們所找的傾訴對象不是出乎意料地批判我們，我們之所以挑中他們，正是因為我們知道他們一定會批判。所以我們必須先打好地基，準備好以下的想法：

⊙我知道我心中有祕密，這使我感到痛苦。
⊙說出祕密很可怕，但唯有如此我才能得到療癒。
⊙我想卸下負擔。
⊙如影隨形的祕密讓我太焦慮。

當你心中藏著祕密，尤其壓抑著你所不認同的祕密情緒時，就會以為自己不可能去原諒。原諒太遙不可及，跟你此時此刻感受到的焦慮相比，原諒顯得非常虛幻。切記，原諒是最後一步，而不是第一步，你必須一步一步走向它。你對自己的責任就是原諒自己，然後想出通往療癒的下一步，就算只是一小步也沒關係。你的第一步可以是看書、寫日記，或參加線上的互助團體。你可以停止注意恐懼，並學習接受自己真正的感受：它們都是生命中的自然現象。

6 恐懼使人軟弱，你覺得自己對它無能為力

害怕的人很容易因為恐懼而手足無措。在美國內戰蓋茨堡之役中衝上山丘的兩名士兵，跟面對失火房子的兩名消防員，可能都感受到同樣的恐懼。他們大腦所產生的變化，是可以具體測量的。但如果其中有一位是老鳥，他們就不會因為恐懼而手足無措，他們面對恐懼的方式，跟從未面對過砲火或從未衝進火場的菜鳥不同。換句話說，光靠身體的恐懼反應不足以把人嚇呆。

恐懼讓人呆若木雞的能力，既神祕又變化多端。經驗老到的攀岩者在享受再普通不過的攀岩過程時，很可能會突然連一吋也無法前進。他在岩壁上動彈不得，因為他的心智不再忽略墜落的危險，它會突然想到：「天啊，看看我在什麼地方。」最直接的墜落恐懼發揮了影響力，無論這位攀岩者已成功攀過這片岩壁幾次都沒有用。他會用全新的方式來評估攀岩經驗。

你可以選擇對自己有利的方式，來詮釋任何一筆原始資料。因此，你才會決定在兒童遊樂場上對抗霸凌，或是在摔馬後又爬回馬背。既然你的大腦不是你，所以大腦的反應也不是你。羅斯福總統曾說過一句至理名言：「我們唯一的恐懼，就是恐懼本身。」擺脫任何恐懼的方式就是比它更強，不要讓它唬住你。舉二〇〇八年底美國房市泡沫化為例子，就是因為經濟學家沒有把恐懼係數放進公式裡，所以才會在經濟突然衰退、銀行業崩盤時，讓許多人嚇得呆若木雞，不知所措。根據現有資料來看，當時的經濟情況應該不至於衰弱到導致數百萬人失業。

心智、大腦與身體緊密連結。恐懼會造成各種症狀，例如肌肉無力、倦怠、失去熱忱與動力、食欲不振、失眠等等。想像一下，正值午夜，你發現自己只用手指抓住懸崖邊緣，在一片漆黑中，你很害怕自己會墜崖而亡。這時有人靠過來說：「別擔心，其實這裡的高度只有兩呎。」你對恐懼反應忽然有了不同的看法。掛在懸崖邊緣當然會驚慌無助，但是一旦恐懼消散，整個身體都會隨之改變。就算恐懼還在，知道自己安全無虞也會通知大腦讓你恢復到正常狀態。

焦慮，讓你以為自己處在巨大的危險之中，身體沒有變阻器可以調節恐懼反應，它只會打開或關掉。就連對數字十三的恐懼——「十三恐懼症」——也會讓你以為自己快掛了。治療恐懼症有一種直接又有效的療法，那就是讓患者大量接觸恐懼對象，以便阻斷過度的恐懼反應。

有個病人十分害怕老鼠藥和電線，只要看見其中一樣就會陷入驚慌。恐懼症發作時，他會喪失理

智。治療師要他坐在椅子上，幫他打了鎮定劑。趁他睡著時，治療師在他脖子上掛著老鼠藥的空盒子，身上捆滿了電線。患者醒來看見自己的狀況，立刻瘋狂尖叫。從他的恐懼症反應看來，他覺得自己快死了。恐懼症患者會為了逃避恐懼不擇手段，但是這位患者無處可逃。恐懼讓他發狂，但是時間一分一秒過去，他還活得好好的，他找到了一處開口，恐懼症不再全面掌控他，因為他不再那麼懼怕它了。

我們不是在推薦這種療法，這並非我們想要傳達的訊息，但是我們必須解除恐懼所觸發的恐懼。如果你想克服對焦慮的恐懼，就必須建立以下的想法：

- ⊙我不會死，不管這件事有多可怕。
- ⊙我必須面對自己過度的不安全感。
- ⊙既然我知道我一定可以存活，就算不逃離恐懼也不會怎樣。
- ⊙我可以面對恐懼，並去做讓我害怕的事。
- ⊙我越常面對恐懼，就越能控制恐懼。
- ⊙只要能再一次控制恐懼，恐懼就會消失。

這是擺脫焦慮症的最後一步。但是在我們建議的步驟中，你可以從任何一個步驟開始。目標只有一個：前往一個更抽離的地方。恐懼症證明了事情的真相不足以強大到征服恐懼，把幾隻無害的蜘蛛放在恐蛛症人的身上，他們可能會驚慌到心臟病發。那麼，什麼力量會比事實更強大？那就是知道實相由你創造，這才是關鍵。知道現實是如何被創造出來，你會回復清明，獲得自由。你已經入侵了大腦的工廠，宣布現在這裡由你掌控。實相創造者，回來了。

6 情緒腦：處理情緒與記憶的中樞

每種情緒都有個名字，比如羨慕、妒忌、驕傲等等。人類熱中為情緒命名，因為整個人類世界都圍繞著情緒建立起來。

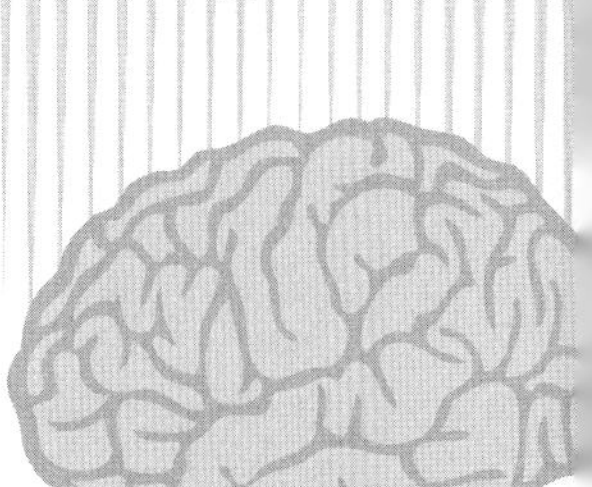

本能腦發展出恐懼和欲望，經過情緒腦的深思熟慮後，再由智能腦安排規畫。這些結構配合心智的命令，來處理性欲、著迷、憤怒、貪婪、妒忌、仇恨與憎惡。這些感覺在演化的過程中，都與生存息息相關。爬蟲動物的「戰或逃反應」，代表牠們的大腦有固定的反應路徑，而人類的演化並未擺脫或甚至取消相同的迴路（就如早期哺乳動物的尾巴並沒有完全消失，只是縮小成脊椎末端的退化骨一樣）。

相反的，人腦是在舊組織上增添幾層新組織，新舊組織會不斷整合，而不是把舊組織丟掉。痛苦或不安的老記憶驅動著恐懼，而愉悅和喜樂的老記憶則驅動著欲望。演化是推和拉兩種力道並行，我們無法確定追求歡愉的渴望何時會結束，而逃避痛苦會何時開始。莎士比亞對自己的性欲或許曾自覺羞愧，但是他並不希望性欲被剝奪。以恐懼和欲望為基礎的各種情緒，其實是攜手運作的。舉例來說，害怕被社群排斥的恐懼，其實與對權力和性愛的欲望息息相關，可讓個人與整個物種生生不息。

情緒的急迫性不亞於本能，但是有一個新發展正在發生，佛洛伊德稱之為本能驅力

（instinctual drives），因為它們太原始而難以命名。每種情緒都有個名字，例如羨慕、妒忌、驕傲等等。詩人說愛情像一朵鮮豔的紅玫瑰，這證明了人類有多熱中為情緒命名，而且整個世界都圍繞著情緒建立。情緒，是邁向覺察力的第一步。

本能與情緒之間的衝突讓我們知道，人類在經過了諸多痛苦和困惑之後，已在演化過程中獲得學習能力。你必須留意自己的恐懼和欲望，它們沒有內建的控制系統，就像爬蟲腦一樣。複雜的邊緣系統是我們的情緒中樞，但它也掌管著隱晦的關聯，比如長期記憶和嗅覺。聞到香水或巧克力餅乾的味道，能讓過去的記憶源源不絕湧現，就像詩人普魯斯特（Marcel Proust）把沾了紅茶的瑪德蓮蛋糕放進口中時一樣[1]，因為邊緣系統整合了嗅覺、記憶與情緒。邊緣系統在爬蟲腦之後演化，但依然是較早的演化階段。所有的四足動物，包括早期的兩棲動物，似乎都有發展成熟的邊緣系統。不同於嗅覺，情緒可能是比較近期才發展出來的；又或者情緒早已存在，只是等到語言出現後才有辦法為各種情緒命名。

情緒製造記憶，在細胞留下印記

我們以為低等腦很原始，這是錯的。你可以「嗅出」麻煩，這種確定感連高等腦都覺得欽羨。低等腦不帶一絲懷疑或猶豫，它無法抗拒自己的感覺。沒有人談論性驅力的智慧，但是受本能驅動的情緒的確擁有智慧。這類情緒代表某種能夠帶領我們走向快樂的覺察力。多年前，在「奇客」（geek）這個名詞出現之前，大學就已開始吸引了一批擅長寫電腦程式、沉迷所學的年輕人。他們夜以繼日地編寫程式碼，數位時代就是建立在他們的夙夜匪懈上。

但是這些二十幾歲的年輕人交替得很快，針對這個現象，一位頂尖大學的學院院長感嘆地說：「我們無法阻止這些男孩走到校舍的另一頭，他們一碰到女孩就會自動消失。」

二進碼輸給了人性。隨著情緒腦的出現，覺察力也開始跳脫生理生存的限制。邊緣系統的各個部位，例如海馬迴與杏仁核，都已經過精準的腦功能區定位：透過功能性核磁共振造影，這些部位可以找到相對應的功能。如果精準的造影結果，會讓神經科學家們想宣稱邊緣組織就像本能一樣支配著人類，他們最好放棄這樣的想法。本能腦的演化目的是為了生存，因此必須支配我們。想一想，有誰會在每餐飯後，還要選擇需不需要消化？誰又希望在看見前方車子突然迴轉失控時，要先停下來想想才能做出反應？生活中絕大部分的功能之所以處於自動駕駛狀態，是因為它們必須如此。

但是情緒，就算是自動湧出的情緒，也代表著某種意義；而意義正是我們都想掌控的東西。也許有人會說：「沒辦法，每次看到《北非諜影》的結局我就是會哭。」話雖如此，但是選擇看電影的是我們自己，看電影的理由之一就是在毫無風險的情況下感受到強烈的情緒。看見《北非諜影》的結局或《老黃狗》主角被射殺時，男人也可以放心哭，即便他自認為成年男人不該為此哭泣。電影是邊緣系統的度假勝地，不只是因為大腦需要哭一哭，也因為在適當的情況下我們都需要哭一哭。情緒腦本身感受不到任何情緒，只有在你使用它時，你才會感受到情緒。

然而，被包覆在情緒腦裡的是新衝突，也就是我們已經討論過的：記憶。記憶是讓情緒長存最強大的方式，情緒一旦留下就難以消除。我們已經討論過一種情緒揮之不去的情況：焦慮症。在梵語中，揮之不去的經驗被稱為「印記」（samskara）。這是過去行為所留下的痕跡或果報，這些用詞對西方讀者來說也許有些陌生，但是每一種東方的宗教傳統都深植於一種普遍的困境：掙脫固有制約的掌控。因為記住了昨日痛苦的固有制約，就會在今日繼續製造痛苦。留

❶ 普魯斯特在他的小說《追憶似水年華》中，提到他吃了瑪德蓮蛋糕後，回憶不斷湧現。

下果報印記在情緒腦中，有一個繁複的過程。

你是否相信因果業報無所謂，但你的神經系統確實時時刻刻都在留下印記。你喜歡和不喜歡的每樣東西，都是憑藉著過去的印記（我討厭花椰菜，我愛吃蘆筍，或是我討厭她、我愛你），這不只是在處理資料而已。我們應該問問那些把人腦比喻成電腦的人這樣一個問題：電腦是否愛吃花椰菜？或電腦是否反對法西斯主義？情緒引導偏好，而電腦沒有情緒。

留下印記的過程毫不費力，你可能以為消除印記也很容易；有時候確實如此。說錯話時，你可以糾正自己：「忘了我剛才說的吧。」而聽你說話的人也會這麼做。但是印記的影響卻很持久，就算用盡全力也不一定能加以消除——創傷如影隨形。我們對記憶的了解很有限，邊緣系統裡找不到記憶的足跡；但是鮮明的記憶，卻能自然而然地留下來。

你必須對情緒保持開放的心胸，珍視自己的感受。但是當情緒開始占上風時，就需要更多的演化。尤其是，我們認為你應該當自己情緒的見證人。但這意思並不是當情緒出現時，你應該袖手旁觀，看著自己生氣或陷入驚慌。情緒想要發洩，就像本能一樣，它們非常任性。但是你不應該火上加油，讓情緒失控。比如說，火冒三丈時，就不需要再往上添加汽油。透過觀察自己的憤怒，就可以在自己與情緒之間製造出一道縫隙。當你觀察自己：「這就是我生氣的樣子」，「我」和「生氣」就會被區隔開來。這樣小小的抽離，就能讓情緒失了氣勢。你永遠都可以選擇大腦的任何一部分做為自己的夥伴，這樣的夥伴關係，決定權在你。

情緒跟大腦的任何一個面向一樣，都有失控的可能。

如果你太過情緒化，就會失去洞察力。你的感受會說服你，只有它們最重要。過度的情緒令人筋疲力盡，會耗盡身心系統全部的能量。如果你沉溺在情緒裡太久，就會淪為情緒的囚犯。

反之，當你過度控制自己的情緒時，你就會疏離了生活中的感受。這會造成錯覺，以為一切只要靠智能就夠了。倘若你忽視隱藏的情緒有多麼強大，會讓你的無意識行為面臨風險。壓抑情緒，也與疾病有強烈的關聯性。

情緒腦的幾個基本要點

⊙ 讓感受自由來去，感受來來去去應該是自然而然的。
⊙ 不要為了證明自己是對的、別人是錯的，就一直緊抓著負面感受不放。
⊙ 正視自己的情緒弱點。你是否太容易墜入愛河？太容易失控、發脾氣？太害怕瑣碎的小風險？
⊙ 當弱點出現時，請仔細觀察它們。
⊙ 問問自己此時此刻的反應是不是真有必要？如果答案是否定的，這種多餘的感受就會慢慢恢復平衡。

大躍進之前

在這個階段，我們來到了演化上的大躍進，也就是高等腦出現了。像生命的意義這一類的大哉問誕生於大腦皮質，它就像哲學之王一樣凌駕於低等腦之上。國王會被推翻，大腦也不例外，低等腦會不斷想要提出本能的、甚至是原始的要求，奪回主導權。無論是在地球上或在宇宙裡，演化最大的躍進就是創造出大腦皮質。

我們將有專章討論大腦皮質。現在，我們先回頭再來看看本能腦與情緒腦。它們能夠對外在世界做出高度複雜的反應，光是如此就值得我們尊敬。如果有一隻老虎在追你，本能腦會立刻釋放特定的神經化學物質，提高你的生存機會。

這種神經化學「雞尾酒」花了數百萬年才調出完美的配方，其主要成分是腎上腺素。腎上腺素是大腦釋放一連串化學物質時的第一劑，它會引發特定突觸的電化學活性（electrochemical activity），一邊叫你快跑，一邊調整心跳與呼吸來配合最佳的生理表現。它也會極大化你的專注力，讓你可以承受老虎的追逐並智勝老虎。它甚至會讓你感到愉快，還會壓抑飢餓、口渴或甚至排泄這些基本的需求。

當這些可能會讓你分心的因素消散後，你就可全身心地應付逃命與生存。舉個例子來說，學生時期如果有人想搶走你的午餐餐費，你會不假思索地立即反抗。但如果霸凌你的人是個大塊頭，你會立刻溜之大吉。

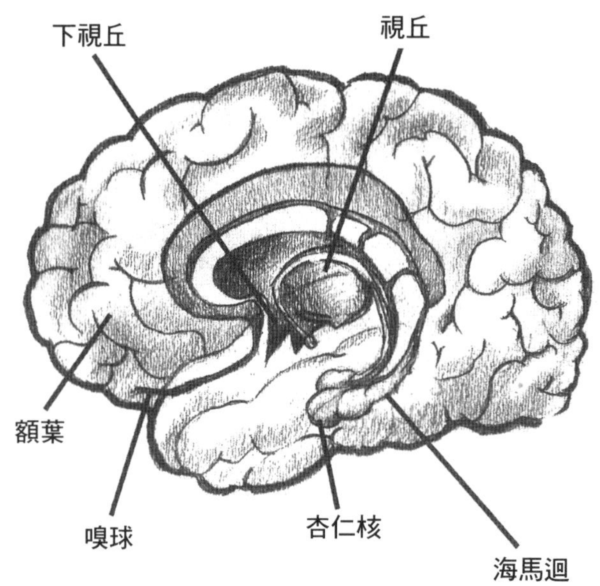

邊緣系統

邊緣系統位於大腦皮質下方，掌管情緒、短期記憶，以及與飲食、性愛相關的歡愉感受。邊緣系統分為兩個部位：一是視丘與下視丘，二是掌管短期記憶的杏仁核與海馬迴。

杏仁核會根據經驗所引發的情緒反應，來決定哪些記憶應該被儲存下來。海馬迴負責短期記憶，並把短期記憶送到大腦皮質的適當位置長期儲存。阿茲海默症影響最大的就是這個部位。邊緣系統與處理嗅覺的嗅球緊密相連，正因如此，嗅覺可以觸動強烈的記憶。

為了確保生存，演化修正了本能腦與情緒腦之間的聯盟關係；但是如果矯枉過正，這種聯盟可能會變成我們最可怕的敵人。這是因為本能腦與情緒腦都具有「反應性」，會無意識地引起一種激發或喚醒狀態（state of arousal）。任何外在刺激（比如槍響、前方的車子緊急煞車、美女或帥哥對你拋媚眼等），都會自動觸發反應，而這個反應會觸發「本能與情緒聯盟」。

魯道夫想起他童年被霸凌的經驗，這個經驗將帶領我們進入下一個主題：高等腦。他讀小學時很害羞又不擅長運動，相反的，他的雙胞胎姊姊安妮從小就是個體育健將。當他在校園裡遭到霸凌時，安妮會站出來保護他。讓女生保護已經夠令人沮喪了，而且那個女生還比他更強壯。

更重要的是，「戰或逃反應」沒能獲得滿足，因為兩種反應都沒有機會實現。逃走會讓小孩子失去自尊，挨打則會使他感到丟臉。但是魯道夫用了一種奇特的方式，複製了一個原始的演化問題。

早期的人類必須想辦法過群居生活，如果每次腎上腺素叫他們逃他們就逃，或是反過來叫他們作戰他們就浴血奮戰，那麼人類社會永遠也不可能成形。魯道夫必須想辦法解決同樣的社會困境，於是當其他男孩一次次找他麻煩時，他漸漸懂得利用智能來對付。

一開始的主要助力是策略。魯道夫念三年級時，有個惡霸同學故意找他打架，還跳到他的背上用力捶打。安妮在一旁觀戰，準備隨時介入。但是，這次魯道夫沒有驚慌失措，也沒有試著把惡霸摔在地上，他想了一個辦法。他發現後面有一棵大橡樹，於是他全速向後跑，讓惡霸猛力撞上樹幹。惡霸被撞得無法呼吸，摔倒在結冰的地面。這個慘痛的記憶讓那個同學謹記在心，再也沒找過魯道夫的麻煩。換句話說，儘管魯道夫的本能腦與情緒腦已經警告他眼前情況危急，但是他的智能腦終於想出一個不戰不逃的策略。

我們可以想像早期人類可能也有類似的發現。當你的對手開始思考時，你也必須如法炮製。作戰的策略必然會導向一個終止戰爭的策略，而坐在火堆旁分享漁獵和採集的收穫，必然會產生形成社會的動機。不是只有外在刺激，才能引發演化上的智能大躍進。

我們身體的每個細胞都有與生俱來的智慧，我們無法限制細胞智慧的深遠影響，細胞智慧對我們現在的身體組成扮演著關鍵角色。細胞一起生活，互助合作、彼此感應，而且不斷地互相溝通。只要有一個細胞變成不合群的叛逆分子，免疫系統就會介入；如果免疫系統介入失敗，就可能發展成癌症——這是身體裡的終極反社會行為。在某種意義上，高等腦只是努力追上每個細胞都知道該怎麼做的工作。儘管如此，智能腦的大躍進，為人類的生活增加了上千倍的可能性。

超腦的解決方案5：個人危機

許多人面對個人危機的反應是恐懼，這是本能。但是你可以選擇一種更為整合的方式，也就是同時運用你的高等腦和低等腦。個人危機只是一種比例被過度放大的挑戰，每個人的生活都會碰到挑戰。當挑戰變成危機，這種黑暗的時刻無人能夠逃脫。許多轉捩點都發生在災難迫在眉睫之時。

人生的結局取決於你如何處理最黑暗的時刻，它們會變成轉捩點或是挫折？這就是所謂的智慧發揮功能的時刻，因為多數人在做重大決定時，都是跟隨著衝動，或是與衝動恰恰相反的習慣。他們感覺到情緒翻騰，當心智混亂時，情緒也最為強烈。史考特．派克（M. Scott Peck）的著作《心靈地圖——追求愛與成長之路》（*The Road Less Traveled*）的第一句話非常有名：「人生困難重重。」這句話不假。但是智慧是戰勝困難的誘因，能把挫折與失敗變成轉捩點與突破。

每當事情出了嚴重差錯時，問你自己三個問題。這三個問題可以重整混亂的心智，讓大腦得以有條有理。

要問自己的三個問題

1. 這是我應該解決的、忍受的或走開的問題嗎？
2. 有沒有成功解決過相同問題的人可以諮詢？
3. 該如何深入內心，尋找解決之道？

反之，也有三個你不應該鑽牛角尖的問題，因為這三個問題會造成自我挫敗，加劇心理混亂。

不要問自己的三個問題

1. 我怎麼了？

2. 我要怪誰？

3. 最糟的情況是什麼？

這些問題可以套用的情況不計其數，從感情問題到嚴重的車禍，從致命疾病的診斷到孩子因吸毒而被捕。令人傷心的真相是，有太多人一直在他們不該問的問題上鑽牛角尖，只有極少數的人會認真思考正確的問題，進而採取正確的行動。讓我們一起來看看我們能否改善這種情況。

1 這是我應該解決的、忍受的或走開的問題嗎？

首要之務就是以合理的方式找到正確方向。因此，你應該問自己：「這是我應該解決的、忍受的或逃離的問題嗎？」只有當你能清楚而理性地回答這個問題，你的眼睛才不會被情緒反應所蒙蔽。如果不能釐清這個問題，你就會被大腦中的「本能與情緒聯盟」左右。你可能會屈服於衝動，或不得不依賴固有的習慣，但是你真正需要的是新想法，一個適合眼前危機的解決方法。

糟糕的情況經常導致糟糕的決定，因此如果想要做出正確決定，你必須先釐清內在的困惑。停下來仔細思考，並向你信任的人請益，尋求解決之道是一連串行動的第一步。如果看不見解決之道，就問問為什麼。答案也許是你必須抱持耐心，忍受艱難處境；或是你必須抽身走開，因為任何人面對相同處境都無法解決。財務問題有時是可以解決的，但有時你不得不忍受，除非情況越來越糟，以至於你不得不以申請破產的方式抽身。請注意這個順序是有其必要的。過去負債被視為道德缺失，債務人會被關進監牢，在那樣的社會中，債務人既無法解決困境，也無法逃離困境。

不要用批判與懲罰性的道德態度來困住自己。一般來說，尋找解決之道與抽身離開，感覺起來都有風險，所以多數人會忍受現況，甚至連充滿危機的情況也願意忍受，例如施暴的配偶或過胖引起的心臟病徵兆。只有少數人（二十五％以下）會因為情緒問題而尋求專業協助，而多數人（七〇％以上）都說自己處理情緒問題的方式是更常看電視。

如果面對困境時不要搖擺不定，也許有些方式就能奏效。今天還充滿希望地想找到解決之道，甚至還採取了幾個實際的行動；但隔了一天就意志消沉，把自己當成受害者，決定繼續忍受現況；到了第三天，他們又對痛苦的生活感到厭倦，只想快點逃離。這樣的心態只會造成自我挫敗。多頭馬車，絕對無法解決事情，因此你必須先釐清現況，再根據自己看見的現況採取行動。

行動：一冷靜下來，就要坐下來檢視危機。寫下替代方案，畫出有三個欄位的表格，一欄是「解決」，一欄是「忍受」，一欄是「逃離」。在每個欄位中寫下理由，仔細權衡每一個理由，然後請你所信任的人看看這張清單並提供意見。一旦做下決定就必須堅持到底，直到出現了指著新方向的強烈徵兆為止。

2有沒有成功解決過相同問題的人可以諮詢？

面對困境，你不能孤軍作戰，但是我們的情緒反應肯定會使我們變得孤立無援。我們會害怕又沮喪，縮進自己的殼裡面，放不下羞恥心與罪惡感。一旦這些有害的感受根深柢固，我們就更有理由封閉自己。所以，這時你應該問的問題是：「有沒有成功解決過相同問題的人可以諮詢？」

求助經歷過相同危機的人，可以同時達到幾個目的。首先，你擁有可以遵循的典範、一個了解你眼前困境的知己，以及躲進孤立狀態以外的另一個選擇。受害者總是覺得孤單無助，所以你應該去找曾經跟你面臨過相同危機的人，他已證實你不需要成為眼前困境的受害者。

我們說的，當然不是指握著彼此的手，分享悲慘經驗，甚至也不是什麼心理治療。這些做法可能都有好處（或毫無益處），但跟曾陷入黑暗又成功走出來的人談談，卻是不可取代的。哪裡才能找到這樣的人呢？多問問。當你覺得負荷過重、壓力過大時，願意幫你的人比你想像的多。網際網路有許多即時討論危機的論壇，以及各種資訊來源的連結。但是無論是線上或當面討論，千萬不要只是集體發牢騷。在面對強烈的情緒時，我們很容易依賴任何一個願意傾聽的人。

先停下來，後退一步。你有獲得適當的反饋嗎？每次討論後有沒有正面的、有幫助的收穫？對方是不是真誠地支持你？（只要你願意張開眼睛，就能看得出來。）分享情緒只是個開頭，你必須看見情緒療癒的跡象，以及一個真的能解決危機的方法。

行動：尋找一個願意傾聽的知己、互助團體、線上部落格或論壇都可行，現在的選擇比以前更多了。你要找的不只是一個好建議，而是一個你信任的人，唯有這樣，對方才能感同身受。寫下他們建議的解決方法，親身驗證他們說的話。每隔幾天就更新筆記，直到解決方法開始發揮作用；如果沒效，就回頭尋求更好的建議。

3 該如何深入內心，尋找解決之道？

最後，你必須正面迎擊危機。能否把壞事變成好事完全操之在你，沒有人會永遠在旁邊幫助你，而且無論你喜不喜歡，危機都會占據你的全部心力。你會發現你的內在世界突然充滿威脅、恐懼、錯覺，以及一廂情願的想法、否定、心不在焉與衝突。「裡面的」世界不改變，「外面的」世界絕對不會改變。因此，你要問自己：「該如何深入內心，尋找解決之道？」

你要想辦法進入高等腦，讓智能與直覺來幫助你。但是這需要你自己的允許，也就是你願意更深入你的內在。我們還沒深入談到高等腦，在這裡先以魯道夫與狄帕克所深信的理念略加說明：解決方法的層次，與問題的層次絕對不同。知道了這一點，你就能逃脫人們經常受困的許多陷阱。

在問題的層次上有些什麼呢？毫無新意的想法，只會讓你原地踏步；舊的制約，讓你一直選擇昨日的陳腐做法；大量無用而頑固的行為，以及拖拖拉拉……這張清單還沒完。但最重要的真知灼見是：覺察力不是只有一種層次，而且在你更深層的覺察力裡有尚未開發的創意與洞見。

你的高等腦具備創造新解決方法的潛力，但是這需要你的配合。很多人會說：「我必須好好想一想。」這是好的開始。對更深的層次來說，這是一個允許進入的過程。你必須想辦法放鬆心情，當然面對危機時要放鬆並不容易。每個人都有想抓狂的時候，持續的壓力會導致持續的擔心，累積的焦慮會點燃低等腦，使低等腦的反應更加強烈。只有高等腦才能區隔心智與本能情緒反應。

那麼，如何加強高等腦的功能呢？信任和經驗都有幫助。如果你曾經因為突然找到解決之道而有過恍然大悟的時刻，這種時刻一定會再出現。如果你很珍視洞見，這也有幫助。生理上的壓力會妨礙高等腦，因此你可以布置一個適合突破的環境，每天安排一段靜思的時間，閉上雙眼，調整呼吸，讓身體慢慢沉靜下來。盡量讓自己好好休息，遠離會讓你自覺脆弱的壓力來源。

在寧靜中尋找答案。有些人會禱告，但這不是唯一的方式。你可以問精神層次更高的自我，或專注地抱持一個清楚的意圖，然後讓自己完全放輕鬆。答案一定會出現，因為心智永遠找得到溝通管道。

有些人的說法是：向宇宙拋出一個問題，就能刺激宇宙做出回應。總之，世世代代的智慧都已證實有創意的解決之道一定會自動出現。

第一個階段：恐懼消散，你覺得自己堅強到足以對抗危機。

第二階段：知道該怎麼做。

第三階段：明白這段經歷的意義何在。只要你願意，高等腦就能自然而然地為你解惑。

行動：找一個可讓內心平靜下來的空間。遠離憂慮，不要陷入混亂之中。這種對心靈有益的環境能帶領你前往解決方法的那個層次，同時遠離發生問題的層次。

你不該問的三個問題會一直纏著你不放，除非你能有意識地把它們推開。我們都會因為罪惡感而自責，也會為自己的不幸去責怪他人，或是想像一起毀滅的情況。這三個不該問的問題就是如此，一旦我們屈服，它們就會對日常生活造成傷害。在你心智清明的時刻，要提醒自己這些想法都是自我懲罰。釐清想法，打破想要掌控你的本能情緒反應。

現在你是否面臨了什麼樣的問題呢？你要做的是，在眼前的黑暗中看清道路，絕對不屈服於恐懼和絕望。記住，千萬不要淪陷在困惑與衝突之中出不來。

7 從智能到直覺

智能腦幫我們分析狀況，直覺腦幫我們做出瞬間判斷與決策。你靠分析股市行情賺錢，是智能腦的功勞；你會一見鍾情，則是因為直覺腦牽線。

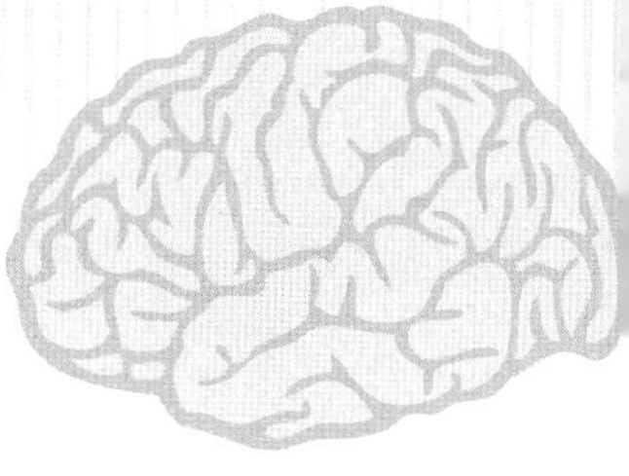

如果人類大腦的演化停止在情緒階段，依然是令人驚嘆的奇蹟。藉由極度微妙的情緒，把人類凝聚在一起。但是大腦的演化沒有在這裡止步，因為人類的心智還想要更多。光有愛與隨愛而生的妒忌、欽慕、感激、占有欲等等感受還不夠；光是能夠把愛增強成熱情或削弱成柔情也還不夠。心智想要留住愛，想要記住我們愛了誰、何時產生愛，以及為什麼愛。只有人類才會寫下這樣的詩句：「我是如何愛你？請讓我細數。」❶這是否只是一種理性遊戲？不是的，這是為生命增添一層豐富色彩的方式。

有意識地運用智慧——我們的智能腦

當你提出「我為什麼喜歡A？」或「我為什麼討厭B？」時，就是運用了「智能」這個演化程度更高的面向。大腦演化出智能，主要目的就是反擊以恐懼和欲望為基礎的固執迷思。理性思考讓你可以計畫如何取得你想要的東西，每一個人的生活都被理性思考主導。但是，理性思考也可以發揮制衡情緒的作用。你的情緒與智能在神經生物學的層次上互相協調，興奮性神經傳導物質（例如谷氨酸）與抑制性神經傳導物質（例如甘氨酸）就像陰和陽不斷調和。

從個人經驗來說，情緒與智能之間持續的交互作用，製造出永不間斷的內在論述（internal discourse），只要你處於清醒狀態，論述就會在你大腦中播放。在有些人身上，論述會以內在獨白的形式出現，大腦在取出記憶、習慣與制約的時候自己會「說」個不停。但是有些人的論述比較像內在的對話，舊的想法與新的想法互相角力。他必須決定自己要選擇哪一個想法：是大腦的既定反應，或是全新而未知的回應。這可能會是個問題。

有些人希望人生裡只有智能、沒有情緒，對這樣的人來說，這是一場非常艱辛的角力。傑西・李佛摩（Jesse Livermore）是美國「咆哮二十年代」（Roaring Twenties）典型的股市投資客。一八七七年出生在麻薩諸塞州，老照片裡的他，眼神空洞、表情陰沉，但他卻是世界上首批金融家之一。

除了在股票行情表上操控數字，他一輩子沒有做過其他工作。他為了數字而活，而且以高度精準的方式過著規律的生活。他每天早上八點零七分出門，當時的交通號誌都由站在箱子上的警察手動控制，每當他的豪華轎車出現時，第五大道上的每一個號誌燈都會變成綠燈。

一九二九年十月二十九日是可怕的黑色星期二，那天股市崩盤，李佛摩的妻子猜他失去了全部財產，就像他們所有的朋友一樣。她叫僕役們把家具搬出豪宅，李佛摩回家時只剩下一間空蕩蕩的房子。事實上，相信數字的他，那天的獲利還超越以往。這似乎是一則智能獲勝的好故事，但是一九三〇年代華爾街開始接受規範，少數投資客隨意操控股市的掠奪年代已經結束了，李佛摩難以接受新的局面。他的買賣變得毫無章法，也從一開始的沮喪進而陷入憂鬱。

❶ 摘自勃朗寧（Elizabeth Barrett Browning）詩作《我是多麼愛你》（How do I love thee）。原文是How do I love thee? Let me count the ways.

一九四〇年他走進私人俱樂部的浴室，朝自己的頭部開了一槍。至於他的財產最後下落如何，一直沒有公諸於世。

我們的智能會自然而然地提出問題，並尋找答案。人類心智對知識有源源不絕的渴望。我們走在平行的雙軌道上，一條軌道讓我們體驗發生在身上的每一件事，另一條軌道則對這些體驗發出質疑。大腦最後演化出來的大腦皮質，負責的是全面思考，包括決定、判斷、深思熟慮及比較。對神經學家來說，皮質是大腦最神祕難解的部位，比如神經元如何學會思考，或更神祕的，它們如何學會思考何謂「思考」？

這是你每天都在做的事情。你有了一個想法，然後你會深思這個想法的意義。聽起來似乎非常抽象，現在就讓我們從大腦的角度來拆解吧。

本能：「我餓了。」

情緒：「嗯，來個香蕉奶油派挺好的。」

智能：「吃下這麼多熱量好嗎？」

在智能層面，你擁有無窮無盡的選擇。你可以問自己：「誰做的香蕉奶油派比較好吃？」或「我真的想吃香蕉奶油派嗎？」或「這是不是因為我懷孕了？」你愛怎麼想都可以，甚至包括最誇張的想法（香蕉被摘下來的時候會痛嗎？）、最有想像力的想法（我想寫一本童書，內容是一個小男孩碰到一個會說話的香蕉奶油派），或是這兩者之間的任何想法。

人類對智能感到自豪，過去人類一直不相信其他動物也可能具有智慧，這個想法直到最近才迅速改變。比如說，幾乎沒有鳥類會在白雪覆蓋的大峽谷北側過冬；有些鳥類秋天時會收集種子並埋在地下，牠們取出松果裡的松子埋進土裡，看起來似乎是隨機掩埋，等冬季暴風雪過後，鳥兒仍可在積雪覆蓋的地方，把每一顆松子取出來。而且每隻鳥兒只會挖自己埋的食物，不會盜取其他鳥兒的。

動物擁有智慧的例子不勝枚舉，但是我們依然相當肯定只有人類才擁有智能。看大腦的結構就知道，以體重比例來說，人腦算是非常大了，而高等腦更是大得不成比例（九〇％的皮質是新生成的新皮質，這代表經常思考和做決定；而海豚的大腦約有六〇％用在聽力上，因為海豚是依賴水下聲納活動的動物）。儘管低等腦的衝動驅動著我們，例如性欲、飢餓、憤怒與恐懼，但是高等腦才是一切的主宰。

高等腦意味著自我覺察的到來。我們針對思考所舉出的每個例子，都用「我」做為開頭；「我」是使用大腦的有意識的存在。大腦的本能區與情緒區都存在於無意識的世界裡。在我們看來，動物的智慧也是完全無意識的。每年五月出現同一個月相的那一天，都會有數十萬隻鱟魚爬上北美大西洋的海岸產卵。數億年來的這一天，牠們會從深海中慢慢聚集。接下來的幾天內，會有一種叫做紅腹濱鷸的候鳥在遷徙途中來到這片沙灘，用散在沙灘各處的鱟魚卵填飽肚子。

紅腹濱鷸是一種身上有棕色斑點的小型鳥類，每年都會飛行數千英里到南半球的火地群島（Tierra del Fuego）過冬。沒有人知道紅腹濱鷸為什麼要在南北極之間飛越九千三百英里，跑到北極去養育雛鳥。我們也不知道紅腹濱鷸如何讓遷徙的時間配合五月最後一次滿月或新月，剛好在德拉瓦灣（Delaware Bay）沙灘上滿布鱟魚卵時抵達，這也是紅腹濱鷸遷徙過程中唯一的一餐。牠們的目的地是加拿大的南安普敦島（Southampton Island），這裡風大又荒蕪，幾乎找不到食物，富含脂肪的鱟魚卵讓紅腹濱鷸儲存了足夠的能量並得以存活。如此複雜的安排似乎意味著：本能一點也不單純或原始。本能可以做到智能難以想像的事情。

自然世界真的是無意識的嗎？這是否是我們一廂情願的想法？但有件事可以肯定：人類大腦的智能會把本能衝動、情緒以及從經驗中獲得的知識融合在一起。如果某人有不快樂的經驗，智能會試著尋找更好的經驗，或甚至採取極端的方式來終止痛苦，例如自殺。尼采有句話雖然令人沮喪卻也發人深省：「人類是唯一需要被鼓勵努力活下去的動物。」這句話也可用更正面的方式來說：「人類拒絕被低等腦主宰，甚至連生存也一樣。」

智能腦利用邏輯與理性思考，以小心謹慎的方式活在這世上。當本能腦使你做出發自內在的自然「反應」時，智能腦給你機會做出謹慎的「回應」。「回應」（response）的英文源自拉丁文responsum，意思是做出負責任的反應。對任何情況做出回應，都必須先了解情況，而反應則不需要。了解不能只針對單一事件，同時也要把社會背景納入考量。你必須對其他人感同身受，透過溝通來建立有意義的關係。當然，智人當初可能沒有這些高等的特質，同樣也能過著社會化的生活。黑猩猩也是社會化的動物，牠們在人類祖先超越靈長類動物六百萬年之後，也超越了其他的靈長類動物。

看著黑猩猩的雙眼，你會以為牠似乎有思想。但黑猩猩沒有責任感，儘管牠們很聰明，但是無法繼續延伸學習曲線。如果你在實驗中把食物藏在兩個盒子裡的其中一個，讓黑猩猩在一旁觀看，如果牠記得哪個盒子放了食物就可以把食物吃掉；黑猩猩只要試過幾次就能成功。但如果你改變實驗：把兩個盒子放在黑猩猩面前，如果牠把較重的盒子遞給你，你就給牠食物做為獎賞。就算試了六百次，黑猩猩的表現也不會比瞎猜來得好。但是一個三、四歲的孩子，很快就會知道他應該選較重的盒子。

我們也會分享學習成果。人類社會依賴教導傳承，只有非常特別的大腦才能做到，也就是可以立即把經驗變成知識的能力。經過數百萬年的演化，有些猴子已學會用石頭砸破硬殼堅果，高等靈長動物（例如黑猩猩）會用長棍把樹洞深處的鳥蛋掏出來，或是把洞穴裡的螞蟻引出來。但是這些技巧仍屬於原始能力。經過訓練的紅毛猩猩會從複雜的塑膠容器裡取出食物，這種容器有好幾個會動的零件，必須照順序移動才能打開。紅毛猩猩可以快速解開謎題，但是牠們有個瓶頸：牠們無法教其他紅毛猩猩也解開相同的謎題。

教導不能只靠示範，還必須透過語言。複雜的語言加速了大腦的演化，因為它促成了更精密的溝通模式。語言也讓我們能夠進行符號思考，當你遇到紅燈停下來的時候，並不是因為你聽見了「停」這個字；而是你把紅色與「停」聯想在一起，紅色是一個象徵符號。

聽起來雖然簡單，背後卻有巨大的含意。比如說，有閱讀障礙的孩子會有學習困難，他們的大腦在子宮裡發育時出現了缺陷，會把文字與字母的順序弄混。但是已有人發現透過有顏色的字母，就能避開這個缺陷：A是紅色，B是綠色，以此類推。透過這種符號聯想就能學習語言，因為大腦視覺皮質的其中一種機制被用於新功能，也就是辨識色彩的能力。人眼辨識微妙差異的能力相當不可思議，我們的眼睛能辨識一千萬種不同波長的光。沒有人知道這代表我們能區分幾種顏色，但是至少應該有幾百萬種。

這種想像力與創造符號的偉大天賦，也有可能適得其反。源自古印度的太陽符號「卍」如果畫在猶太教堂的牆上，可能代表褻瀆或甚至代表仇恨。想像也可能阻礙現實。「電影女神」這個詞之所以被創造出來，是為了讓大眾想像好萊塢演員並非常人。結果大眾更加渴望一窺形象背後的真相，挖出來的真相越庸俗越污穢，大家就越興奮。

長久以來，人類一直把心智區分成本能、智能與情緒。神經科學現在可以標定出這三者在大腦中各自的區塊。但是我們必須記住，這些區塊只是被創造出來的模型，因為自然的複雜程度是很難理解的。事實上，我們不斷創造現實，這個過程會用到大腦的每個區塊，而且每個區塊也會不斷進行交互作用。

如同大腦的其他面向，智能也會失衡。如果你太偏向智能，情緒與本能就會失去立足點。

這會導致過度刻意的行為，以及不切實際的想法。

如果你不發展你的智能，它就會卡在不夠成熟的思考模式裡。這會導致非理性行為，也會讓你受到各種有缺失的論點所害。你會變成外在影響力的一顆卒子。

智能腦的基本要點

- 智能代表心智最新的演化面向。
- 智能從不會單獨發揮作用，它會與情緒和本能結合在一起。
- 智能會幫你理性面對恐懼和欲望。
- 回應世界意味著對世界負責。
- 理性思考如果忘了自己的責任，會導致毀滅性的結果（所以才會出現原子彈、破壞生態系統等事情）。

珍視人類的價值——直覺腦

智能是你與生俱來的權利，包括對意義永不滿足的需求。但是直覺來自截然不同的需求：對價值觀的需求。是非、好壞都是基本需求，大腦天生準備好接受這些價值觀。從很小的時候開始，寶寶似乎就在這方面展現出直覺行為。甚至在學走路之前，當母親手上的東西失手掉落時，寶寶就會想要幫她撿起來：助人是一種內建的回應。我們可以讓兩歲的孩子看一齣有好人跟壞人的玩偶戲；好人會一起玩、互助合作，壞人則自私又愛抱怨。看完後問孩子最喜歡哪一隻玩偶，他們一定會選「好人」玩偶，而不喜歡「壞人」玩偶。我們已演化出有道德感的大腦回應。

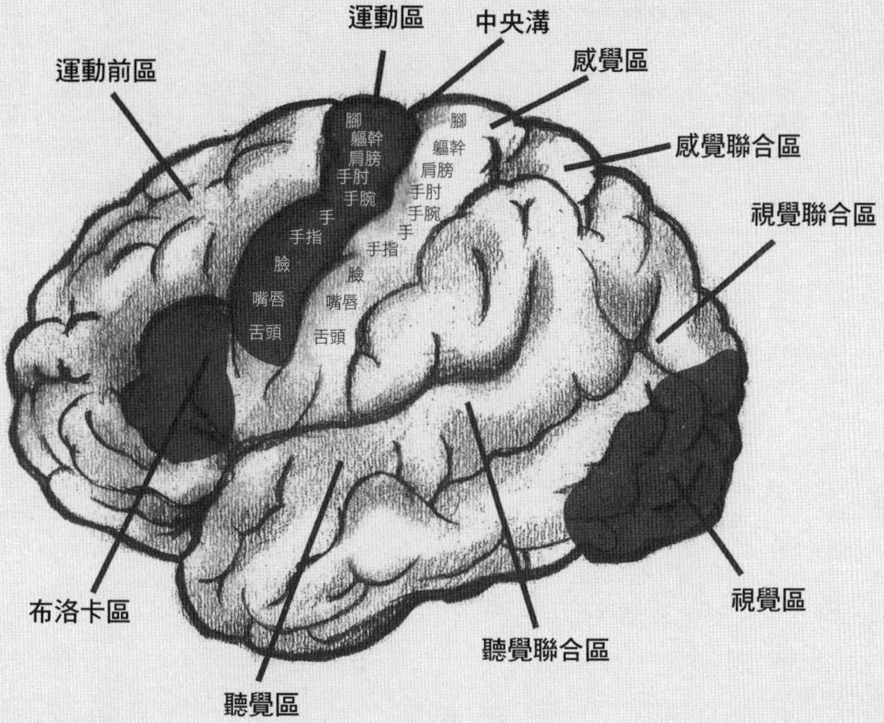

大腦皮質各區塊的功能

大腦主要由大腦皮質構成。大腦皮質是高等腦，負責許多與身為人類的聯合作用有關的功能：接收和處理感官訊息、學習、記憶、思想和行動的啟動，以及行為與社會整合。

大腦皮質是大腦最晚演化出來的部位，由總面積約三平方英尺的神經組織所構成，由內而外分為六層。「皮質」這個字的拉丁文意思是指「樹皮」或「外皮」，這層組織摺疊許多次，才能塞進頭骨裡面。大腦有數量龐大的神經元，約有四百億個。

大腦皮質包括三個主要功能區：一是接收和處理五種感官訊息的感覺區，二是控制自主運動的運動區，三是負責智能、認知、學習、記憶與高階思考的聯合區。

但是直覺是否存在，卻一直受到質疑。弔詭的是，智能會把本能視為非理性的迷信。魯伯特・沙爾卓克（Rupert Sheldrake）是一位有遠見的英國生物學家，他花了好幾十年的時間做實驗，想要證實直覺的存在。他的實驗包括感覺到自己被注視（通常是來自身後）這個常見的經驗。我們的腦袋後面有長眼睛嗎？如果真的有，這就是一種直覺能力，而沙爾卓克的實驗證實了確有此事。但令他痛心的是，他的研究結果卻引來爭議，沙爾卓克本人深感無奈，因為懷疑論者根本不屑仔細閱讀他的研究結果。

但是人類有直覺，是無庸置疑的。你人生的每個面向都要仰賴直覺，包括同理心。當你走進一個房間時，你可以感覺到裡面的人是否很緊張，或是在你進去之前曾吵過架，這就是直覺。你的直覺會告訴你這個人嘴裡說A這件事，但意思卻是B；或是看似聖潔的人是否隱藏著不可告人的祕密。

同理心的定義是了解並對他人的感覺感同身受。在人類的祖先「智人」身上，隨著溝通能力大躍進之後，同理心成為社會生存的一個關鍵要素。出於同理心，為人父母者願意在其他人忙著打獵採集時幫忙照顧大家的小孩。現在，同理心依然幫助我們過著群居生活，促進人際互動，是遏止自私攻擊與競爭的必要工具（這是社會努力要維持的平衡狀態）。

從更廣義的角度來看，同理心為道德論據與利他行為鋪好了路。同理心不同於同情心，因為同情心不會深入到分享對方心理狀態的程度；同理心也不同於情緒感染，在情緒感染的情況下，你不確定這是自己的情緒，還是因為受到其他個性強烈的人所影響。

從神經層次來說，大腦被同理心啟動的主要部位是扣帶皮質。扣帶皮質就像一條位於大腦皮質中間的帶狀物，被視為邊緣系統的一部分，處理的是情緒、學習與記憶。在生理上，產生同理心的位置就在這裡。女性大腦扣帶迴中與同理心聯合作用的部位，比男性的大腦更大；而精神分裂症患者的這個部位通常較小，他們被孤立在自己的情緒之中，對其他人的感受產生錯

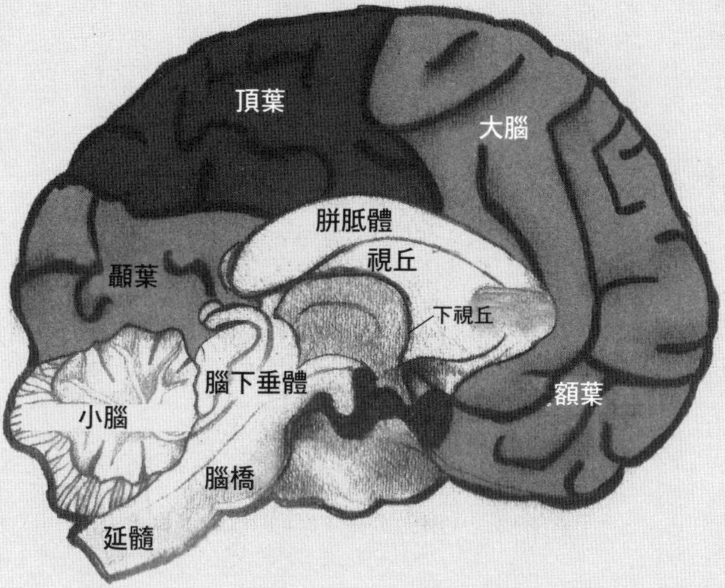

大腦皮質各區塊

大腦皮質由許多不同的腦葉組成。枕葉位於大腦皮質後方，視覺皮質就在枕葉裡，大腦在這裡傳遞和攔截眼睛所接收到的訊息。左視覺皮質連接到右眼，右視覺皮質連接到左眼。枕葉前面是顳葉，這裡是為了生存而由原始本能驅動的情緒，包括恐懼、欲望、飢餓與性欲等。這裡也控制著聽覺與平衡。大腦的這個部位如果受損或功能失常，可能導致無法控制食欲和性欲。

在顳葉前方和上方的是頂葉，這裡處理的是感覺訊息與空間定向，能讓你知道自己身在何方。最後是在頂葉前面的額葉，負責調節運動控制力和運動，也會調節我們的社會行為。假如額葉受損或長腫瘤，病患可能會病態失控而成為極端的暴露狂，甚至成為性騷擾者。

大腦皮質左右兩半，由一個稱為胼胝體的神經纖維束連接在一起。胼胝體讓左右腦可以彼此「溝通」，缺了胼胝體，可能會出現「異手症」，病患連自己的手都不認得，甚至引發兩手的戰爭。胼胝體下方是邊緣系統，視丘和下視丘就在這裡。視丘與感官認知有關，同時也調節運動。下視丘調節荷爾蒙、腦下垂體、體溫、腎上腺和許多其他活動。

大腦的另外兩個主要部位是小腦與腦幹。小腦位於後面，負責控制動作的協調、平衡與姿勢；腦幹（延髓與腦橋）是大腦最古老的部位，連接大腦與脊髓，負責調節心跳、呼吸與其他的自主行為。

控制生理作用的大腦功能（從心跳到恐懼反應到免疫系統）集中在大腦皮質、小腦或腦幹等幾個特定部位，這些部位會互相溝通，建立一個錯綜複雜的平衡與協調機制，這是所有大腦活動不可或缺的組成部分。比如說，當你看見一朵花時，你的眼睛接收到的視覺訊息會傳到大腦後方的枕葉皮質，但在那之前，同樣的視覺訊息會先經過大腦的其他部位，讓你的動作也能根據視覺訊息做出反應。

這些部位的數百億個神經元以極度平衡與和諧的狀態攜手合作，就像演奏美妙音樂的管弦樂團一樣運作，沒有任何一種樂器會太大聲或走音。平衡與和諧是大腦成功運作的關鍵，它們也是宇宙維持穩定的關鍵。

覺妄想。

同理心也與「鏡像神經元」❷有關，這種神經細胞也存在於低等靈長動物的身上，例如猴子。猴子「依樣畫葫蘆」是學習新技巧的關鍵行為，可從神經元上獲得解釋。猴子寶寶，甚至是哺乳中的猴子寶寶，一看見母親抓取食物送進嘴裡時，大腦中負責抓取、撕裂食物及咀嚼的部位就會發亮；牠們的大腦反映了眼睛所見。我們無法用人類嬰兒做實驗，確認同樣的情況是否也會發生在人類身上，但是極有可能如此（鏡像作用可能會有負面影響，例如當幼童看見家暴等負面行為時，也會觸發同樣的大腦模式。受虐兒長大後經常成為施暴者，因為這種行為的印記非常深刻）。

沒有人知道鏡像神經元的完整功能，但是它們似乎在社會依附中扮演關鍵的角色；這樣的過程讓我們獲得安全感與滋養，也讓人際關係中的苦惱獲得緩解。有一種神經傳導物質叫做神經胜肽，這是大腦裡調節社會依附的小分子蛋白質，包括催產素、類鴉片胜肽與泌乳素都是神經胜肽，它們會調節同理心反應。

催產素會激發母性行為，讓一個人感到「充滿了愛」。把含有催產素的藥劑噴入鼻腔，已證實能減緩受試者的社會壓力反應與大腦恐懼反應。催產素也可以增加彼此之間的信任，讓你對他人的臉部表情更加敏感。因此催產素扮演的角色相當關鍵，它的另一個名字更有名：「愛的荷爾蒙」，但是我們不能從字面上斷章取義。愛是一種複雜的行為，對大腦各處的許多反應都很敏感，不會只來自一種荷爾蒙。

有人問我們：心智與大腦的界線到底在哪裡。曾經瘋狂墜入愛河的人都能證實，這種神祕的現象因人而異。人類大腦已演化出一種生物結構，這種結構源自低等動物的交配，但對於自己如何去愛、受到怎樣的人所吸引，我們會做出各式各樣的不同選擇。生理需求給了我們愛的衝動，但是它無法支配大腦。

這些議題都可回歸到自由意志，我們相信自由意志才是人生真正的主宰。但是神經化學物質的確可以控制情緒，包括愛與同理心。關於這一點，我們可以從兩方面來解釋。

首先，我們可以說我們無法控制自己的感覺；我們是神經化學的奴隸，幾乎或完全沒有自由意志。另一方面，從超級大腦的角度來看，我們可以說大腦是一種無比精準的器官，可以隨時製造出我們需要的情緒。大腦需要刺激的觸發，但是這種刺激可能非常微妙。一位女人碰到有魅力的男人時，她的反應取決於她是否「待價而沽」。如果她不是，大腦的愛情機制就不會被觸發；如果她是，情況就相反。無論是哪一種情況，大腦都不會幫這位女性做決定。儘管情緒的影響力無庸置疑，但是其製造目的還是為了滿足我們。

這就是直覺的功能。直覺超越情緒與智能，讓你看見事情的全貌（心理學家稱之為完形）。在職場上，負責人不必佩戴「我是老闆」的名牌，有各種蛛絲馬跡（聲調、大辦公室、權威感）交融，形成我們靠直覺感受到的全貌。我們說自己「感覺得出」某種情況，但這與情緒的感覺完全不同。這種感覺讓你知道此刻同時發生的每件事，你無需一一去拼湊每一種情緒訊息或智能訊息的片段。

以下情況都屬於直覺：

- ⊙一見鍾情。
- ⊙知道對方在說謊。
- ⊙覺得事出必有因，雖然原因尚未浮現。
- ⊙口是心非的譏諷。

❷鏡像神經元（mirror neuron）可以讓觀看者在腦中直接反映出他人的行為，就像照鏡子一樣。

⊙因為笑話而哈哈大笑。

如果直覺獨立存在於大腦的某個特定部位，或許就不會有這麼多爭議。可惜，事實不然。最普遍的說法是右腦負責直覺，左腦理性而客觀，但是這種二分法禁不起嚴格的檢驗。不過直覺很強的人都被證實了有以下特徵：

⊙無需經過理性思考就能迅速做出決定，而且決定都相當正確。
⊙會注意微妙的臉部表情。
⊙仰賴洞察力，也就是不需要等待原因得出結論，就能直接了解狀況。
⊙創意跳脫常規。
⊙擅長判斷個性，也就是很會看人。
⊙相信並遵循最先出現的本能，也就是所謂的「一眨眼」或瞬間判斷。

對任何一個相信直覺的人來說，最後一項的瞬間判斷最令人好奇。傳統上，我們更加重視其他的判斷方式。年輕人被告誡要三思而後行，但事實上，我們都是瞬間就做好決定。所以才會有人說第一印象最重要，而發生在眨眼之間的第一印象威力也最強大。最近的研究顯示，第一印象與瞬間判斷通常最為正確。經驗豐富的房產仲介會告訴你，買主走進一間房子三十秒就能判斷這間房子適不適合。

長期以來，大家都以為口頭形容一個人的五官會比較容易記住對方的長相。「那個女孩有一頭棕色長髮、皮膚白、鼻子又挺又俏，還有藍色的小眼睛」，這樣的描述應該會讓這張臉留在記憶中。但是實驗結果卻恰恰相反。有一項實驗是快速閃過一連串的照片，請受試者在認出某張臉時按下按鈕。實驗前快速瞥過照片的受試者，表現得比有時間口頭描述照片的受試者更好。直覺上來說，這樣的結果似乎非常正確，因為我們都知道何謂牢牢記住一張臉，不需要透過理性一一拆解五官。當受害者說「那張臉再過一百萬年我也認得出來」時，我們也相信他所言不虛。

實際上，想擁有第六感的人都需要直覺。感官非常單純，是透過看、聽和觸摸去感受周遭環境的一種原始方法。更重要的是，你靠「感覺」度過一生；你跟著直覺走，知道什麼事對你好，什麼事對你不好；知道職涯目標在哪裡，避開死路一條的工作；知道誰會愛你幾十年不離不棄，誰只是匆匆過客。如果你問成功者如何達到頂峰，他們通常都會給你兩個答案：一個是運氣好，另一個是在正確的時間出現在正確的地方。然而幾乎沒有人能解釋怎麼做，才能在正確的時間出現在正確的地方。但如果我們把直覺視為一項真正的本領，那麼這些成功者或許就是最擅長「憑感覺」過日子的人。

預知未來也是直覺，我們全都具備這項能力，千萬不要把這種能力當成超自然現象。在一項實驗中，讓受試者迅速瀏覽一批照片，其中包括致命車禍或血腥戰場等可怖照片。受試者一邊看照片一邊接受壓力反應監測，例如心跳加速、血壓上升、手心冒汗等。當受試者看見可怕的畫面時，必定會觸發壓力反應。但是卻出現了一個奇怪的現象：他們的身體在可怕畫面出現之前就已經出現了壓力反應。這表示他們的身體在預測未來，或者說得更準確一點，是他們的大腦在預測未來，因為只有大腦能觸發壓力反應。

我們的意思不是指大腦的某個面向優於其他面向，但是我們不應該因為頑固的懷疑或偏見就徹底否定某個面向。在受控制的環境中所做的實驗，應該能提供智能腦可以接受的客觀證明，因此如果已有數百項認知心理學研究都證實了直覺確實存在，社會就不應該用懷疑，甚至負面的態度來看待直覺，這樣有失公允。你有直覺嗎？你的直覺告訴你，你有。

如同大腦的其他面向一樣，直覺也會失衡。太相信直覺，會忽略理智。這會導致衝動的決定與非理性的行為。如果忽略直覺，會失去察覺全貌的能力。這會導致盲目決定，因為你過度依賴合理化的行為，就算這些行為明顯有錯，你也看不見。

智能腦的基本要點

- ⊙你可以相信直覺。
- ⊙靠直覺來生活，不要用理性評估，會過得好些。
- ⊙瞬間判斷是精準的，因為直覺不需要經過高等腦的處理。
- ⊙理智的速度比直覺慢，但是我們卻常用理智來確認直覺，因為我們被教導理智比較可靠。
- ⊙直覺腦的預知能力不設限，一切取決於心智想要大腦完成什麼任務。

催生超腦：整合四重大腦

個別分析過大腦的四個面向後，再把它們組合起來，會得到怎樣的結果呢？那就是：一個用來創造實相、擁有無限可能的超級棒工具。達成健康、幸福與成功的最好方式，就是平衡大腦的四個面向。當你偏重於某個面向，大腦就會失去平衡。遺憾的是，我們很容易就會偏重大腦的某個面向，進而鼓勵這個面向主宰大腦。當你說「我一直很傷心」，就表示你認同情緒腦；而當你說「我一直很聰明」，就表示你認同智能腦。同樣的，當你的行為被無意識的衝動牽著走時，就可能會被本能腦主宰；而當你喜歡賭一把或冒險時，就可能會被直覺腦掌控。只要重複次數夠多，你所偏重的大腦區塊就會漸漸占上風，不被看重的區塊就會開始萎縮。

問題是，你在任何一個區塊都找不到真實的自己。你是每個區塊的總和，而所有的區塊都由心智控制。大腦的主宰者簡稱「我」，也就是自己。「我」可能會忘記自己的角色，淪為情緒、信念、衝動等因素的奴隸。在這種情況下，是你的大腦在支配你，而且不是出於惡意或為了取得掌控權——而是你訓練大腦支配你。你的每個想法都是指令，你也許會很難接受這個觀念，但事實如此。站在一幅印象畫前面，豐富的色彩與輕鬆的氣氛會立刻吸引住你。由視覺皮質處理的原始資料不會訓練大腦，但是當你心想「我喜歡這幅莫內畫的大教堂」時，你正在對大腦下指令。換句話說，你在訓練大腦，而且這個過程並不簡單。

當你心想「我喜歡X」時，無論這個X是莫內、香蕉船或是你未來的結婚對象，你的大腦都會進入全面整合模式。

- 大腦記得你喜歡什麼。
- 大腦記得歡愉的感覺。
- 大腦記得歡愉來自何處。
- 大腦記得未來要重複相同的歡愉。
- 大腦在記憶庫裡添加一筆獨一無二的記憶。
- 大腦把新記憶跟所有的舊記憶進行比對。
- 大腦把歡愉的化學反應送到全身的每一個細胞。

以上只是大腦進入整合模式的簡短版流程。把這些資訊整合在一起，是人類心智最了不起的成就。我們分分秒秒都在這麼做，卻無法解釋我們是如何做到的。我們的目的，是擴充大腦的全面整合模式。

我們的內心深處都知道，喜歡博物館裡的每一幅畫會比只喜歡少數幾幅畫更好。每個畫家都有他獨到的看法，欣賞他們的作品時，就等於打開心胸去接受他們的看法。甚至在內心更深層的地方，我們都知道應該去愛每一個人，而不是只愛身邊親近的人。但是擴展大腦的情緒中樞是危險的，令人害怕。通常我們會認同跟自己最像的人（種族、地位、教育程度、政治立場等等），跟最不像我們的人感覺最疏遠。

隨著年紀漸增，你的好惡會更加狹隘，這表示你拒絕讓大腦發揮全面整合的能力。社會心理學有個很有趣的實驗。他們從科羅拉多州的波爾德城（Boulder）找來十位受試者，波爾德是一個政治風氣開放的城鎮；再從科羅拉多斯普陵（Colorado Springs）找來十位受試者，這是一個風氣保守的地方。現今美國社會的問題之一就是政治立場壁壘分明，人口分布是這個問題的原因之一。過去政治看法相左的人居住在同一個地方，所以勝出的候選人可能會贏五到六個百分點。

但是二次大戰後出現了一個決定性的改變。自由派的人搬去自由派支持者較多的地方，而保守派的人則搬去保守派支持者較多的地方，選舉結果當然會一面倒。波爾德與科羅拉多斯普陵的實驗，就是想試試這個現象能否改變。兩組受試者在各自的小組裡討論政治議題，並且針對自己對每個議題的感覺打分數。舉例來說，如果題目是墮胎或同志婚姻，他們會用一到十分來表達自己對這個議題的支持或反對程度。

他們請一位波爾德代表到科羅拉多斯普陵組旁聽，而科羅拉多斯普陵也派代表到波爾德組旁聽。兩個代表都可以針對自己的立場進行論述，尋求看法對立的人支持自由主義或保守主義，並在一個小時後請受試者再針對各議題打一次分數，看看聽過反方意見後，有沒有軟化他們的看法？你可能以為這樣的結果是必然的，但恰恰相反。聽完自由派的看法之後，保守派對議題的看法變得更加保守。同樣的，自由派也更加支持自由派。

評估這些實驗結果，可能會令人感到沮喪。你或許以為傾聽來自反方的觀點會讓人打開心胸，但是有些神經科學家從這些實驗結果發現，這種「敵我」觀念早已內建在大腦裡。對立是我們定義自己的方式，我們需要敵人才能生存，因為敵人的存在使早期人類磨練出自衛與戰爭技巧。

我們強烈反對這樣的解釋。這種說法忽略了一個基本事實，那就是心智可以克服既存的大腦模式。以波爾德與科羅拉多斯普陵實驗為例，以封閉的心態去聽反方意見，以及下決心要好好了解反方意見，兩者之間天差地遠。

狄帕克的朋友說過一個好笑又帶點感傷的小故事。這位朋友出生在北卡羅萊納州的一個小鎮，鎮裡有一家百貨公司叫柏斯坦（Bernstein's），這是個猶太名字，但鎮裡也有非猶太裔的家族姓氏叫同一個名字。「非猶太裔的家族說自己的名字發音是柏斯丁，而百貨公司的發音是柏斯坦。」這位朋友告訴狄帕克。為什麼？朋友無奈地說：「這樣大家才不會搞錯偏見的對象。老實說，我的家人從未遇過任何猶太人。」

我們拒絕相信歧視就內建在大腦中。仔細檢視大腦的生理構造，你會發現大腦是一個高度整合的器官，各個部位的神經細胞都不斷地在彼此溝通。在生物學家眼中，所有的特質，包括大腦在數百億神經元之間的溝通能力，都簡化成兩個主要目的：一是物種的生存，二是個人的生存。但是現在的人類不接受單純的生存目的。如果我們只以生存為目的，就不會對窮人慈悲，不會為病人蓋醫院，也不會關照殘障的人。

維護每個人的性命，使我們超越了達爾文適者生存的演化論。我們分享食物，也可以接受沒有後代的婚姻。簡言之，演化變成一種選擇，而不是出於自然需求。大腦正朝向一個更全面的方向前進。

我們最喜歡用一句話來形容這個趨勢：「智者生存」。只要你願意，你也可以選擇透過有意識的選擇來進行自我進化。

大腦的成長：如何參與下一個演化大躍進

⊙不要在生活的任何層面煽動衝突。

⊙盡量保持平和。如果暫時做不到，就先走開。

⊙珍視同情心。

⊙用同理心取代責怪或嘲弄。

⊙不要總覺得自己都是對的。

⊙跟不同於自己的人做朋友。

⊙心胸寬大。

⊙戒除物質主義，重視內在成就。

⊙每天提供一項服務，一定有你可以付出的地方。

⊙對有困難的人表達真誠關心；不要忽略不快樂的跡象。

⊙拋棄敵我思想。

⊙如果你是生意人，請秉持良心賺錢，給道德與獲利同樣的比重。

以上這些都不是遙不可及的理想。因治癒小兒麻痺症而享譽全球的喬納斯・沙克博士（Jonas Salk），也是一位有遠見的慈善家。他想出一個「超生物學世界」（metabiological world）的觀念，意思是一個超越生物學的世界。這是一個由身為現實創造者的人類來決定的世界：我們的言行思想全都超越生物學之上。那麼，我們做這一切到底為了什麼？沙克認為，我們有一個最重要的目標：全力施展我們的潛力。只有全面整合的大腦，才能帶領我們達成這個目標。標榜智能的科學，排除了主觀的感覺、本能與直覺。對大部分的物理學家來說，宇宙的存在毫無目的；宇宙只是一台巨大的機器，裡面的組成部分就是用來被研究的。但如果你全面整合大腦，你會發現宇宙的存在當然有其目標，那就是孕育生命與生命所帶來的經驗。隨著你自己的經驗變得更豐富，宇宙實現目標的能力就更強。這就是大腦最初開始演化的原因。

超腦的解決方案6：找出你的個人力量

如果每個人都擁有創造實相的能力，為什麼還有這麼多人活在不滿之中？實相創造應該帶來一個你想要的現實，而不是你莫名其妙置身其中的現實。但是你必須先擁有創造實相的力量，才能做到這一點。跟任何事一樣，個人力量也必須經過大腦的洗禮。一個有力量的人會同時具備許多特質，每個特質都是經過訓練才存在大腦中：

什麼是個人力量？

- ⊙自信。
- ⊙良好的決策能力。
- ⊙相信直覺。
- ⊙樂觀的看法。
- ⊙對他人具有影響力。
- ⊙具有高自尊。
- ⊙把渴望化為行動的能力。
- ⊙克服障礙的能力。

如果有人覺得自己無力改變現況，一定是缺少了上述的一項或更多項因素。也許你以為充滿力量的人，天生就特別有自信或具有領袖魅力；但事實上，多數大權在握的執行長，個性都很沉穩安靜，是個有條理的人，他們學會了改變現況以達成目標的祕訣。一開始，他們跟其他人沒有兩樣；差別在於反饋。他們內化每一次小小的成功，強化每一個新的機會。他們用吸收經驗、提高標準的方式來訓練大腦。

反觀經常有無力感的人，他們訓練自己去吸收負面經驗，對大腦來說，這是同樣的過程，因為神經元對於成功或失敗的訊息都一視同仁。就現況來看，無力感的人很多，而榨取個人力量的社會趨勢卻越來越強大。無論讓你掙扎的原因是經濟衰退、強勢的配偶或日常工作缺乏成就感，你都必須找到力量。更重要的是，智慧傳統代代相傳、一再重複，每個人身上早就蘊藏著無窮盡的力量。

在我們討論個人力量之前，讓我們先釐清什麼不是個人力量。個人力量不是用來為所欲為的武器，也不是壓抑對自己的不滿而去達成世人豔羨的理想；不是金錢、地位、財產，也不是其他有形的物質。有些含著金湯匙出生的繼承人，無力感比一般人更強烈。這是因為：跟力量有關的問題都是「內在」的問題，也就是你跟自己的關係。

我們已經知道什麼不是個人力量，接下來我們來看看五個找到真實力量的步驟：

1. 停止把力量拱手讓人。
2. 檢視為什麼當個受害者「有好處」。
3. 讓自己變得更成熟。
4. 順應進化趨向或個人成長。
5. 相信在每天的現實生活之外，還有一個更高的力量。

以上各點都取決於一個把它們貫穿起來的觀念：你所看見的現實，是由無形的電流建構而成的，這些電流流經你的內在、身邊及你的全身。

「內在」的你受到身體的創造力與聰慧所支持，也就是內在的智慧；而「外在」的你則是受到維持宇宙的演化力量所支持。認為自己與這些力量無關，而是孤單又軟弱地坐在一顆屬於自己的泡泡裡，是導致無力感的最根本錯誤。讓我們來看看重新找回個人力量泉源的每個步驟吧。

1 停止把力量拱手讓人

無力感不會因為單一事件而產生，不會像是有一群野蠻人突然衝進門，還一把火燒掉你的房子。

這是一個漸進的過程，在多數人身上，這個過程緩慢到難以察覺。事實上，它們非常樂意你把力量拱手讓人。為什麼？因為失去力量，似乎就能輕鬆討人喜歡、被接受及被保護。你會在什麼情況下，自動放棄個人力量：

- ⊙想要討好別人，求得別人認同時。
- ⊙想順從群眾意見時。
- ⊙認為其他人比你重要時。
- ⊙出現比你更有力量的人時。
- ⊙心懷怨恨時。

這些行為都會發生在心理層面，所以是你看不見的。當女人不知不覺地讓出力量時，似乎本就應該安份地待在背景裡，接受大家的意見，為了孩子而活，任由強勢的配偶用殘酷的方式對待她。無論犧牲是大是小，都會降低了她的自我價值；而少了自我價值，她也會降低對大腦的期待，進而削弱了大腦的能力。

所有被隱藏起來的力量都是自我的力量。如果自我價值一點點流失，取而代之的就是接連不斷的妥協、假姿態、習慣與制約。你的大腦接受到這樣的訓練後，會把生命視為慢慢腐朽的過程；少了挑戰，創造實相就會變成例行公事。自尊過低會成為過濾器，阻擋不斷傳入、鼓勵你邁向成功的訊號。

突破：想要停止拱手讓出力量，就要抗拒隨波逐流的衝動。學會為自己發聲。別再拖延你一直不敢做的小事。每天都要給自己一個取得小小成功的機會。察覺自己的成功，記住這些成就的時刻。別再把自我否定看成是美德。無止盡的退讓，是缺乏滿足感的根本原因。別再心懷怨恨，把能量浪費在長期憤怒上。下一次你感受到威脅時，問問自己如何把威脅變成機會。

2檢視為什麼當個受害者「有好處」

當自我價值開始一點一點流失時，你很快就會把自己變成受害者。在這裡，我們所謂的受害者是指「無私的痛苦」，說自己不重要，就可以把自己承受的痛苦變成美德，宛如烈士。如果你有一個崇高的精神目標或宗教信仰，當烈士是好事；反之，如果你沒有一個崇高的目標呢？大部分的受害者都在不值得的祭壇上做了無謂犧牲。

這樣的犧牲，你根本不需要

⊙為別人的錯背黑鍋。
⊙掩飾自己受虐的事實，無論是身體或心理。
⊙默許自己被公開貶損。
⊙讓自己的孩子不尊重你。
⊙不說真話。
⊙壓抑自己的性欲。
⊙假裝去愛。
⊙做自己討厭的工作。

耽溺在上述任何一種無謂的犧牲，都會讓你更容易遭受壞事的打擊，因為受害者心態一旦在大腦裡變成習慣，就會讓你的反應受限，不管碰到怎樣的情況，你都會無意識地走上第一線。這是一種非常危險也非常強大的期待。

受害者總是能為自己的困境找到「好」理由。他們原諒施暴的配偶，因為寬容是崇高的；他們縱容吸毒的癮君子，因為包容與接納也是崇高的。只要退一步觀察，就會發現這些受害者其實都是刻意惹禍上身，最後的結果就是無力感。受害者總是被欺凌的對象，只要你想扮演受害者的角色，到處都能找到讓你耗盡力量的施暴者、癮君子、憤怒成癮的人、控制狂和小屁孩。

突破：首要之務，就是知道你的角色由你決定。你沒有受困在宿命、命運或上帝的旨意裡。對聖徒來說受苦是神聖的，但是在日常生活中當個受害者卻是個糟糕的選擇。改變你的選擇。認清哪些人是你主動邀請的施暴者，請採取行動開除他們。別再拖延，也別再找合理化的藉口。如果你覺得自己受到任何虐待、傷害、貶損或欺負，請面對現實並儘快逃開。

3 讓自己變得更成熟

人類是唯一不會自動成熟的動物，這個世界到處都是未能走出童年和青少年期的成年人。成熟是一種選擇，走入成年期是一種生命成就。在媒體的轟炸下，人們很容易誤以為年輕才是人生高峰；事實上，年輕（從十三歲到二十二歲）是最沒安全感、壓力最大的人生階段。想要得到個人力量（與幸福），最具有決定性的關鍵計畫就是變成一個成熟的大人。

這個計畫會長達數十年，但是隨著你通過每個路標與轉捩點，滿足感也會越來越強烈。悔恨、不滿和憂鬱的老年人，對過往歲月心滿意足的老年人，兩者之間存在著極為明顯的差異。到了七十歲，一切都拍板定案。想要跨出邁向成熟的第一步，你必須先有個目標。對我們而言，這個目標的具體呈現就是「核心自我」。塑造現實的，就是你的核心自我。

擁有核心自我是什麼感覺？

- ⊙你知道真正的自己是誰。
- ⊙你不會覺得受制於人。
- ⊙你不會為了獲得別人認可而活；就算不被認可也不會傷心。
- ⊙你有努力的長期目標。
- ⊙你為了自尊與自我價值，克服難關。
- ⊙你尊重他人，他人也尊重你。
- ⊙你了解自己的情緒，不會受到他人的情緒影響。
- ⊙你充滿安全感，喜歡你所歸屬的地方。
- ⊙人生經歷帶給你智慧。

擁有核心自我，就是成為你人生故事的編寫者；相反的，身為受害者是活在別人的故事裡。核心自我會設立目標，所以它會走在你的前面帶領你。你不能期待馬上就趕上核心自我，就像幼稚園的學童無法了解當大學新鮮人是什麼感覺。我們使用「核心自我」而不是「成熟自我」，這是因為「成熟」通常帶有貶義，往往暗示一個人的生活一成不變又無趣。事實上，如果你能年復一年朝著啟發你的願景前進，你的人生旅程會變得更加豐富。願景創造機會讓你取得滿足感，因此核心自我是巨大的力量來源，你的未來也由此而生。

突破：首先，別再擁護膚淺的行為，轉向擁護有深度的計畫，以成為完全真實、成熟的自己為目標。坐下來，寫下你的個人願景，擬定能為你帶來成就感的最高目標。尋找擁有相同願景且獲得成功的人。一旦你知道要往哪裡去，通往目標的路就會靠著內在指引而自動開展。讓這件事自然發生，剛剛出現的潛力需要一天天加強。

4 順應進化趨向或個人成長

這一章所討論的大腦進化已說明得很清楚，未來的進化是一種選擇。你的大腦並未受到達爾文演化論的束縛。你的生存不受威脅，受威脅的是你的成就感。選擇自動成長，意味著你將面對未知。這條路一開始走起來搖搖晃晃，每個人多少都會感到不安，但是這種不安感會被沉著與真正的知識取代。

但是少了進化就無路可走，只剩下毫無目標的漫遊。進化是一種宇宙力量，它是漂流的星狀塵雲團在地球上創造生命的原因，也是創造力與智慧的來源。你想出的每一個好主意，你的每一個豁然開朗的時刻，都證實進化在無形中發揮作用，它在幕後指引著人生。

我們強烈相信宇宙支持著每一個人的自我進化，但同時你也可以主導自己的成長。關鍵是渴望。我們都渴望更多更好的事情發生在自己身上，如果這些更多更好的事情有助於成長，就表示你正在主導自己的進化。如果你渴望的事情有可能幫助他人，那麼達成目標的機會就更高了。

如果你只考慮當下的感受是好是壞，那麼渴望將會是一個不可靠的嚮導。你需要更大的參考架構。印度文化在「法」（Dharma，善行）與「非法」（Adharma，惡行）之間做了明顯區分。「法」包含了所有自然而然護持生命的特質：幸福、真理、責任、美德、奇妙、敬仰、尊敬、感激、非暴

渴望何以會促成進化？

- ⊙渴望不會重複過去，充滿新鮮感。
- ⊙渴望幫助很多人，不只是你。
- ⊙渴望帶來滿足感的容光煥發。
- ⊙渴望滿足深層的希望。
- ⊙渴望不會讓你後悔。
- ⊙渴望會輕鬆而自然地開展。
- ⊙你不會跟自己或外在力量角力。
- ⊙滿足渴望對其他人和你自己都有好處。
- ⊙渴望打開了更多的行動空間。
- ⊙隨著滿足感的提升，渴望也擴展了你的覺察力。

力、愛、自我尊重。對個人來說，以上所有特質都有利於進化，但你必須選擇你要的優先特質。

另一方面，不好的選擇——「非法」，那些不會自然而然護持生命的特質，包括憤怒、暴力、恐懼、控制、武斷、嚴苛的懷疑主義、惡意行為、自我沉溺，以及習慣、偏見、上癮、偏執與無意識的制約。能夠統一東西方傳統智慧的，就是了解什麼是「法」、什麼是「非法」。前者帶你走向開悟與自由，後者則通往更巨大的痛苦與束縛。

突破：遵循「法」的道路走。「法」是終極力量，因為如果進化是萬物的正途，那麼身為個人的你也不例外。誠實檢視你的日常生活與每一個決定，問問自己如何增加「法」的選擇，並減少「非法」的選擇。就這樣一步一步貫徹你自我進化的信念。

5相信在每天的現實生活之外，還有一個更高的力量

到目前為止我們所描述的一切，如果缺乏一個更高的現實觀點就無法實現。此刻，讓我們把宗教

與任何跟上帝有關的指涉都放在一旁；更重要的是，你有機會超越負面角色，去扮演現實創造者的角色。無論是什麼讓你陷入無力感的狀態，如果你預想自己會永遠陷在這樣的狀態裡，就絕對不可能重新獲得力量。

幸運的是，超越痛苦的力量一直都存在，這是你與生俱來的。即便只擁有一絲絲的意識，也能與那支持進化、創造力及智慧的無限意識產生連結。這些都不是偶然，也不是少數幸運兒才擁有的特權。當你主動要求與更高層次的實相產生連結時，這個連結就會出現。

一窺更高層次的實相

⊙ 你覺得受到看顧和保護。
⊙ 你覺得獲得照顧。
⊙ 你認為生命中的幸福宛如恩澤。
⊙ 活著讓你充滿感激。
⊙ 自然使你感到敬畏。
⊙ 你曾看到或感覺到一道微妙的光芒。
⊙ 曾經有某種神聖的存在感動過你。
⊙ 你曾體驗過純粹的狂喜時刻。
⊙ 奇蹟似乎可能發生。
⊙ 你感受到你的人生有個更高的目標。人生沒有偶然。

更高層次的實相離我們有多近？打個比方好了，請想像自己被困在網子裡。所有的網子都有網眼，所以找個網眼穿過去吧。更高層次的實相，就在那裡等著你。

有個婦人的丈夫非常跋扈，讓她充滿了窒息感與無力感。她從未外出工作過，為家庭奉獻了二十年的青春。但是當她踏入繪畫的世界後，她跳出了那張網。繪畫不只是消遣，還是逃離路線。後來她找到了欣賞她作品的買主，此時她的內在發生了轉變。她的現實從「我被困在這裡什麼也不能做」，變成「我比自己所想的更有價值，看看我創作的這幅畫多麼美麗」。

突破：意識中隨處都可以找到逃離路線，只要你留意覺察力裡所隱藏的潛力並緊緊抓牢，就能成功脫困。想想看，人生中有哪些事情是你渴望已久，卻一直沒能實現的？你必須再次檢視這些選擇。如果你追求自己所珍視的目標，更高層次的實相就會重新建立與你的連結。這個新連結會在你的「內在」產生喜樂與好奇，讓你更期待明天的到來。而「外在」發生的效應，則是無限擴展的可能性，並在你幾乎不抱期望時跳出來支持你。

以上我們所討論的，說穿了都是某種形式的逃離路線。所有的逃離路線都會回到核心自我，也就是那個天生就是實相創造者的人。那個人與個人力量無關，真正重要的遠遠超越個人：那是創造的榮耀、本質之美、愛與同情的中心特質、發現新事物的心智力量，以及讓人突然感受到上帝存在的頓悟。這些通用面向就是你真正的力量之源。它們是你，而你也是它們。

8

尋找永恆的幸福

幸福也有保鮮期？為什麼許多人都不相信有永恆的幸福？既然我們是天生的實相創造者，當然就能主動打造自己的天堂。

倘若你能創造實相，理想的實相應該是什麼樣子呢？首先，這會因人而異。你的大腦會不斷重塑，以配合你對人生的希望，讓你成為獨一無二的存在。幸福？你可能以為這是最重要的目標。但是對幸福的渴望，立刻就暴露出一個嚴重的缺點。雖然我們是天生的現實創造者，但是多數人並不擅長為自己創造一個幸福的實相。

直到最近正向心理學這個專門領域興起，才有人深入研究何謂幸福。研究結果有好有壞。受試者被要求預測什麼事情能讓他們幸福時，他們列出的事情都很表面：金錢、婚姻、孩子。但是實際情況並非如此。對年輕的母親來說，照顧幼兒是極大的壓力來源；有一半的婚姻以離婚收場；金錢能買到的幸福，僅限於讓物質生活獲得保障。貧窮當然是不幸福的原因，但金錢也是。在擁有足夠的金錢以保障基本需求之後，繼續累積財富不會讓人更快樂。事實上，增加的責任感以及失去財富的恐懼，反而會令人不快樂。

令人驚訝的是，即便得到了自己渴望的東西，多數人也不會從中獲得原本想像的快樂程度。成為專業領域的翹楚、贏得競賽或賺到百萬元，看起來都是很棒的未來目標，但是達到目標的人都說追求夢想比實現夢想的感覺更棒。競爭會變成一個永無止盡的過程，而回報會隨著時間減少（一項針對頂尖網球好手的研究發現，他們的動力不是獲勝的喜悅，而是落敗的恐懼和失望）。那麼幻想一夕致富、永遠不用工作的人呢？有一項針對樂透得主的研究顯示，在實現發財夢之後，大部分的樂透得主都說他們的生活反而變得更糟。有人無法適應大筆財富而散盡錢財；有人人際關係變得緊繃，也有人放任自己的行為，例如沉溺賭博或任性投資。不可避免地，所有的樂透得主都要面對一個局面：不斷有陌生人或親戚想要分一杯羹。

如果我們這麼不擅長預測幸福，那該怎麼辦？

現在的心理學趨勢都說幸福不長久。問卷調查顯示有高達八成以上的美國人說自己很幸福；但分別檢視後，研究人員發現大家體驗到的只是短暫的快樂、暫時的幸福狀態，完全談不上永遠。因此，有許多心理學家主張幸福是可遇而不可求的。

但是我們並不贊同這種看法，我們認為問題出在創造現實。如果你有更強大的能力去創造屬於你的實相，永恆的幸福就會隨之出現。

一步步走上永恆的幸福，你應該做的是：

- ⊙樂於付出。照顧他人，關心他人。
- ⊙做自己喜歡的事。
- ⊙設定值得努力的、必須花好幾年才能達到的長期目標。
- ⊙打開心胸。
- ⊙培養情緒韌度。
- ⊙從過去中學習，然後放下，活在當下。
- ⊙規畫未來，甩開焦慮、恐懼和擔心。

⊙建立緊密、溫暖的社交連結。

一步步走上永恆的幸福，你不該做的是：

⊙把幸福寄於外在的獎賞。
⊙把享受幸福的時間拖延到未來。
⊙期待別人給你幸福。
⊙把幸福跟短暫的歡愉劃上等號。
⊙追求越來越多的刺激。
⊙讓情緒成為習慣且揮之不去。
⊙拒絕新體驗。
⊙忽略內心緊張與衝突的跡象。
⊙耽溺於過去或恐懼未來。

在消費主義導向的社會中，我們很容易會做出以上不該做的事，因為它們有一個共通點：把幸福與短暫的歡愉、外在的獎賞串連在一起。下面我們要說的這個故事，主角是布藍登．葛林姆修（Brendon Grimshaw），他對幸福必定擁有非常敏銳的直覺，因為他創造了屬於他自己的天堂。

天堂也可量身定做

葛林姆修出生於英格蘭的得文夏郡（Devonshire），本來在南非當記者，一九七三年離職。他的驚人之舉是花了八千英鎊買下塞席爾群島（Seychelles）的一個熱帶小島——中島（Moyenne

Island），就在印度和非洲之間。九年後，他決定搬到島上居住，島上除了他，只有一個塞席爾的當地幫手。這位現代魯賓遜要面對的現實十分艱巨。他沒有懶洋洋地躺在沙灘上，島上的矮樹叢非常茂密，他剛到島上時，椰子落下時根本不會掉在地面上。

葛林姆修一邊清理矮樹叢，一邊聆聽這座島的聲音——根據他本人的說法，這是他種植新植物的方式。他發現中島很適合種植桃花心木，所以一開始他引進了幾株，現在已有七百株桃花心木了，而且高度有六十到七十英尺。不過跟他徒手種植的一萬六千棵樹相比，這只是其中的一小部分。他為稀有的塞席爾大陸龜提供庇護所，現在已經有一百二十隻大陸龜。鳥類也紛紛來到這個受到保護的樂園，其中有兩千隻是這座島的新訪客。

二〇〇七年，葛林姆修的幫手死了，八十六歲的他是島上唯一的管理人。據說曾有人想提供中島五千萬美元，卻被他拒絕了。越來越多人造訪塞席爾，他們看到桃花心木就聯想到家具，看到潔淨的沙灘就想到有錢的度假客，這總讓葛林姆修搖頭嘆氣。就算有一天他死了，中島還是會維持著保護區的狀態。葛林姆修本人黑焦乾瘦、滿面風霜，頭戴漁夫帽、穿著短褲在島上走來走去，但是卻充滿了活力。他滿足的狀態幾乎符合上列清單的每一項幸福要素。他全心全意付出，做著他熱愛的工作；他設定長達數年的目標；他不依賴任何外在人事物的認同。

在這個永恆幸福的故事中，唯一缺少的幸福要素就是社交關係。但是對某些人來說，孤獨是更能豐富人生的朋友，葛林姆修就是如此。他的人生也符合全面整合大腦的概念，融合了大腦原本應該被滿足的每一個需求，包括：

⊙與自然世界建立連結。

⊙當個有用的人。

⊙讓身體動起來。

- ⊙找到讓自己滿足的工作。
- ⊙實現人生目標。
- ⊙擬定超越有限自我的目標。

沒有一個大腦區塊負責整合這些需求，以便塑造出一個完整發展的人類；相反的，是大腦要整合每一個區塊。你是一個完整的人，這樣的感覺是幸福感的來源。關於大腦整合最可靠的研究出自丹尼爾・席格醫師（Daniel J. Siegel），他畢業於哈佛大學，任職於加州大學洛杉磯分校，他從神經生物學的角度研究人類情緒與心理狀態。席格開創了一種有趣的研究，檢視人類主觀心態與大腦之間的關聯。他的研究目的是治療，不同於那些掃描數千個大腦在特定狀態下有哪些部位會發亮的學術性研究。他希望自己的病人能夠痊癒，而他主張要痊癒，就必須根據憂鬱、強迫、焦慮等症狀一路追溯到大腦中造成阻礙的特定區域。

既然每個想法與感受都會記錄在大腦中，因此我們可以合理推斷憂鬱和焦慮等心理症狀之所以會出現，就代表了記錄的線路有瑕疵；也就是說，有一條神經路徑不斷重複這些討厭的症狀或行為。它就像一片別無選擇，只能不斷重複相同訊號的微晶片。但是神經「線路」是可以改變的，心理治療就是其中一種方法；席格的方法是談話治療搭配他的「腦中樞」理論。

席格的目標是一個能讓人維持幸福感的健康大腦，他認為大腦每天都需要健康的養分。他的方法跟我們不謀而合，因為他開的處方是每日都提供養分的「健康心智拼盤」（healthy mind platter），也就是健康心智促進健康大腦的概念。在這個心智拼盤上，席格與同事大衛・洛克（David Rock）放了七道「菜」：

1. 睡眠時間
2. 運動時間
3. 專注時間
4. 內省時間
5. 休息時間
6. 玩樂時間
7. 聯繫時間

這些簡單的處方有多年的大腦研究當基礎，但是科學研究漸漸發現，生命的每個層面都可回溯至大腦，因此席格的心智拼盤所提供的養分，對身體的重要性遠勝於任何傳統形式的規勸。你的大腦具有強大的整合天分，但更重要的是，如果大腦被使用得更全面，它也會透過整合變得更健康。

實際運用

讓我們仔細看看這七種養分會帶來哪些好處，我們把它們分成內在養分與外在養分兩類。

內在養分：睡眠時間、專注時間、內省時間、休息時間

內在養分針對的是主觀經驗。對大腦來說，健康的一天就是遵循自然循環的一天。充足的睡眠讓你獲得充分休息，高度專注之後有足夠的休息時間讓大腦恢復平衡並找到一個舒適的休息

空間。在休息時間裡不做任何吃力的心智活動，讓心智和大腦盡量保持單純狀態。此外，你也要安排一段時間做一件許多西方人都忽略的事情：透過禪修或自我反省去檢視內在。這段時間最為珍貴，因為它開啟了進化與成長的道路。

你的內在世界發生了哪些事情？多數人，如果他們夠誠實的話，每天專注地花八小時在工作上，然後回到家想辦法放輕鬆，什麼都不要想，直到上床睡覺為止。如果他們無法從工作獲得滿足感，就只能在工作時盡量專注，然後從逃離中尋找內心真正的樂趣，用看電視、打電玩、菸酒來逃離挫折感。

但是席格指出，這樣的大腦會被卡在兩種「功能障礙」之間：一是混亂，一是僵化。如果你的內在世界一片混亂，你會覺得無所適從。衝突的情緒難以消除，衝動難以抗拒。一旦混亂失控，恐懼與敵意就會在心智裡任意遊走，導致有時無法對自己的行為負責。我們用許多模糊的字眼來形容這樣的人，例如喜怒無常、一團糟、歇斯底里、失控、呆滯等等。我們試著用這些字眼來形容錯亂的困惑狀態。

我們用錯誤的方式來制衡混亂，那就是僵化。僵化的人非常壓抑，他們的行為遵循固定模式。他們不允許自己隨心所欲，也討厭（其實是偷偷害怕）發自內心感到快樂的人。僵化會帶來一成不變的行為，例如年復一年都為同一件事爭吵的老夫老妻。僵化發展到了極端，會對其他人嚴厲批判，用嚴苛的懲罰執行規定。我們對僵化的人會用上這些字眼：龜毛、一絲不苟、頑固、難搞、專制、道德警察等等。這些字眼都在形容壓抑、一板一眼的生活形態。僵化，可以獲得社會認同，因為它感覺起來比混亂更安全。每個社會都有法治組織，卻沒有一個社會擁有「即時行樂」組織。但平心而論，被緊緊束縛的內在世界也會帶來實質的痛苦。

席格把整合的大腦放在混亂與僵化之間，而它確實能夠解決這兩種情況，也因此內在養分有其必要性。稍後我們會詳述內在養分對心靈的影響。這裡我們要強調的，是每天都應該遵循的自然循環。舉例來說，睡眠研究早已證實成年人每天需要八至九小時的優質睡眠。一夜好眠之後，大腦需要自己慢慢醒過來，花一點時間從睡眠的化學狀態轉變成清醒的化學狀態，這兩種狀態截然不同。

睡眠可以縮短，這是一個迷思。對大腦來說，週一至週五每天只睡六小時是永久的損失，你不可能在週末把睡眠補回來。用鬧鐘叫你起床，同樣有害無益。大腦會在深層睡眠中經歷一連串的腦波變化，隨著每次變化慢慢靠近清醒的狀態。在醒過來的過程中，你會在深層和淺層睡眠之間來回數次，每一次大腦都會分泌多一點清醒所需要的化學物質。如果你切斷這個過程，或許你自以為已經完全清醒，但事實不然。晚上熬夜打電玩的孩子隔天早上走進教室時，第一堂課基本上仍處於睡眠狀態。只睡六小時的成年人在上班的前四到六小時還能正常運作，但是接下來就會一蹶不振。損失一小時的睡眠就會削弱駕駛技巧，削弱的程度相當於喝了兩杯酒精飲料。

多數人都知道睡眠很重要，但是我們的社會風氣並不鼓勵我們睡眠充足。我們長期睡眠不足，甚至還以此為傲，因為這代表生活過得精采扎實，為工作全然付出。但是心智拼盤告訴你：真正的奉獻應該是讓大腦保持平衡以取得最佳表現，這意味著你要認真執行內省時間、休息時間與睡眠時間。我們工作過度、刺激過度的這個社會，卻忽略了這三件事情。

外在養分：運動時間、玩樂時間、聯繫時間

外在養分針對的是外在活動。內在養分與外在養分密不可分，因為所有的大腦活動都是內在活動，而所有的行為都是外在活動。一般來說，只要與他人互動就是一種外在養分。你們談天、聊八卦、聯絡感情；你上餐廳吃飯，滿懷希望在酒吧裡穿梭；你建立家庭，找事情跟家人一起做。許多社會學家都提過，家庭生活是舊日社會的日常重心，在當時，家人會在夜裡一起圍著火

爐而坐，而且每一餐都是全家人一起吃。

現代人的生活已經大不相同了。今日，家人就像星星分散的星座，只有偶爾和短暫的互動。大家都有自己的空間，各自在城市的不同角落活動，不會被局限在家裡。汽車讓每個人擁有更強的行動力，但是中央空調可能才是形塑現代社會最強大的力量。過去，當你走進房間冷颼颼，所以到了晚上，你會跟家人擠在家裡有火爐的一、兩個房間裡；至於被現代人視為家庭核心的廚房，除了貧窮的家庭之外，一般都是僕人出入的邊陲地帶。

疏離使我們更難取得外在養分。我們在數位年代發現大腦出現了新的改變，這個年代的人已適應了日甚一日的疏離。年輕人把時間耗在玩電玩與社交網路工具，他們確實強化了某些技巧：打電玩與使用電腦所需要的手眼協調，卻忽略了與他人面對面互動所需要的神經路徑。不斷更新相簿與評論的臉書，顯然已被視為一種現代的「人際關係」。真正的人際接觸，已失去其必要性。

如果拋開批判的眼光，你會發現社交網路代表了一種新的共同心智，也代表了一個透過共同行為串連起數億人的全球大腦。無時無刻在推特貼文，所產生的連結感是確實存在的，這種屬於某個大團體的歸屬感同樣也是真實的，二〇一一年阿拉伯之春[1]抗議行動的消息能夠即時傳到世界各地，就是這種效應。很多人對社交網路抱持著樂觀的態度，相信這能讓世界變得更好。對壓抑的中東社會來說，有些人甚至認為伊斯蘭教神學家的競爭對手將會是iPad。換句話說，這是傳統壓迫勢力與釋放心智的科技之間的一場競賽。

「聯繫時間」在數位時代迅速膨脹，而「玩樂時間」只要打開Wii就可辦到，那麼最容易被忽略的就是「運動時間」了。大腦需要體能運動，雖然我們都以為這個器官只從事心理活動，但

[1] 自二〇一〇年十二月突尼西亞一些城鎮爆發動亂以來，阿拉伯世界一些國家的民眾紛紛走上街頭，要求推翻本國的專制政體。這些運動多採取公開示威遊行和網路串連方式，影響之深、範圍之廣，吸引了全世界的高度關注。

大腦監控著身體，所以你的大腦也參與了生理上的刺激。生活中到處都會有占用你運動時間的事，遺憾的是，這些事情都對大腦有害。情緒低落會讓人關閉內在，做什麼事都提不起勁；如強迫症般地使用電腦取代了戶外運動，長期久坐，身體不會健康。久坐不動，幾乎已成為一種生活形態病的病因，會提高罹患心臟病與中風的風險。

走出戶外運動的呼籲，大家似乎充耳不聞，而且已經造成了負面影響：美國人與歐洲人越來越少運動，也越來越胖。美國中央疾病管制局二〇一一年的一份報告指出，有高達四分之一的美國成年人說自己完全不運動。這個數字在美國南部與阿帕拉契亞區（Appalachia）增加為三〇％；他們把「沙發馬鈴薯」視為可悲的現實情況，但是卻只有二％的人達到每日建議的運動量。美國政府針對十八到六十四歲的成年人所建議的每週運動量是溫和運動兩個半小時，或是一小時十五分鐘的激烈運動；兒童與青少年（六到十七歲）的建議運動量比較大，每天至少一小時激烈運動，通常透過學校的體育課就能做到。但是上體育課的人數正在持續減少。

美國東北部、西岸、科羅拉多州與明尼蘇達州的居民最常運動（區域差異的其中一個原因可能是同儕影響。如果同儕裡有人愛跑步，你跑步的可能性就比較高）。但是這些都是自我評估的數據，接受訪查的人可能會虛報運動時間，所以這些數據可能過度樂觀。

缺乏運動必定會導致一種結果。三分之一的美國成年人體重超過正常值，另外三分之一有過度肥胖的問題。仔細想想就會發現，運動與大腦有直接的關聯。大家都知道運動能促進心血管健康，運動顯然也會讓肌肉更為結實。但我們容易忽略的，是連接大腦與身上每個細胞的回饋迴路。當你丟球、在跑步機上跑步或沿著河岸慢跑時，你身上的無數個細胞也正在「看見」外在世界。大腦傳遞的化學物質發揮跟感覺器官一樣的作用，接觸外在世界並提供來自外在世界的刺激。

從坐著不動到做溫和運動（例如散步、園藝、用爬樓梯取代搭電梯），對健康大有益處（逐漸增加運動量對健康有益，最重要的一步就是離開沙發）。你身上的細胞想要成為世界的一部分，這一類的話以前聽起來可能顯得荒誕，當時的主流醫學認為身心之間毫無關聯，因此醫界對於「軟性」的心理學說法充滿敵意，認為藥物和手術最為重要。藥物與手術只需要在疾病與病因之間找到一個簡單的因果關係，比如感冒病毒導致感冒，而結核菌導致肺結核。然而對我們來說，打破簡單的因果關係至關重要，因為唯有如此，才能帶我們找到健康所需要的整合大腦，也就是超級大腦。

以下就讓我們仔細檢視一種折磨過許多人的疾病，以及這種疾病必經的身心整合路徑。這種疾病就是心臟病。

建立關聯

心臟病與大腦的關聯很晚才被發現。一九五〇年代，美國開始出現大量的早發性心臟病案例，主要發生在四十到六十歲的男性身上。心臟病與中風的死亡人數暴增，醫生也發現有越來越多的男病人抱怨胸腔疼痛，而且原因通常都是心絞痛，這是冠狀動脈阻塞的主要症狀。十九世紀末、二十世紀初，著名的威廉．奧斯勒醫師（William Osler，約翰霍普金斯醫學院的創辦人之一）發現，原本一個月幾乎碰不到一個心絞痛病患的情形，忽然之間卻暴增為一天有五、六個心絞痛病患。

為了解釋心臟病為什麼會流行起來，心臟病醫生把焦點放在一個生理原因上：他們認為原因是美國人飲食的脂肪量大增，相較之下，美國人祖先的飲食中有較多的全麥食物與蔬菜。其中有個因素似乎具有堅實的科學根據：膽固醇。於是大規模的宣導活動開始展開，建議民眾少吃紅肉、雞蛋和其他膽固醇較高的食物。這個宣導活動看起來不太成功，美國人的飲食依然富含脂肪，只不過膽固醇被惡名化成了一個可怕的名詞（他們忽略了血液裡八成的膽固醇都是身體自己製造的，而且形成細胞膜不能沒有這種類固醇）❷。降低「壞」血脂肪，增加「好」血脂肪，這樣的健康訴求促成了一個價值百億的產業。打從一開始，就沒有人認真考慮過大腦可能是心臟病發作的原因，之所以如此，是因為當時大腦傳遞訊息到心臟細胞的模型尚未建立，而壓力還是一個很陌生的用語。

當時有幾位專家從一開始就對膽固醇的「惡名昭彰」有所懷疑，他們說針對陣亡韓戰士兵的屍體進行驗屍之後，發現這些二十歲出頭的年輕人已有足以引發心臟病的膽固醇凝結在冠狀動脈上。為什麼他們沒有心臟病發作？沒有人知道答案。在分析過《佛萊明罕心臟研究報告》（Framingham Heart Study）的大量資料之後，有專家提出不願意正視童年心理問題的二十幾歲男性，比正視童年心理問題的同齡男性更容易出現早發性心臟病。但是那個年代對這種「軟性」理論嗤之以鼻。

當時沒人相信「你怎麼想」會與心臟病有關，所以他們決定選擇膽固醇這個現成的罪魁禍首（我們不在這裡探究這個假設的漏洞，我們要澄清的是攝取膽固醇未必會增加血液裡的膽固醇含量，生理因素原本就很複雜，而且複雜程度與日俱增）。甚至當A型人格與B型人格的心理學論點終於廣為接受時，大腦因素依然被排除在外。這個流行的理論是：A型人格容易緊張、要求高、完美主義、容易生氣、沒有耐性，對控制上癮；B型人格比較輕鬆、耐受力高、個性穩定、有耐心，對錯誤比較有包容性。因此，結論是A型人格比B型人格容易心臟病發作。的確，A型人格似乎更有可能製造壓力，當時還有這樣一個笑話：如果你有個A型人格的老闆，會心臟病發的人不是他，而是你。

然而，事實證明我們很難界定一個人是A型人格或B型人格。雖然醫界不用「人格」這個詞，卻開始討論A型行為與B型行為的差異。

壓力與行為終於被納入考量了，你一定以為大腦應該會變成主角，你錯了。原因是當時還沒出現能夠解釋外在壓力如何影響身體的模型。

到了一九七〇年代晚期，隨著訊息傳遞分子（messenger molecules）的發現，這條路徑也開始慢慢浮現。訊息傳遞分子是一組化學物質，能把情緒、壓力與憂鬱症一類的情感疾患變成生理現象。當生物學家指出神經胜肽與神經傳導物可以跳過神經元之間的突觸時，人們開始聽到更多關於腦細胞的資訊。羥色胺與多巴胺變成家喻戶曉的名詞，它們與大腦化學物質失衡有關（例如羥色胺太多或多巴胺太少）。一個偉大的發現時代即將到來，而關鍵性的突破是這些化學物質不但跳過突觸，還在血液裡流動。身體裡的每個細胞都有像鑰匙孔一樣的受體，而大腦中負責傳遞訊息的化學物質則像一把對號開鎖的鑰匙。這個模型很複雜，簡單來說，就是大腦把自己的想法、感受、情緒與大致的健康狀況告訴了全身各處。身心（心智與身體）之間的關聯終於被找到了。

現在大家普遍都已接受心理因素會增加心臟病的風險，這些因素包括：

⊙ 沮喪
⊙ 焦慮
⊙ 個性
⊙ A型行為
⊙ 敵意
⊙ 社會孤立
⊙ 長期壓力
⊙ 嚴重壓力

對於心理上的痛苦，你的心臟也會參一腳，產生動脈阻塞的反應。健康專家不再只專注於預防疾病，他們也開始討論更正面、影響更深遠也更全面的主題：身心健康。大腦成為化學交響

❷ 動物組織中最常見的類固醇就是膽固醇，是細胞膜的主要成分之一。

樂團的主軸，與數百億個細胞一起演奏。當它們處於完全和諧的狀態時，就能促進身心健康，增加幸福感。反之，化學失衡會增加疾病、老化、憂鬱、免疫力降低與生活形態病的風險，其負面影響不只是心臟病與中風，也包括過度肥胖、第二型糖尿病等等，甚至可能包括大多數的癌症。

我們完全支持席格對於健康大腦來自健康心智的觀念。一個追求高等意識的心智會帶來更多好處，尤其是在幸福層面上。當你照著內在養分與外在養分的清單操作時，就能提供大腦適當的滋養。

即便如此，幸福依然是難以捉摸的。養分無法定義一個願景或長期目標，這是你身為實相創造者的任務。你必須跨越另一個疆界才能得到你的渴望——一個沒有人能搶走的個人天堂。

超腦的解決方案7：自我療癒

現在的情況跟二十年前不同了，身心之間的關聯一再獲得證實。這是有根有據的事實，但是如何更進一步用心智來療癒身體，依然頗具爭議。我們沒有身心版的靈丹妙藥，沒有一種做法能保證有成效。雖然幾乎在每種癌症的病患身上都觀察到了自發性緩解的情況，甚至黑色素瘤等最致命的癌症還有比例最高的自發性治癒率，但是這種現象仍然相當罕見（有些研究估計美國每年的案例少於二十五件，目前還沒有廣為接受的計算方式）。

讓醫生大呼驚奇的是，自我療癒不是尋求奇蹟治療下的結果，而是像呼吸一樣自然，治療的關鍵是：找出最適合現在身體情況的生活形態。

有助於療癒的生活形態

⊙ 做對健康有益的建議適當運動量。
⊙ 維持體重不過胖。
⊙ 減少壓力。
⊙ 注意憂鬱與焦慮等心理問題。
⊙ 睡眠充足。
⊙ 飲食健康均衡，不用無謂地補充維他命與礦物質（除非你有貧血或骨質疏鬆症，而醫生建議你補充某種營養素）。
⊙ 避免攝取有毒物質，例如酒精或尼古丁。
⊙ 減少飲食中的動物性脂肪。
⊙ 強化身心的關聯。

這些都是老生常談的原則，但是效果不會因此而打折。最好的療癒方式就是預防，沒有捷徑可以取巧。上列清單的最後一項「強化身心的關聯」，效果應該最強大，對許多人來說這是全新的領域。我們已經提過對大腦有益的每日心智拼盤，接下來我們要進入更難以言明的領域，也就是透過身心關聯來療癒疾病。

做自己的安慰劑

身心療癒最常見的研究方式就是安慰劑效應（placebo effect）。安慰劑在拉丁文裡的意思是「我會好起來」（I shall please.），很適合用來形容安慰劑效應。醫生告訴病人，他開的處方是強效藥，保證一定能夠舒緩症狀，而病人服用後也確實得到效果。但事實上，醫生開的藥只是一種無害也無藥效的糖錠（這種效果不僅是藥物，你只要相信，任何事情都能成為安慰劑）。病人為什麼會覺得他好多了？因為是他的心智叫身體好起來。要做到這一點，心智必須先相信療癒即將會發生。

安慰劑效應平均有三成（有三成病患會產生效果），最大的問題在於：第一步必須要欺騙病人。醫生必須誤導病患，而這已證實是一種嚴重的道德障礙。儘管研究發現在某些情況下（例如輕度到中度的憂鬱症），安慰劑的效果跟藥物一模一樣，但任何一個有醫德的醫生都不會故意不讓病患得到最好的照顧，而只讓患者服用無害的替代品。反過來想，這也意味著，許多藥物的效果也跟安慰劑效應一樣難以預料。同樣的藥物用在所有病患身上都會有相同的效果，根本就是一個用藥迷思。總之，安慰劑效應推翻了大家的懷疑，它是一種「千真萬確」的療法，可以減緩疼痛，減輕症狀。

現在我們要提出一個最重要的問題：你能否在不需要欺騙的情況下當自己的安慰劑？如果你吃下一顆糖錠，也知道它沒有任何緩解作用，一切是否就到此為止了？當然不是。安慰劑效應之所以能達到自我療癒，端看心智能否擺脫懷疑。因此你不用被騙，只要你能深入了解身心的關聯，而不是抗拒它，就能重演安慰劑效應。

當自己的安慰劑，就是透過大腦傳遞訊息來打開療癒系統。所有的療癒，到最後靠的都是自我療癒。醫生的作用是幫助身體精密的療癒系統（包括免疫系統、發炎反應、荷爾蒙、基因等等），但實際上療癒如何進行卻不可知。

以身心關聯的角度來看療癒，應該具備以下五個基本情況：

1. 心智對復原有幫助。
2. 心智不會助長生病。
3. 身體會不斷與心智溝通。
4. 這種溝通對身心健康有幫助。
5. 一旦自己信任所接受的治療，就會放手並讓療癒反應自然發生。

當安慰劑效應發揮作用時，會出現以上這五種情況。病人的心智與治療攜手合作且充滿了信任，身體也會察覺到這樣的信任感。這是一種開放式的溝通，因此全身細胞都會參與療癒反應。療癒系統是個非常複雜的整體運作，我們只能視為一個整體來做說明。目前為止，我們也只知道其中的某些部分如何運作，例如感染時的抗體與免疫反應。

要怎麼做才能有意識地實現這五個情況？至少我們可以做到不恐懼、不懷疑、不失望、不絕望，這些心態都會對身體發出自己的化學訊息。如果你相信糖錠可以治癒你，這樣的療癒訊息也會產生效用。但是我們不能因此說受益於安慰劑效應的那三成病患是對的，其他沒有作用的七成病患是錯的。因為每個人的病史不一樣，而且我們對療癒系統的了解也太少，無法準確評估。如果我們假設是深層的負面感覺阻擋了安慰劑效應，這種情緒非常複雜且通常是無意識的，那麼這兩種病患之間的差異就不會有簡單的解釋。

最大的自我承諾是「我會好起來」的心理意圖，這也是安慰劑效應能奏效的原因。想成為自己的安慰劑，必須要有跟典型安慰劑效應一模一樣的條件：

1. 你對正在發生的情況充滿信任。
2. 妥善處理自己的懷疑與恐懼。
3. 不會送出互相衝突的訊息，導致它們糾結不清。

4. 打開身心溝通的管道。

5. 拋開自己的意圖，讓療癒系統自行發揮作用。

如果只是手指割傷或瘀青一類的輕微症狀，每個人都很容易放手不管，心智不會用懷疑與恐懼去干擾療癒。反之，如果面對的是重大疾病，懷疑和恐懼的干預就很明顯，這就是為什麼禪修或團體諮詢會對病情有幫助。與身陷相同困境的人分享心中的焦慮，也是消除焦慮的一種方式。

許多人會用錯誤方式來面對疾病，例如一廂情願或是否認。恐懼會帶我們走進虛幻希望的死胡同，在這種情況下，心智根本不聽身體在說什麼，反之亦然。要做到能相信身體說的話，你需要經驗。你必須接受相當程度的身心訓練，這需要時間。已有充分證據顯示，注重運動、飲食與禪修的正面生活形態有助於降低心臟病風險。這樣的組合，能減少阻塞冠狀動脈的硬化斑。但是改善不會發生在一夜之間，你需要耐心、持之以恆與時間。

診斷出罹癌之後，一般人難免驚慌失措，急切地想要尋找任何可能有用的療法。然而，生病後立刻開始祈禱或禪修幾乎總是徒勞無功，因為病得越重，恐懼越深。如果能在生病前就有處理焦慮的經驗，效果會好很多。換句話說，我們要在麻煩出現前，先強化身心關聯。

傾聽並了解身體的聲音，這是個重要的任務。你最需要做的，是讓心智跟身體再次成為好朋友，回到最自然的同盟狀態。其中一個方式是閉上眼睛靜坐，單純地感受身體。

讓任何感受自然出現。無論是舒服或不舒服的感覺，都不要做出反應，只要放鬆去感受就行。留心感覺來自何處，你不會只有一種感覺或感受。你會發現你的覺察力會到處遊走，一下子注意到腳或胃，一下子注意到胸部或脖子。

這個簡單的練習能重建身心關聯。有太多人習慣只注意身體最明顯的訊號，例如疼痛、僵硬、噁心或其他難以忽略的不適感。你必須同時加強自己的敏感度與信任感。你的身體會微妙地察覺出哪裡生病或不舒服，隨時都在發送訊號，你不應該害怕這些訊號。

就算你有意識地要忽略細胞裡發生什麼事，但在你的覺識之下，無意識的資訊依然會偷偷交換訊息。對療癒系統來說，恐懼反應非常不切實際，即使是面對癌症的可能性。因為你的免疫系統每天都會消滅成千上萬個異常細胞，而且每個人身上都有抑制腫瘤的基因（目前還不知道觸發這種基因的方式為何）。最近美國政府已不再建議年輕女性每年都要做乳房攝影，其中一個考量是二十二%的乳房小腫塊都會自動變小消失。

一旦能證實身體裡每個細胞都能透過化學訊息與其他細胞溝通，自我療癒就能大鳴大放。把有意識的心智放進大腦迴路中，可以加強細胞之間的溝通。瑜伽大師光靠意念就能改變自己的自律反應，例如降低心跳和呼吸，或是精準地增加皮膚溫度。你我也有同樣的能力，只是我們不知道如何有意識地運用這些能力。你可以練習讓掌心的某一點變熱，即便你從未嘗試過，但你一定做得到。

我們可以大膽地說安慰劑效應也是同樣的道理，都是一種自主反應，只要我們願意學習就能加以利用。割傷或瘀青不需要思考就能自行痊癒，如此來看療癒系統似乎是非自主的，但有些病患吃了糖錠後完全靠自己的力量止痛，這又表示意念極有可能會對療癒發揮作用。

我們這裡談的不是正面思考，如果只是把負面情緒藏起來，就太流於表面了。我們要倡導的是一種生活形態，一種能強化身心關聯的生活方式。

提醒：大腦與安慰劑效應的關聯雖然重要，但直到最近才有深入研究。我們想要提醒讀者的是：本書就像公開論壇，讀者群的健康問題各異，因此我們不建議任何人停止傳統醫療或拒絕醫療協助。安慰劑效應仍是一種神祕現象，本節旨在探討這個現象，而不是告訴讀者如何奇蹟似地自我療癒。

第三部

啟動超級大腦

終止老化，大腦的微整形每天都在發生……

新老年運動要許你一個應允之地，讓你不用再勉強不服老。

9 訓練大腦對抗老化

老化開始得不知不覺，一旦開始就不會停止，白頭髮、皺紋、鬆垮的皮膚、逐漸消失的記憶……。現在你可以喊停，拜神經學與心理學的研究之賜，一個自然的抗老化運動正在成形。

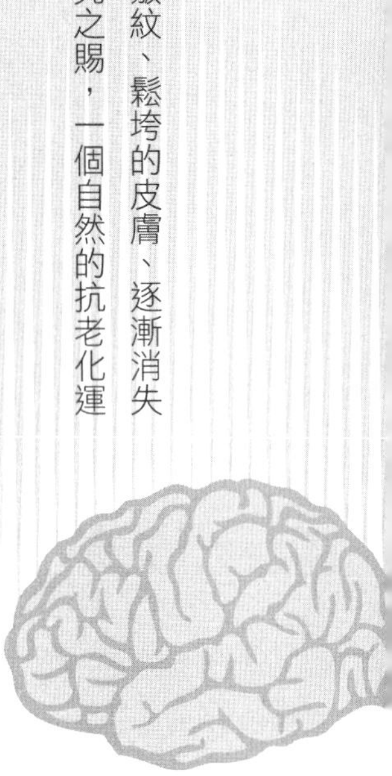

想要走上超級大腦掌握的應允之路，我們必須先解決一個古老謎團。世上最古老也最巨大的謎團，就是老化。直到不久前，依然有人相信神奇的長生不老藥、靈丹或青春之泉可以讓人逃過歲月的蹂躪。訴諸於神奇力量，顯示出心智有多麼困惑。老化是一種普遍現象，無論來得早或晚；但從醫學角度來說，沒有人是真正死於老化。死亡發生時，身體裡至少有一個關鍵系統會先衰竭，然後其他系統也漸漸隨之衰竭，而對於死亡，呼吸系統幾乎無役不與，多數人死亡的直接原因就是呼吸停止。然而，一個人也可能死於心臟衰竭或腎臟衰竭。事實上，當關鍵系統衰竭的那個瞬間，身體裡幾乎所有的遺傳物質都還活得好好的。

我們如何避免某個關鍵系統拖垮其他系統？你可能一輩子都要留意自己的身體狀況。預測極為困難，有幾個因素讓人無法預見老化過程的終點。

未知因素1：老化非常緩慢

老化從三十歲左右開始，每年以大約百分之一的速度發展。如此緩慢的速度使我們無法確實觀察細胞的老化過程，直到多年後才會看見老化的影響，而且老化影響也因人而異。若從生理與心理退化的每個層面來看，有些人反而年紀越大情形越好。透過充足的運動，他們可能變得比年輕時更強壯；極少數的幸運兒記憶力到了九十歲不減反增。老化像是一支雜牌軍，有些細胞衝得快，有些細胞慢慢來，但是整支軍隊都以龜速悄悄前進。

未知因素2：老化獨一無二

每個人的老化都不一樣。同卵雙胞胎的DNA一模一樣，但是到了七十歲，他們會有截然不同的基因側寫。他們的染色體不會改變，但是數十年的人生經歷會使他們的基因活性以一種獨特的模式不斷開啟和關閉。經過每個細胞一天一天、一分鐘一分鐘的調節後，他們的身體以無法預測的方式各自老化。大致說來，我們出生時是另一個人的基因複製品，但死去時，每個人都是獨一無二的。

未知因素3：老化是無形的

你在鏡子裡看見的老化：白頭髮、皺紋、鬆垮的皮膚等等，都是細胞層次的變化結果。但是細胞非常複雜，每秒鐘可以處理數千種化學反應，這些反應都是固定且自動化的。根據身體組成元素的原子特性，不同的分子會互相鏈結；身體有六大組成元素：碳、氫、氮、氧、磷與硫。如果把這些原子放在燒杯裡搖晃，它們會在千分之幾秒內自動產生化學反應。單獨存在的磷非常易燃，如果跟氧激烈碰撞就會爆炸。但是經過數十億年的演化，有生命的組織體發展出複雜精細的組合方式，所以不會出現這種粗糙的反應。你細胞裡的磷不會爆炸，它會進入一種叫做腺苷三磷酸（簡稱ＡＴＰ）的有機化學物質中，這種輔酶是與酵素結合、傳遞能量的關鍵要素。

生物學家可以窮其一生研究這種複雜的細胞內分子運作機制，但是控制這每一個反應的機制依然是看不見且未知的。只要細胞運作順暢，就無需去檢查背後的控制因素，但顯然其中有一種化學性的智慧發揮了作用。既然ＤＮＡ是生命密碼，所以我們也可以說每一個進入細胞的物質都以ＤＮＡ做為起點和終點。因為老化，讓細胞不再以完整的效率運作，於是那個無形的要素就浮現了。原子不會出錯，會出錯的是細胞，出錯的原因與方式無法預測，只有在出錯時才能往回追溯。

無論你採取哪種方式對抗老化，大腦都會參與。身體裡沒有任何一個細胞是孤島，所有細胞都不間斷地接收來自中樞神經系統的訊息。有些訊息對細胞有益，有些對細胞有害。每天吃乳酪漢堡會傳遞某種訊息，吃清蒸花椰菜會傳遞另一種訊息；婚姻愉快傳遞的訊息，也不同於寂寞孤單。我們想傳遞給每個細胞的訊息當然是不要老化，而這就是抗老化的希望之所在。如果你可以盡量增加正面訊息、減少負面訊息，對抗老化絕非不可能。

抗老化是持續一輩子的巨大回饋迴路。回饋迴路這個詞在本書中一再出現，這是因為科學對回饋迴路的作用越來越了解。二〇一〇年，加州大學戴維斯分校與舊金山分校做了一項聯合研究，結果令人相當興奮，他們發現禪修靜坐會增加一種稱為端粒酶（telomerase）的重要酵素。在每一條染色體末端都有一個叫做「端粒」的重複性化學結構，功能很像句子結尾處的句號，它會關閉染色體的ＤＮＡ並幫助ＤＮＡ保持完整。近年來，端粒的磨損被認為與身體機能老化有關。有缺陷的細胞分裂會導致端粒變短，而壓力會使細胞的遺傳密碼降級，風險隨之而生。擁有健康的端粒似乎很重要，而好消息是禪修可以增加端粒酶（補充端粒的重要酵素）。

相關研究聽起來技術性很高，似乎只有細胞生物學家會感到興趣。但是加州大學的這個研究，進一步把禪修的心理好處與端粒酶做了結合。運動與健康的飲食似乎也有助於維持端粒酶的高含量；令人驚訝的是，高含量端粒酶所屬於的回饋迴路會製造個人的幸福感與處理壓力的能力。這個發現支持身心醫療的最基本原則，那就是：每個細胞都在偷聽大腦說話。腎臟細胞不會用語言進行思考，它不會對自己說：「我今天上班累死了，快被壓力搞垮了。」但是它會用無言的方式參與這個想法。禪修帶給心智幸福感，同時默默地把這種感覺散播出去，透過像端粒酶這樣的化學物質傳給你的ＤＮＡ。這個回饋迴路滴水不漏。

身心關聯確實存在，不同的選擇會造成不同的結果。確定了這兩個事實，抗老化的大腦已掌握無限希望。

預防與風險

因為不知道老化的原因，所以醫學上把老化當成一種疾病來對待。細菌會導致細胞受損，老化也是。我們應該把重點放在維持身體健康與功能的正常運作。生理上的抗老方式，跟生活形態病的預防很類似。我們先來複習幾個重點，經過了幾十年的公衛宣導之後，這些重點看起來都很熟悉，但是對身體健康依然很重要。

如何降低老化風險

⊙ 飲食均衡、少吃脂肪、糖與加工食品。最好的飲食是地中海式的飲食：用橄欖油取代奶油、用魚類（或豆類蛋白質）取代紅肉、全麥食品、豆莢類、綜合堅果、新鮮水果與富含纖維的蔬菜。

⊙避免暴飲暴食。

⊙每週溫和運動三次，每次至少持續一個小時。

⊙不抽菸。

⊙不喝酒；如果要喝酒，最好喝適量的紅酒。

⊙繫安全帶。

⊙預防家庭意外發生（濕滑的地板、陡峭的樓梯、消防安全、路面不平的人行道等等）。

⊙睡眠充足。隨著年紀漸增，午睡也有幫助。

⊙維持固定的習慣。

生理方面，預防老化的方法不斷改良更新。以過度肥胖為例，在美國與西歐這已是很常見的情況。一直以來，過胖被視為許多病症的風險因子，包括心臟病、高血壓與第二型糖尿病。現在有一種特定的脂肪（即腹部脂肪），被點名為最危險的脂肪。脂肪非常活躍，不像奶油是惰性物質，而且腹部脂肪還會送出對身體有害的荷爾蒙訊號，也會改變新陳代謝的平衡。遺憾的是，光靠運動無法擺脫腹部脂肪，必須透過全面的減重和長期運動計畫才行。攝取充足的纖維似乎也有助於對抗腹部脂肪。

我們在這方面的知識非常豐富，真正的問題在別處，那就是實踐。知道什麼對自己有好處，跟真正去做是兩回事。抗老化的建議一直都有運動這一項，但是我們的社會卻漸漸養成了一個久坐不動的風氣。只有不到二〇%的成年人有做到維持健康的建議運動量，還有很多人十餐中就有一餐吃麥當勞，那是高脂高糖的食物，幾乎完全沒有纖維和蔬菜。

當你的大腦只有錯誤選擇的線路時，身體力行更為困難。有些味道，特別是鹹、甜、酸，立刻就能吸引我們選擇嘗試，反覆品嘗之後，它們就會變成我們偏好的味道。只要重複次數夠多，我們就會自動尋找這些味道，成為無意識習慣的受害者（零食產業有個說法叫「咀嚼節奏」，用以形容一個人不斷把爆米花、洋芋片或花生送進嘴裡，直到袋子空了才停手。這是終極的無意識行為，也是零食業者最喜歡的行為，卻是非常可怕的飲食習慣）。

健康專家年復一年不厭其煩地告誡民眾要改變不良習慣，可惜功效不大。自己嘮叨自己的效果更差，因為你對自己越失望，就越有可能更沮喪。一旦感到沮喪，通常會發生兩件事：其一，你會變得麻木，懶得再跟自己對抗；其二，你會想要減輕不適，通常的做法是透過娛樂，你可能會看電視或尋找唾手可得的立即享樂，比如吃零食、甜點。如此一來，想要改善的初衷反而導致更糟的結果。如果碎碎念真的有用，美國早就變成慢跑之國，超市裡的有機產品區也會人滿為患了。

老化是一個非常漫長的過程。上一堂壓力管理課、幾個月的瑜伽、吃一陣子的素食……，在緩慢的老化過程中都只是螢幕上的幾個小亮點。想要預防老化，就必須打破無法貫徹的問題。

有意識的生活形態選擇

貫徹的祕訣不是展現更多的意志力，或是責怪自己不夠完美。貫徹的祕訣是：不費力地改變。凡事出於強迫，最終都會失敗。抗老化不是一天就能畢其功的，無論你現在如何抗老化，都必須持續數十年之久。所以丟掉紀律和自制的想法吧。有些人是預防方面的聖徒，他們一天只攝取一湯匙脂肪，因為這是維持心臟健康的理想攝取量；無論颳風下雨，他們都堅持每週要激烈運動五個小時。這些聖徒一方面啟發我們，一方面卻讓我們更加沮喪，因為他們提醒了我們，我們依然落後這些聖徒百里之遙。

你絕對有可能做到不費力地改變，方法是建立一個適合做有利抉擇的模式。這裡所說的「模式」，其實是指日常生活的安排。每個人都有自己的模式，有些人的模式比較容易讓他們做出正確的選擇，有些人則相反。例如，在他們的模式裡，櫃子裡不放零食，家裡沒有電視或電玩。但是，如果你每天慢跑只是因為家裡沒有任何娛樂，這意味著你對自己太苛刻了，畢竟心理健康比生理健康更重要。建立模式會更具體也更持久，這就是為什麼我們需要身邊有人能支持我們最喜歡的行為。

真正的祕訣是住在一個能讓心智自在做出正確選擇的模式裡，而不是讓心智覺得它必須做出錯誤的選擇。

正面生活形態模式

- 結交好朋友。
- 不要孤立自己。
- 擁有可以共度一生的伴侶。
- 參與對社會有價值的活動。
- 習慣會傳染，親近擁有良好生活形態的人。
- 遵循人生目標。
- 留些時間玩樂與放鬆。
- 維持滿足的性生活。
- 處理會帶來憤怒的問題。
- 做好壓力管理。

⊙處理反應性心智的負面效應；當負面反應出現時，先停下來後退一步，做幾次深呼吸，觀察自己的感覺。

我們已經在討論中提出了許多對大腦有益的理想生活形態要素，而同樣的要素也能促進長壽，其中的連結非常簡單：眾志成城，單獨行動容易以失敗收場。配偶或終生伴侶能幫忙注意你的飲食（「你今天不是已經吃過一片餅乾了嗎？改吃紅蘿蔔吧。」），好過獨自在超市裡走來走去，然後衝動地拿了一週份量的冷凍食品。一個每週跟你一起上健身房三次的朋友所帶來的動力，會比你一邊看《NBC足球之夜》一邊對自己再三保證一定會去運動更有用。你必須盡早建立自己的模式，然後確實執行。已有研究顯示突然喪偶會導致孤僻、憂鬱、更高的疾病風險和壽命減短。但是，如果你除了配偶之外，也有自己的社交圈子，發生這種不幸事件時就不會摔得太重。

老化最負面的影響應該是惰性，也就是說，我們一直重複做同樣的事情。從中年後期開始，新事物就被我們慢慢拋到一邊。我們被消極攻占，失去了學習動力。有無數的老年人都發現自己被惰性困住。

狄帕克記得有一對夫妻在妻子滿五十歲之後離婚了。她把每年的生日視為里程碑，一個全新的開始。孩子們都已準備去上大學，她的工作也很穩定，所以她想開創從未探索過的生活領域，那是過去背負家庭責任時她無法實現的深層夢想。

「我先生跟我每年都會做一件事，」她說，「我們會單獨去度週末，評估我們的婚姻。我們的方法很有系統，就是列出婚姻中的每一項要素：性愛、工作、沒有說出來的計畫、怨恨等等。我們兩個都是按部就班的人，在我滿五十歲之前，我們評估了婚姻中的每一個層面，發現每個層面都在十分裡至少拿到八分。我覺得很幸福，很有安全感。」

因此，某天晚上她坐下來，把未來二十年如何維繫婚姻的計畫告訴先生。她先生是個成功的商人，他看著她說：「我不想改變。有必要嗎？我們都會變老，我想坐在安樂椅上等孩子的電話。」

這出乎她的意料，就在她不注意時，她的另一半已經被惰性悄悄征服了。他一輩子都把工作放在第一位，退休後，他認為已經沒有值得追求的目標。「我已經把該做的事都做完了，何必超越過去？光是重複同樣的事情就已經夠吃力了。」

這對夫妻接受諮商，但是兩人的觀念依然天差地遠。離婚前夕，兩個人雖然失望，卻也對自己的選擇感到滿意。做太太的可以自由自在追求新夢想、建立新生活；做先生的也安於過去的光環，滿意地回顧過去。他們都是聰明人，擁有高度的自尊與自信心。

但是隨著時間過去，當五十歲變成六十歲、七十歲、八十歲的時候，哪一個人的選擇比較好呢？妻子在支撐自己五十年的模式上另外建立了新模式，而丈夫相信船到橋頭自然直。人生沒有定論，但是大部分的心理學家會預測妻子長壽的機會比較高，而且也比較有可能隨著年齡增長，過得更充實、滿意。

如果不老化，追求永恆是否能成真？

我們已談過「新老年運動」的關鍵，這是提倡以正面態度面對老化的社會運動。過去二十年來，老年人的形象已有大幅改變。再也沒有人認為六十五歲就該退休養老，大部分戰後嬰兒潮出生的人也都還不想從工作崗位上退下來。何謂老年？年齡門檻也創下新高。就某種意義來說，這是我們的文化崇尚年輕所帶來的正面作用。沒有人想面對不再年輕的事實。最新一波的老年趨勢是要做正面的生活形態改變，而且越快越好（當然也要越平等越好。美國收入中上的人口越來越長壽，平均壽命快速逼近八十歲；但是這個趨勢卻沒有延伸到收入中下的人口，他們的平均壽命不到七十歲）。

那麼下一步是什麼呢？我們覺得抗老化必須超越生理，甚至超越心理。最棒的人生來自於有成就感，這才是我們想要延續的人生。至於抗老化之所以難以想像，那是因為無數個世代以來，人類在觀察中得出了一個結論：所有動物都會老死。但是這個放諸四海皆準的觀察，卻是錯誤的。有件事是千真萬確的：細胞可以長生不老，或至少是接近長生不老。這會不會是一個契機，讓我們能建立更新、層次更高的人生觀？

數十億年前演化出來的藍綠藻，現在依然存在，它們沒有死去，只是不斷分裂；住在水中的阿米巴原蟲和草履蟲等單細胞生物也是如此。當然，惡劣環境會讓幾十億的原始生物失去性命，但是這種大自然的意外不能與自然壽命相提並論。單就細胞形式來說，許多細胞的自然壽命是無限的，只有在細胞集中組織成複雜的植物與動物體後，才會面臨死亡的可能。人體紅血球的壽命大約三個月，白血球消滅入侵的細菌後立刻死亡，表皮細胞會隨風飄逝……所有細胞都活到了該活的壽命。身體的每一種組織都各有不同的壽命，我們的壽命就是這數百種不同年限的平均值。儘管如此，延長壽命依然有很大的餘裕和彈性。就算是地球上最老的人，身上還是有可以生成新細胞的幹細胞。

你身體裡的細胞仍保留著原始生命形式的所有機制（比如細胞分裂），但同時它們也不斷在演化。像哺乳動物這樣複雜的生物已演化出原始生物所沒有的救命功能，免疫系統就是其一。人體面臨著許多對藍綠藻毫無威脅的危險，但是在演化的過程中，人類用高創意的方式去捍衛、因應，克服了每一種危險而活了下來。衛生的改善是讓人類壽命延長的最大原因，污水處理與乾淨的飲水是人類演化的一大躍進。醫學進步當然也是壽命延長的重要原因之一，而且仍在持續發展中。

我們每個人都在兩股力量之間拉扯，雙方都搶著要進入我們的未來。其中一股力量是演化，能把壽命延續得更長；另一股力量是熵❶（entropy），會導致生理機能隨著時間衰退。老化是一種高度複雜的能趨疲形態，它不像星星先燃燒殆盡後，再戲劇化地爆炸形成新星或超級新星。

這是相當複雜的情況，事實上，每個人都可以根據偏好去選擇要創造或是要毀滅。能趨疲不是既定的宿命，你沒有理由不可以選擇每天演化。畢竟，我們與永恆之間的真正連結就是透過演化，從一百三十八億年前發生大爆炸開始，演化就不斷驅動著生命。在早春的某一天，當樹木鼓起勇氣相信冬天已經過去時，請你走出戶外，摘一段玫瑰叢裡新生的枝芽來瞧瞧，你會發現每一個嫩芽都為了邁入未知的未來而努力生長著。儘管嫩芽看起來非常脆弱，但是它正在重複永不止歇的創造行為。這就是生命充滿自信的生理跡象。

你，就是宇宙正在生長的嫩芽。一個人能存在於此時此刻，是永恆時間所促成的，這永恆比最古老的銀河系還更為悠久。下一刻宇宙要前往何處？只有你自己才能選擇。你的成長由你負責，但是你的選擇不會只影響到你。永恆已經把它自己放在我們手上，它在等待你的決定，無論你的下一步要往哪裡走，現實都會緊緊跟隨。如果你覺得我們誇大其辭，甚至是在胡言亂語，請好好想想你的細胞正在做什麼。少了細胞與永恆的連結，生命無法存在。

❶又直譯為能趨疲，用以解釋一個封閉體系會因能量遞減而趨向衰退。

超腦的解決方案8：壽命最大化

當細胞老化時，你也在老化，這是生物學的基礎。但是在演化過程中，細胞漸漸具備強大的生存能力。細胞與永恆不變的化學過程相連結，這樣的過程至少跟宇宙一樣古老。諷刺的是，就算你的生活形態大錯特錯——長期抽菸、吃一堆脂肪和糖、從不運動——被這些糟糕選擇牽連在內的大腦，依然為達到永恆的生命而努力。腦細胞就像其他細胞一樣，為了打敗時間而發起戰役，這場戰役從還是子宮裡的受精卵就開始了，而且每分每秒都在發生。

現在有明確的方法，能讓你實現壽命最大化的願景。幸運擁有長壽基因的情況非常罕見。有許多研究檢視特定的基因突變，探討某些東歐猶太家族特別長壽的原因，他們可以活到百歲以上，父親、母親、兄弟姊妹全都是百歲人瑞（同一個世代的家族裡有一個以上的百歲人瑞，過去從來沒有類似的歷史紀錄）。關鍵似乎是他們的基因使硬化斑不會在動脈堆積，硬化斑堆積在動脈上是心臟病與中風的主要原因。目前要把這種基因優勢轉移到他人身上，可能性似乎遙不可及。

已開發國家的人均壽命不斷攀升，日本女性是世上最長壽的人類。美國人口的平均壽命每十年都有增加，原因顯而易見：衛生和醫療的改善是關鍵。兒童傳染病受到遏止，心臟病發作的急診處置與中風的復健治療大幅改善，還有抽菸人口下降，都對平均壽命增加有所貢獻。那麼延長壽命就只剩下最後兩個障礙了，一是缺乏運動，二是過度肥胖。換句話說，只要我們認真預防，採取正面的生活形態，就能為長壽提供適當的生理基礎。雖然只有極少數人能成為百歲人瑞（大概是三萬分之一），但是有越來越多的人可以邁向健康的八十歲與九十歲人生。

要讓現況有長足進展，找到治癒癌症與阿茲海默症的方法是首要之務，這兩種疾病都會對老年生活帶來痛苦與折磨。心臟病依然是美國人的主要死因，雖然在治療上已有進步，但是醫界尚未找到心臟病的肇因。堆積在冠狀動脈上的硬化斑看起來就像阻塞水管的食物殘渣，一旦平滑的血管壁上出現了一個小傷口或病變，脂肪小粒子就會乘虛而入。這個過程打從年輕時就開始了，雖然我們都熟知心臟病的風險因子，例如高膽固醇、抽菸、不運動的靜態生活形態、A型行為與壓力等等，但是風險不等於病因。

目前，我們還無法確定長壽的原因是什麼，是基因、風險因子或藥物？想當然耳，製藥公司鐵定支持藥物能促進長壽的說法。老年人平均會服用七種藥物，每一種都有副作用。吃藥很簡單，醫生開藥也很簡單，但是過去十年來，憂鬱症、心臟病與關節炎盛行的藥物治療在經過仔細檢驗後，都被發現效果不及廣告，但危險卻甚於廣告。結論是，對藥物的依賴性讓大家不願積極採取沒有副作用且確實有益的預防措施。

我們想要探討的是個人化的長壽方法，也就是訴諸你自己的身體。這需要自我覺察才能做到。一方面，你這一生已經累積出好惡、習慣、信念與制約；另一方面，你的每個細胞都已演化出了智慧。抗老化需要這兩方面的互相配合，這也是智者生存的最佳範例。

細胞的智慧：長壽的七堂課

1. 細胞互相分享與合作，沒有一個細胞是獨行俠。
2. 細胞會自我療癒。
3. 細胞需要不斷獲得滋養才能存活。
4. 細胞永遠停不下來，停滯就會死掉。
5. 內在與外在世界永遠保持平衡。
6. 毒素與生病組織要能立刻被發現並處理。
7. 死亡是細胞生命週期的一部分。

經過億萬年的演化，細胞已產生了智慧；你同樣也能演化出智慧，方法是利用自我覺察的天賦，去留意生物機制如何解決你在日常生活中碰到的最深層問題。

1細胞互相分享與合作，沒有一個細胞是獨行俠

你是人類社群的一份子，共存是最自然也最健康的生存方式。細胞同樣樂於接納這個不言自明的道理，它們聚在一起形成組織與器官，並從中獲益良多，大腦就是一個最神奇的例子。但是我們都會受到單打獨鬥的誘惑，因為自我想要謀求更多的好處，所以它會攀親帶故，排斥外人（有一本教人如何致富的經典著作，檢視那些白手起家的百萬富翁的人生，最後做了一個令人沮喪的結論：他們大部分都是「討厭的小氣鬼」）。但是，細胞不會受到這種個人英雄主義的誤導。

我們並不想說教。但有些研究確實發現，社會連結具有神奇的感染力。社會科學家從《佛萊明罕心臟研究報告》的龐大資料庫中發現了一個驚人事實，在這份長達三十二年的心臟病危險因子檢驗報告中，發現過胖會像病毒一樣到處散播。在家庭、同事與朋友形成的社交網絡中，如果你跟有體重問題的人交好，你可能出現體重問題的機會比一般人高。「根據數據顯示，如果一個人變得過度肥胖，他的朋友也會變得過胖的可能性是五十七％（這表示檢視社交網絡比檢視肥胖基因更容易預測過胖問題）。如果同胞手足裡有人過胖，兄弟姐妹過度肥胖的機率是四〇％；如果配偶之中有一方過胖，另一方變得過胖的機率是三〇％。」

研究人員利用統計法，比對麻州佛萊明罕的一萬兩千零六十七個居民；他們發現宛如病毒般的過胖行為也適用於其他心臟病危險因子，例如抽菸或沮喪。如果你有朋友抽菸，你抽菸的機率就比較高；如果你有朋友戒菸，你做出同樣正面改變的可能性也比較高。但是最奇妙的是，就算你與對方沒有直接接觸，這種感染力依然存在。比如說，你朋友的朋友有過胖、沮喪或抽菸等問題，即使你們不認識，你染上這些習慣的機率還是會高一點點。

當然，有些社會科學家無法接受這樣的關聯性，但是目前尚未有人發現比這項研究更適合用來解釋行為感染力的模型。重點是：把自己放在正面的社會環境裡，對身心都有幫助。我們的細胞以一種尚未被完全了解的方式明辨是與非。一九八〇年代，哈佛大學做了一個經典的心理學研究，他們請受試者看一段德蕾莎修女在加爾各答照顧病人與孤兒的影片，結果顯示受試者看影片時，血壓與心跳都降低了。

更進一步的研究出現在二〇〇八年，密西根大學的社會心理學家莎拉·孔瑞思（Sara Konrath）針

對一萬名密西根州居民做了長壽研究，這批受試者從一九五七年高中畢業後就開始參與這項健康研究。孔瑞思把重點放在過去十年曾當過志工的受試者身上，她的發現非常有意思：當志工的人比沒當志工者長壽。在兩千三百八十四名沒當志工的受試者中，四．三％在二〇〇四年與二〇〇八年之間去世，但是同時期無私當志工的受試者，死亡率只有一．六％。

這裡的關鍵字是「無私」。研究人員問受試者為什麼要當志工，並非每個人的答案都包含無私成分。有些人的動機是因為考慮到其他人，例如「我覺得幫助別人很重要」或「對我最熟悉的那些人來說，當志工是一個重要活動」。也有些人的答案跟自己有關，例如「當志工是逃離個人問題的好方法」或「當志工讓我更喜歡自己」。為了自我滿足感去當志工的人，死亡率跟沒當志工的人差不多（四％）。有許多研究都支持無形的身心系統會對生理產生影響，這個研究只是其中之一。你的細胞知道你是誰，也知道你的動機。密西根大學的研究是第一次發現，當志工的動機會影響平均壽命的長短。

從自我中心的自私心態轉變成社會分享心態是一個過程，會有類似以下的歷程：

我想被人喜歡和接受。

↓

我喜歡獨享自己的一切，其他人因此排斥我。

↓

我們可以一起成功或各自失敗。

↓

我可以放心分享，不會受到傷害。其實分享會讓人開心。

↓

當我付出時，我發現自己也有收穫。

↓

擁有越多，就越能付出。

奇怪的是，付出越多越感到充實。

↓

最有滿足感的付出是自我奉獻。

↓

我從慷慨付出獲得最深層的連結感。

人生中的一切都是這樣，從第一步到最後一步的過程不是一條直線，而是一條蜿蜒的道路，而且每個人走的路都不一樣。學習分享玩具的三歲小孩無法了解什麼是慷慨的精神，有些人一輩子都不會了解，無論經過多少年。然而，打造一個遵循這條學習弧線的自我，與細胞的自然設計相符應，因為這是與生存攸關的分享與合作。但以自我層次來說，生存通常不是重點；重點是透過情感的建立與聯繫能得到什麼獎勵，這是建立和平社會的基本過程。

2 細胞會自我療癒

當你有了自覺性時，你會知道如何修復自己所受到的傷害。這對細胞來說再自然不過了，但療癒依然是最複雜難解的生理過程，我們只知道療癒確實存在，也知道生命仰賴療癒。細胞很幸運地無需思考如何療癒，它們一看到任何損傷，修復機制就會自動啟動。在身心層次，也有基本的併行機制。當我們說時間會修復所有的傷害時，談的就是一種自發過程，無論這個過程有多麼痛苦。比如說，悲傷會自己走完全程，沒有人知道崩潰的情緒到底是如何療癒的。

但是有很多療癒並非自發性的，很多人從未走出悲傷。大部分的時候，療癒是一種有意識的行為，你隨時都在檢視內在，然後問自己：「我過得好嗎？」不能保證你一定能找到答案，而當內在的傷害一碰就痛的時候，光是面對它都令人難以忍受。自我療癒意味著克服痛苦，找到讓自己再次完整的方法。這個過程看起來應該是這樣的：

我很痛，我需要幫助。

←我依然很痛，我依然需要幫助。

←為什麼痛苦不會走開？如果我不去正視它，也許它就會消失。

←我試著抽離，但是我已準備好要面對內在的痛苦。

←可以挺身面對出錯的地方。

←也許我可以為自己做點什麼。

←這種痛苦想告訴我一些事，是什麼事呢？

←我想我了解了，現在痛苦正在慢慢消失。

←我覺得鬆了一口氣。療癒是可能的。

←我相信自己有能力療癒。

哭著找媽媽幫忙的小孩子沒有其他資源，他們無法了解最後一個階段：我相信自己有能力療癒。但是療癒是巨大回饋迴路的一部分，這個迴路把身心連結在一起。就算只是短暫地試著療癒自己也沒關係，越常做，能力就越強。戰勝最深層的創傷是心靈上的勝利，少了這種勝利，生命將會非常殘酷，因為傷害難以避免。只有透過打造一個自我，你才能向自己證明生命並不殘酷，因為戰勝痛苦是可能的。透過自我覺察，你會了解療癒是維持生命最強大的力量之一。

3細胞需要不斷獲得滋養才能存活

細胞的生存來自於完全信任宇宙的支持，這樣的信任非常堅定，所以一個正常細胞儲存的養分與氧氣只夠讓它存活三、四秒，因為養分會不斷進入細胞。憑藉著這種堅定的信任，細胞可以把所有時間和精力用來推動生命向前進：成長、繁殖、療癒和操作所有的內在機制。此外，細胞無需刻意選擇對自己有益的東西，因為所有養分都對它們有益，它們沒有時間犯錯或去嘗試有風險的生活形態。

接下來的這種普遍看法遵守不如不遵守好。在我們的文化中，刺激、冒險和危險都是正面的字眼，而平衡、調和與中庸聽起來就很乏味。我們把反抗視為與生俱來的權利，所以我們總是刻意忽略均衡人生的好處；而在我們反抗時，細胞卻在受苦。但智慧不只是單純的教誨。每個人都珍惜犯錯的權利，而演化又是非常寬宏大量的。你永遠有退路可走，回頭過著對自己有益的人生。最重要的，是要知道什麼對你來說最有利，然後投注你的精力。

當你這麼做時，熱情也會變成均衡人生的一部分。所有的細胞應該都對生命充滿熱情，畢竟它們確實竭盡所能地存活與繁殖。好好坐下來，把三件可以增加人生熱情的事情寫下來鼓勵自己，再把這張紙放在皮夾裡隨時拿出來提醒自己。不用去管細節，但你的養分必須兼顧心智與身體兩方面。因此，這張清單應該包括：

1. 你最大的願景
2. 你最深層的愛
3. 你的能力極限

願景給你目標和意義，愛給你活躍的情緒和持久的熱情，而能力極限帶來的是必須花幾年時間才能做到的挑戰。把這三個基本要素結合在一起，就能達到真正的幸福。就像智慧的每個面向一樣，你要走的是一條能滋養人生的路。這條道路走來應該像這樣：

我猜我已經夠幸福了。我的人生跟坐在我旁邊的人一樣好。

← 我只希望日子不要一成不變又呆板。

← 我內心深處藏著夢想。

← 也許我不需要害怕挑戰自己的極限。

← 我值得更好的人生品質與幸福。

← 我願意順從至高的喜樂。

← 我的心願開始實現。

← 真是難以置信，宇宙站在我這邊。

這是一條培養信任的弧線，細胞天生就有這種信任，但是我們卻放棄了這樣的信任。對多數人來說，信任很早就碰到障礙。他們失去了孩子身上那種單純的信任，孩子的生存完全仰賴父母提供食物、衣服與支持。轉變發生在新的信任出現的時候，那就是你可以自力更生。在這種轉變的過程中，你必須學習停止對外在的信任（我相信媽咪和爹地），轉而開始信任內在（我信任我自己）。這種困難的轉變顯然會碰到許多挫折，因此經常保持覺察才能持續演化。唯一能夠持續一輩子的真正養分來自於內在，你不能一直把信任寄託在他人身上，因為他們可能會離你而去。但如果你相信的是自己，就不會有這種風險。這條路從「我可以自己完成」到「我夠好」，再到最後的「我得到來自宇宙的支持」，是一條最有價值也最了不起的道路。

4細胞永遠停不下來，停滯就會死掉

許多危害到日常生活的問題不會影響到細胞，為了生存它們必須保持正常。幸運的是，細胞永遠不會被卡住。血液就是細胞的世界，那裡就像一條充滿化學物質的超級高速公路。肉眼看起來，血液長得好像都一樣，都是一種略微黏稠、溫熱的鮮紅色液體。但是從分子的層次來看，血液變化萬千。細胞永遠不知道這條超級高速公路上會出現什麼，戰場上的士兵、剛被診斷出罹癌的病人、坐在喜馬拉雅山洞穴裡的瑜伽大師，還有新生兒的血液，化學特性完全不同。

細胞為了回應這個瞬息萬變的世界，它們必須有即刻的適應能力。大腦不得不成為適應力最強的器官，因為身體裡所有的工作，無論多麼微小，都要向大腦回報。因此，如果你被卡在行為、習慣或頑固的信念裡，就會對大腦造成阻礙。醫學花了很長時間才接受這種阻礙可以有多嚴重，早在二十年前就有身心研究試圖尋找心理與疾病之間的關聯。許多醫生在科學證據尚未出現時，就已開始懷疑有些病患的人格使他們特別容易罹癌。研究結果出爐，他們發現了所謂的「疾病人格」，特色是情緒壓抑和緊張不安；但是他們沒有找到「癌症人格」。也就是說，心理問題好像會讓你容易得到任何一種疾病，從感冒到類風濕性關節炎到心臟病，但這樣的發現沒什麼用處。

但是我們可以從另一個角度來看這個發現。既然我們已經知道腦細胞和身體其他細胞都應該保持動態、彈性，並且隨時要因應做改變，因此與其找出哪一種行為容易罹癌，不如把重點放在如何才不會卡住。改變需要學習，不是每個人都能自然地把改變當朋友看待，而且年紀越大越會抗拒改變。接受改變的過程通常是這樣的：

我就是這樣，誰也沒有權利改變我。

←

熟悉感創造出我的舒適區。

←

我的日常生活似乎了無新意。

←

我發現別人做的事情比我多，或許我壓抑了自己的好奇心。

←我不能坐等生命帶給我新的東西，我必須主動出擊。

←新事物開始帶來樂趣。

←我可以在改變的過程中創造舒適區。

←我熱愛動態的生活，這讓我充滿活力。

細胞不需要經歷這樣的過程，演化讓細胞自然而然地就維持動態。但是在個體層次，你必須克服卡住的狀態，原因非常明顯且基本：你原本就是為了演化而設計的，因為這是人體的運作方式。與天性攜手合作一開始可能會遇到阻礙，但是只要堅持下去，就會變成最輕鬆的生活與成長方式。

5 內在與外在世界永遠保持平衡

細胞不會被卡在自己的內在世界裡，也不會對未來感到緊張或焦慮。它們不會後悔（但是它們會儲存過去的傷疤，問問酒鬼的肝臟或憂慮成性的人的胃就可知道），也不會抱怨，所以我們很容易就以為細胞沒有內在生活，其實它們有。內在與外在的界線，就是細胞膜。從許多方面來說，細胞膜就像是細胞的迷你版大腦，因為細胞膜上有數以千計接收訊息的受體。這些受體允許某些訊息進入，把某些訊息拒於門外。就像漂浮的荷葉一樣，它們向世界敞開懷抱，但是根卻深埋在水面下。

細胞裡的根讓各種訊息前往需要它們的地方。當你感受到否定或壓抑、刻意抗拒某些感覺和情緒爆發，或是感受到上癮症與執拗習慣的拉扯，這些感覺都可以追溯到細胞膜。受體隨時都在改變，以維持內外世界的平衡，這是適應力的另一個特色。狄帕克總是說我們不只擁有經驗，還會新陳代謝經驗。每個經驗都會變成化學編碼訊號，用來改變細胞的生命。這種改變可大可小，一次可以持續幾分鐘，也可能長達好幾年。

當一個人封閉他的內在世界，也不再讓內在世界與外在世界互相對應時，問題就會隨之出現。這裡有兩個極端：一個是精神病，扭曲的思想與幻覺變成唯一的現實；另一個是反社會人格，沒有良知也幾乎沒有內在世界，全副心力都用在剝削「外面」的人。兩個極端之間，還有各式各樣的行為。內在和外在世界會因為各種防衛機制而失衡，換句話說，我們用了某種過濾器來區隔外在世界與我們對外在世界的反應。人們使用的過濾器包括：

- ⊙否定：出現問題時，拒絕面對自己的真實感受。
- ⊙壓抑：對感覺漸漸麻木，這樣一來，「外面」的世界就傷害不了你。
- ⊙禁制：強行限制自己的感受，背後的邏輯是壓抑感受比較安全，也比較能被社會接受。
- ⊙瘋狂：與禁制恰恰相反，任憑感覺恣意亂竄，不考慮來自社會的反彈。
- ⊙受害者心態：不讓自己得到快樂，因為其他人不會給你快樂；或是接受痛苦的負擔，因為你活該。
- ⊙控制：在內在與外在世界都架設了藩籬，不讓任何人闖進去。
- ⊙支配：沉溺在自己的權力幻想中，壓迫比自己弱小的人。

那麼，如果沒有這些過濾器會怎樣呢？簡言之，你將擁有情緒韌度。針對健康的百歲人瑞所做的研究發現，他們的長壽祕訣就是有能力保持韌性。百歲人瑞也跟大家一樣會碰到挫折與失望，但他們似乎比較容易恢復，不讓過去變成沉重的負擔。情緒韌度意味著沒有明顯的防衛機制，因為有防衛機制的人會緊緊抓住創傷、心懷怨恨，跟壓力合而為一而不是拋開壓力。你每一次的防衛，都會對身體造成負面影響。

細胞不會用這些扭曲的方法，相反的，它們有流入和流出的自然生命節奏，而且會因應外在事件來做反應。如果你想恢復這種節奏，就需要覺察力的幫助。每個人都各有自己的心理重擔，我們也都想保護內在的自我不受到傷害，或是因為內在世界太混亂而不願面對，這就是人性。但通往平衡的道路是存在的，就位於「內在」和「外在」之間，走這條路的歷程可能是像這樣的：

這種感覺很糟，我不想處理它。

←表露自己的感受是危險的。

←世界是可怕的地方，每個人都有保護自己的權利。

←我明天再處理這些問題。

←情況好像不會自己變好。

←也許我需要面對被我藏起來的態度和壓抑的感受。

←我已經反思內省過了，有很多地方需要努力，這沒有我想像得可怕。

←放下過去的問題，感覺很輕鬆。

←我開始覺得更自在，也更有安全感。

6 毒素與生病組織要能立刻被發現並處理

如果細胞知道我們如何過日子，對於我們面對毒素的容忍程度一定會萬分訝異。細胞天生就會立刻趕走或對抗有害物質，免疫系統的主要任務就是把有害的入侵者跟無害的入侵者分開，腎臟的任務是過濾血液裡的毒素。你的腸子裡有大量的細菌群落，它們的存在有其必要（抗生素會一視同仁地消滅身體裡大部分的細菌，暫時影響你的消化作用，這種影響可能很劇烈）；血液裡還有各式各樣的生物化學物質。免疫系統和腎臟已演化出分辨好壞的能力，我們身體的智慧經過精密調整後，可以找出毒素並對抗。但是同樣的教訓，人類卻很難學會。

過去主流醫學輕忽了自然飲食，也沒有積極反對食品添加物，他們甚至還幫了民眾健康一個倒忙。那時候，肉類和乳製品開始大量添加荷爾蒙以加速肉品的生產與乳牛的泌乳量，使得民眾健康開始出現可疑的改變，例如女孩經期提早、乳癌發生率上升（乳房組織對異物非常敏感，很容易把異物誤認為荷爾蒙訊號）。即便到了現在，一般醫生依然很少接受營養和飲食教育。但身為醫生，應該挺身一起反對空氣、水和食物受到有毒污染。

水污染與未經適當處理的污水，已證實會讓我們更容易罹患各種傳染病並縮短壽命。但是我們對於壽命與「正常」食品添加物之間的關聯，卻缺乏有系統的研究。政府依法監督殺蟲劑的使用，但是違法的情況卻很少受到追查和起訴。強大的市場力量推銷速食、快速上市的牛肉、高糖飲食與各種防腐劑，我們不需要等到有人研究也能指出哪些添加劑有毒、哪些沒有。高脂高糖的飲食本來就是高風險飲食，謹慎是我們對待食物最好的態度，而自然飲食當然是首選。為什麼不選擇毒素最少又能輕鬆做到的飲食呢？

我們不該把極端合理化，到目前為止，還沒有任何研究指出服用大量營養補充品或只吃有機食品的人，會比飲食均衡的人更長壽。雖然毒素很可怕，但是均衡飲食會比基於恐懼採取的純粹飲食更好。

法律規定殺蟲劑的使用必須隨著上市日的接近而逐漸減量，而且加工販售之前必須將殺蟲劑清洗乾淨。無論任何情況，要吃蔬果前一定要先洗過，這應該是標準做法。不要全然相信食品業者的說法，他們再三保證我們吸收的防腐劑、添加劑與殺蟲劑的數量很低，不會傷害身體。但是一輩子累積下來，你的飲食絕對會影響健康。這就足以讓我們保持警戒了。

飲食品質提升是實踐預防老化的大趨勢之一（要是速度能加快就更好了），更大的問題來自危害身心健康的無形毒素。這些毒素，大家一樣早就耳熟能詳：壓力、焦慮、沮喪、家暴、肢體暴力與情緒虐待。這些毒素看不見也吃不到，要度過的難關卻一樣：無法貫徹。人們過度忍受有毒的生活形態；他們的行為對身體產生巨大的負面衝擊，或是承受來自家人、朋友與同事的類似行為。解決之道就是覺察力，誠實地站在鏡子前面，找出趕走隱形毒素的方法。這個過程應該是這樣的：

我又強壯又健康，想吃什麼都可以。

←好像沒有出什麼問題。

←以前的嬉皮跟杞人憂天的人才會崇尚「自然」。

←我查過了，毒素比我想的還多。

←現在注重安全，將來才不會後悔。

←想要擁有健康的明天，今天就必須改變。

←只要努力，我也可以戒掉加工食品。

←我值得擁有健康的身心。這需要努力，但努力是值得的。

排除生命中的無形毒素雖然步驟不同，但是大同小異。你的想法會從「我可以忍受」變成「我的人生受到損害」，最後變成「我值得擁有健康的身心」。正確的心態跟惰性一樣威力強大。我們可能會花好幾年時間忍受毒素，因為心智找不到改變的理由。承認這些負面力量的確很強大，並尊重它們。你不需要為了淨化人生就發動正面攻擊，只要大前提是朝著正確的方向演化就夠好了。細胞花了數十億年演化出來的智慧，值得你好好深思。

7死亡是細胞生命週期的一部分

細胞能做到一件讓我們既羨慕又難以理解的事：它們傾注所有能量維持生命，可是卻不怕死。我們之前提過細胞自毀，這是一種內建於基因的機制，會告訴細胞何時該凋亡。但是大部分的時候，細胞只是不斷分裂，不會經歷我們所恐懼的死亡。它們把自己變成新一代的細胞，所以不會死去。透過顯微鏡觀察細胞的有絲分裂，你會發現轉世再生就在你的眼前上演。人類對死亡抱持著不確定的態度，但是這幾十年來，人類社會對死亡的恐懼已逐漸減少了，尤其是一九六九年伊麗莎白．庫伯勒-羅斯（Elisabeth Kübler-Ross）的劃時代著作《論死亡與臨終》（*On Death and Dying*）出版後，對死亡的觀念更是有長足進步。

細胞的智慧完全符合世上偉大導師的教誨：生與死不對等，但也不是兩個極端。死亡是生命的一部分，而生命跨越一切。有生必有死，但是在宇宙的大計畫中，死亡只是過渡到另一種生命的工具。生生不息是自然恆常的主軸。但是當人們開始比較各自的宗教信仰，甚至為了教條式的真理大動干戈時，這些主軸就會引發爭議。但細胞無關乎神學，大自然也一樣。

懷疑論者會反駁任何以信仰為基礎的人生觀，他們說宇宙是冰冷、不具有人性的，由隨機發生的事件支配，而且對人類的存在漠不關心。奇怪的是，信仰與懷疑論之間的拔河，似乎不會影響一個人對死亡的態度。死亡是非常個人的經驗，它超越了信仰。虔誠的信徒在死亡面前也會怕得全身發抖，懷疑論者也有可能平靜面對死亡。由庫伯勒-羅斯率先深入討論的基本重點，就是：死亡是一個分階段度過的歷程。現在這幾個階段，我們也早已耳熟能詳：悲傷、否認、憤怒、討價還價、沮喪與接受（狄帕克認識一對照顧八十九歲老母親的姊妹，母親接受臨終照護時，兩姊妹各自坐在床的兩邊輪流大聲閱讀《論死亡與臨終》，希望能藉此撫慰老母親，而母親閉上雙眼靜靜聆聽。忽然，她們發現母親已經過世了。其中一位女兒不覺驚呼：「可是現在才剛到第四階段！」）。

從那時到現在，關於庫伯勒-羅斯對於死亡階段與順序的見解是否正確眾說紛紜。但是更重要的一課則是：死亡應該是動態的，就像生命一樣，這是一個隨著你的進入而逐漸演化的過程。有些文化，例如藏傳佛教，會為死亡提供大量的準備，他們擁有高度複雜的宗教神學，涵蓋各種天堂與地獄（這些所謂的「中陰身」比較像靈魂離開肉體之後的意識狀態）。西方沒有這樣的傳統（除了美洲原住民），每個人都必須自己思考死亡這件事，而我們也必須這麼做。害怕死亡對身體有害，原因不是死亡有什麼黑暗力量，而是因為任何形式的恐懼都有害。

別忘了，回饋迴路會不斷傳遞訊息給細胞。好消息是死亡的痛苦主要來自心理層面，而你有辦法移除這種痛苦。自然是站在你這邊的。多數垂死的病人都能接受死亡，臨終照護員經常發現最焦慮、壓力最大的人反而是家屬。此外，把老化與死亡劃上等號也太過隨便，也不正確。老化的是身體，死去的是自我。因此，自我意識最強烈、曾經深入思考「我是誰」這個大哉問的人，面對死亡時最能保持冷靜。

我們將針對如何找到真實自我或核心自我提出更多討論。這個議題非常重要，因為全世界的傳統智慧都說死亡無法影響真正的自我，聖保羅之所以會說「進入死後的世界」（dying unto death），這就是真相。我們想要強調的是，死亡是生命的一部分，就像身體裡的每個細胞也都早已經歷過死亡一樣。跟死亡和解的過程，可能是這樣的：

我不去想死亡的事，這樣做毫無意義。

←

最重要的是過好此時此刻的人生。

←

總之，我內心不相信自己可以活到壽終正寢。

←

老實說，我不去思考死亡是因為死亡太可怕。

←

我看過朋友、家人或寵物死去，我知道總有一天自己也必須面對死亡。

←

我對這件事變得比較平靜了，我可以面對死亡，不會逃避。

←

每個人都會死。最好能平靜勇敢地面對它。

←我感受到死亡引起的隱隱作痛，是面對它的時候了。

←我對死亡的意義很有興趣。

←把死亡視為自然的生命階段是有可能的，我已經做到了。

獲取智慧是一輩子的事。「新老年運動」與老化的正面影響研究都鼓舞了我們，讓我們將老化歸類為成熟的過程之一。老年人的記憶力與智力測驗結果或許不如年輕人，但是他們有豐富的人生經驗做後盾。比如說，在困難的情況下做決定，包括開除員工、告訴朋友他的另一半有外遇，或是面對家人被診斷出重病，老年人的表現往往比年輕人出色。這些情況都需要成熟以對，雖然情緒智商也有其作用，但是沒有任何一種智商比得上成熟。你必須體驗過人生之後，才能成熟。何不像你的細胞一樣，配合演化去體驗人生？

10

在終點之前，開發大腦之旅

一旦心智甦醒過來，看見了光明的同時也面對了實相，大腦就會展開生理上的轉變。張開靈魂之眼看世界，可以重塑大腦的神經迴路，讓你能洞澈假象，擁有更多的身體自主性。

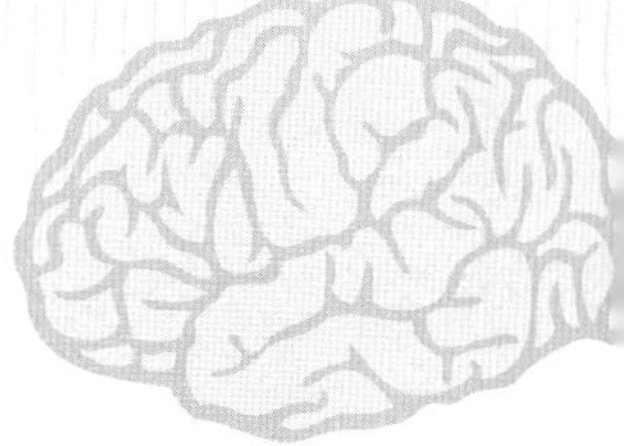

開悟是什麼感覺？靈魂是伸手可及的嗎？每個人都感覺得到上帝嗎？對許多人來說，回答這些問題就像試著捕捉獨角獸，是一個永遠無法實現的美麗夢想。獨角獸在中世紀代表完美的恩典，這種頂著螺旋頭角、全身雪白的馬兒是基督的象徵，尋找牠的過程就是尋找上帝的內在旅程。如果你能找到正確的路，神話就能變成真實。

開悟需要經歷一段內在旅程，目的地就是上帝，而且這是可以實現的目標。不過除了上帝之外，還有其他目的地。啟蒙最早的用詞是梵文的「解放」（moksha），可以翻譯成「解脫」。從什麼東西解脫？受苦、俗世、疼痛、輪迴、假象及因果業報。事實上，數百年來，東方宗教提供了許多彌足珍貴的目標。雖然解脫被視為一個切實的目標，而且是每個人都應該追求的，但令人沮喪的真相是：開悟的人少之又少。與獨角獸並行，令人不安。

我們想把開悟的追求過程，解釋為大腦的自然路徑。幾個世紀以來，在有人建立身心關聯之前，人們並不知道所有的經驗都跟大腦有關；當然我們現在已經知道了。無論你看見的是一台烤麵包機或一隻鱉，都必須啟動視覺皮質。看見天使也一樣，就算你是以心眼看到。對視覺皮質的神經元來說，清醒和做夢都可以看見畫面。畫面可以存在於「裡面」，也可以存在於「外面」，只要與視覺有關都會刺激大腦的這個部位。不只是天使，想看見上帝、撒旦、靈魂、祖先的靈魂或任何一種靈性經驗，你的大腦都必須能夠顯示它、吸收它及理解它。我們說的不只是視覺皮質，整個大腦在靈性方面都還是處女地。

甦醒的大腦

開悟確實存在（也確實可以辦到）的線索近在眼前，有一些我們常掛在嘴邊的說法都跟開悟有關：清醒過來、靈光乍現、面對真實。這些都是更高階的覺識狀態存在的線索。開悟的人只是比我們走得更遠。一旦開悟，你將會完全清醒，擁有清明的了解，並將面對究竟實相。你的大腦不再混沌呆滯，它會一起進入開悟狀態，變得警醒、活潑、有創造力。

這是一個劇烈的轉變，難怪中世紀會把「甦醒」放在宗教詞彙裡。在《新約聖經》中，「得見光亮」（to see the light）指的是「看見上帝的光亮」。當耶穌說：「我是世界的光」（I am the light of the world.）（〈約翰福音〉8章12節），他的意思是人們可以在他身上看見神性，不只是血肉之軀，而是上帝的一部分。上帝是至高無上的光明，一雙全新的眼睛（也就是靈魂的眼睛）就能覺察到他。但是任何一種感知，無論是神聖的或詩意的，都牽涉到大腦運作上的改變。

當這樣的改變發生時，你將會用全新的角度看萬事萬物，包括你自己。耶穌叫他的門徒們不要把自己的光藏在籮筐裡，因為他們也是上帝的一部分。他們必須用靈魂的眼睛看自己，也要讓世人看見他們的轉化。宗教試圖獨占個人的轉化，想把它變成教友專屬的經驗，但這是一種深植在身心關聯之中的普世過程。當我們說「面對現實」的時候，我們指的是看見事情的真實面貌而不是假象。開悟的人，他們的心智從一切假象中釋放出來了，清明地看見了究竟真實，即便是尋常事物突然間都充滿了神性。

你的心智一旦被喚醒，看見光明也面對實相了，大腦就會展開生理上的改變。神經科學無法完全追蹤這些改變，因為可以接受測試與掃描的對象真的少之又少。高階意識漸漸瓦解，進展也非常緩慢。一個人是否真的看見天使難以判定，因為神經科學家無法解釋大腦如何看見東西。就如我們說過的，當你看見最尋常的東西時，例如桌椅或書本，大腦裡不會出現那些東西的任何畫面。正因如此，關於視覺和其他四種感官的理論依然進展有限，大致上還停留在猜測階段。

但是開悟的證據雖然零散，卻是相當正面的。數十年來，印度瑜伽大師已在科學的見證下做出驚人的生理表現；一群稱為苦行僧的聖徒，透過身體的極度痛苦來表達虔誠，並用來加強自我掌控力；還有一些人，他們躺進密封的箱子裡再埋在地底下，卻能生存好幾天，因為他們可以把心跳和呼吸降低到趨近於零。也有人每天只需攝取極少的熱量，或是展現超乎常人的力量。透過特定的靈性儀式，瑜伽大師和聖徒都能控制自己的自律神經系統；也就是說，他們可以有意識地改變通常無法控制的身體功能。

見證這種極端的自我掌控力非常神奇，但是跟開悟相比，這種程度算是小巫見大巫。因為開悟過程中，大腦將會看見一個全新的世界，一旦大腦開始改變時，你會被美妙與狂喜所充滿，一連串的「啊哈！明白了」（aha）經驗緊接而來。每一次「啊哈！明白了」，就會有一個舊的認知被推翻。

「啊哈！明白了」：一連串的內在體悟

⊙ **我是萬物的一部分。**

推翻了你是一座孤島的觀念。

⊙**我受到看顧。**

推翻了宇宙空無又冷漠的觀念。

⊙**我很滿足。**

推翻了生命是個掙扎過程的觀念。

⊙**我的生命對上帝是有意義的。**

推翻了上帝很冷漠（或不存在）的觀念。

⊙**我無拘無束，是宇宙之子。**

推翻了人類只是無垠宇宙中一顆小塵埃的觀念。

這些「啊哈！明白了」不會同時出現，它們是開悟過程的一部分。這是一個自然不費力的過程，所以每個人都會有甦醒時刻。認知不難改變。電影裡（偶爾也會出現在現實生活裡）有個女人對一個男人大叫：「等一下，我們不只是朋友。你愛上我了！我怎麼會沒發現？」這個甦醒時刻，無論在電影或現實生活裡都足以顛覆一個人的人生。就算沒有顛覆人生，至少這個人也會經歷內在的轉變。心智和大腦不再用「我們只是朋友」的方式去算計世界，轉而贊同一個突然被「你愛我」闖入的世界。開悟的過程也一樣。當實相A（俗世）被「啊哈！明白了」的那一刻改變後，你的人生也開始遵循不同的規則，也就是符合實相B（在這裡，上帝真實存在）的規則。

渴望更多意義與充實感的人會很想進入實相B。如果有人能百分之百保證上帝的存在，放棄俗世將會感覺到喜樂和解脫。他們不再感到痛苦、懷疑或害怕死亡，也不用再為罪惡、地獄或詛咒擔心受怕。宗教透過滿足我們逃離俗世陷阱的渴望而壯大，讓俗世看起來令人舒適安心。

上帝存在的唯一保證來自直接的體驗，你必須感受到神性的存在或上帝的力量，不管這些用語對你的意義為何。令人驚訝的是，上帝在開悟的過程中影響力相對較低，開悟主要是感知的提升：清醒過來，看見光明，然後面對現實。如果你以為開悟者就像是某種逃脫大師，一個靈性版的胡迪尼神祕地從俗世的假象裡逃脫，那你就錯了。開悟的真正目的是讓世界變得更加真實。你以為自己是一座孤島，這就是假象。當你發現自己與生命之網緊密相連時，還有什麼比這個更真實的呢？

開悟有不同程度，你不會知道下一次的「啊哈！明白了」何時出現。只要你學會新的覺察方式，各種情況都有可能出現頓悟。狄帕克在一場研討會上碰到一位著名的神經科學家，她說自己待在鳥類的世界比在人類世界更加自在。這句話是什麼意思？這似乎不是妄想。這位女士很了解神經科學，她頭腦聰明、口齒清晰。

她的經驗很像馴馬師對馬兒輕聲細語：調整頻率進入其他動物的神經系統。若是十年前，這句話聽起來肯定古怪極了。要如何才能像金牌馴狗師凱薩・米蘭（Cesar Millan）一樣從狗的角度思考，或是學會蒙提・羅伯茲（Monty Roberts，第一個對著馬兒低語的馴馬師）像馬一樣思考？答案是：敏感度與同理心。經常保持自我察覺，我們就能把覺察擴展到別人的感覺裡。感受別人的喜悅或痛苦，一點也不神祕。

我們也能對動物感同身受，證據就是如果你用馬和狗的語言對牠們低語，就能幾乎毫不費力地訓練牠們，完全不需要鞭子、口套或粗暴的對待。當你了解動物的神經系統如何看待世界時，你就不需要「馴服」牠們了。你可以根據動物大腦的運作方式，輕鬆改變牠們的行為。

回頭來看這位愛鳥的女士，她和鳥類頻率一致的證據就是有好幾種野鳥敢放心地停在她的肩膀上，吃放在她手上的食物。據說聖方濟（Saint Francis of Assisi）也有這種能力，傳言是否屬實？就某種意義來說，是的。聖徒把萬物視為上帝的一部分，這種能力讓他們對所有生物都能感同身受。聖徒的神經系統發生了改變，這樣的改變代表心智已能接受：我跟這個世界、所有生物和平共存。我不是來這裡傷害牠們的。

動物能察覺我們的善意，這很神奇嗎？我們的寵物知道應該對誰吠叫、應該讓誰拍拍牠的頭。人類的神經系統與其他生物也有共通性。這些理論聽起來很枯燥，但當一隻鳥兒停在你的掌心時，感覺卻是美好的。

狄帕克描述自己與這位愛鳥女士碰面的情況，但那時他還沒有「啊哈！明白了」的領悟。直到狄帕克提出一個天馬行空的問題時，魯道夫才讓他茅塞頓開。這個問題是：既然人類的DNA有六五%跟香蕉一樣，我們能不能對香蕉感同身受或跟香蕉溝通？他想到的是克里夫·巴克斯特（Cleve Backster）的著名實驗：巴克斯特把電子偵測器接到盆栽上，發現當主人吵架或壓力很大時，植物的電場也會改變，道理就跟測謊器一樣。最驚人的發現是當主人考慮把植物砍掉時，植物的電子反應最為激烈。

魯道夫的回答是當我們嘗到香蕉的甜味時，舌頭上的受體會與香蕉所含的糖分結合，因此在化學的層次上，我們的確參與了香蕉的實相。香蕉也提供我們與受體鏈結的蛋白質，這種蛋白質跟人類的蛋白質很類似。所以我們跟香蕉以「分子」的形式進行溝通。同樣的，當你消化香蕉時，它的能量會被轉換成你的能量，這種關聯比溝通更親密。當你分析人類全部的DNA時，會發現九〇%以上來自我們體內的共生細菌。有很多人類DNA都跟細菌DNA很類似。提供我們能量的主要胞器叫做粒線體，事實上，它就是由共生細菌所組成，是為了提供能量才與人類細胞結合的。因此，我們都交織在基因的生命之網上，這張網構成能量、基因與編碼化學訊息的矩陣。沒有任何一部分是獨立或孤單的。狄帕克就是在這一刻恍然大悟。有越來越多的人體驗到這種茅塞頓開的感覺，證據就是越來越壯大的生態保育運動。人類開始拋開錯覺，不再以為地球可以任由我們為所欲為而不會帶來悲慘的後果。無需臭氧層與海洋溫度上升的明確數據，古代的印度聖哲早就在開悟之旅中有了同樣的體悟。他們說：「世界在你之內。」不管是我們的細胞或香蕉的細胞，都可以發現：生態與支持生命的每個活動相互交織。

證據在哪裡？

在懷疑論者看來，當一個人相信上帝時，大腦就會製造出錯覺來欺騙自己，讓自己相信並接受所有的靈性象徵。在懷疑論者眼中，物質現實是唯一的實相（石頭摸起來很硬，所以石頭是真實的存在）。所有的靈性經驗都是虛妄不實的，更不用說同樣遭到懷疑的耶穌、佛陀、老子與無數受世人崇敬數千年之久的聖哲。對頑固的懷疑論者來說，這些全都是一派胡言。里察・道金斯（Richard Dawkins）是英國演化生物學家及科普作家，他說自己是專業的無神論者，還為年輕人寫了一本書叫《現實的魔法》（*The Magic of Reality*），討論何謂現實這個偉大的議題。他告訴讀者：想知道什麼是真相，要使用我們的五種感官；碰到太大、太遙遠的東西（例如銀河系）或太小的東西（例如腦細胞和細菌），就要借助儀器來補強感官，例如望遠鏡和顯微鏡。你會以為道金斯會警告讀者感官不一定可靠，例如眼睛告訴我們太陽早上升起、黃昏落下，但是他沒有提出這樣的警語。

根據道金斯的說法，情緒和直覺都不可靠，而最大的騙局就是「上帝錯覺」（意即相信上帝存在是錯誤的。但顯然他的看法不能代表所有科學家，問卷調查的結果顯示，科學家相信上帝的比例與上教堂的頻率還比一般民眾高）。

物質主義與靈性、真相與信仰之間的裂縫已存在了好幾個世紀，而大腦也許可以彌合這道裂縫。對於禪修所做的可靠研究，證實大腦已能適應靈性經驗。把生命奉獻給靈性活動的藏傳佛教僧侶，他們的前額葉皮質呈現出較強的活性；他們大腦的 γ 波頻率是一般人的兩倍。大腦研究者在僧侶的新皮質發現了前所未見的現象，所以把靈性當成錯覺或迷信，無疑與科學本身相牴觸。

問題不在於懷疑論，真正的問題出在現代生活與靈性旅程之間的不協調。無數人都渴望著能感受上帝，用一生時間探索內在或許能有收穫，但花一輩子來探索內在的人少之又少。從中世紀的「信仰時代」到現在，靈性需求早已改變；上帝已被束之高閣，開悟也顯得太困難、太遙遠、太不切實際。但大腦可以幫助我們。用現代語彙來重新定義「開悟」，可以稱它為「最飽滿狀態」，而這又是怎樣的一種狀態呢？

⊙生命可以不那麼費力。
⊙渴望更容易達成。
⊙痛苦與苦難都會變少。
⊙洞察力與直覺會變得更強大。
⊙神的靈性國度與靈魂可以真實體驗。
⊙覺得自己的存在深具意義。

這些目標提供一個實際可行的過程，能讓我們逐漸向前邁進。開悟是全面的轉化，而不是立即轉化。你是大腦的使用者及領導者，大腦也跟著你一起經歷生理上的變化，達到個人轉化的新階段。以下是你應該追求的，而這些一點都不陌生，它們是此時此刻存在你的覺察力中的各種面向。你所需要做的，就是擴充這些面向。

開悟的七個程度

1. 內在的平靜與抽離逐漸增加：你更能專注於外在的活動。
2. 越來越有連結感：你不再覺得孤單，與他人的聯繫更強。
3. 更深的同理心：你對其他人的感覺感同身受，你關心他們。
4. 清明出現：你不再感到困惑和衝突。

5.覺察力越來越敏銳：你更容易分辨人事物的真偽。
6.真理自動顯現：你不再相信傳統的信仰與偏見。外來的意見不再令你動搖。
7.至高的喜樂在生命中滋長：你愛得更加深刻。

不要想一鼓作氣地全面拓展覺察力的各個層面。每個層面都會根據自己的節奏，時機到了就會自動出現，完全不需要外力。有的人可能在感覺更清明之前，就早早地達到了喜樂狀態；有的人剛好相反。開悟會隨著你的本性開展，而結果也會因人而異。

關鍵的第一步就是要有想開悟的心，這種渴望與轉變息息相關。如果你想要改變自己，也就是進入開悟過程，那麼你的大腦需要做些什麼呢？如果它能立即且輕易地改變，就不存在所謂的障礙了。事實上，已有成千上萬渴望改變自己的人達成了目標。他們的大腦會不斷自我轉變。正如你不可能跳進同一條河水的同一個地方兩次，你也不可能進入大腦的同一個地方兩次，箇中道理就是：它們都在流動。大腦是過程，不是東西；它是動詞，不是名詞。

我們最大的錯誤，就是相信轉變很困難。想像一個曾經讓你大悲大喜，進而改變你的經驗。這個經驗可能是正面的，例如墜入愛河或升官；也可以是負面的，例如失業或離婚。無論是哪一種，對大腦都會造成短期和長期的影響。這與記憶有關，因為大腦有特定的短期與長期記憶區，但影響不止如此。大悲大喜的經驗會改變你的自我感、自我期待、對未來的恐懼與希望、新陳代謝、血壓、對壓力的敏感程度，以及每一種由中樞神經系統監控的功能。總之，大悲大喜的經驗會改變你。

一部好電影就足以造成神經系統的劇烈改變。好萊塢賣座電影一再突破觀眾的臨場感，提供身歷其境的刺激。蜘蛛人用黏黏的蜘蛛絲在紐約市的人造峽谷裡盪來盪去，天行者路克則駕駛著小船進入死星，用幾十種炫目的特效來改變你的大腦。

當你走出電影院時，影響依舊如影隨形；內心的激動沒有隨著看完電影而消失。你依然在心中親吻著那個女孩、打敗壞蛋，跟勝利的英雄一起昂首闊步——對神經元來說，這些經驗都不是虛假的。它們是如此真實，因為你的大腦已經被改變了。一部電影就像一台改造機，人生也一樣。一旦你接受改變是自然的過程，而且每個細胞都沒有置身事外，你就離開悟不遠了。

當然在電影裡抱得美人歸的情況，現實生活中並沒有發生。你的大腦被騙了一下下，但是你沒有。你讓自己回到現實（在這裡，愛情經常讓你糾結）。這就是關鍵。把注意力帶回到真實人生可以當成一種靈性練習，也就是所謂的「正念」。「正念」可以成為一種生活方式；當「正念」成為你的生活方式時，轉變也可以成為一種生活方式；而且過程不費力得令你超乎想像。

「正念」之道

此刻你覺察到什麼？也許你的注意力全放在這張書頁上。但是一旦提出「你覺察到什麼？」這個問題，你的感知力就會醒過來。你會注意到各種事情：你的心情、身體舒不舒服、房間裡的溫度和亮度等等。這個把注意力拉回到現實的轉變，就是「正念」。

你隨時都可以把你的覺察力拉回到現實，不需刻意為之，也不需要超人的意志力。但是「正念」的感覺不同於一般的覺察。我們的覺察通常會專注在某樣特定的物品或工作上，我們也是這樣訓練我們的大腦：只看眼前的東西但對背景視而不見，這就是覺察本身。只有在受到巨大衝擊時，覺察力才會注意到背景。想像你跟一個看來很專注的人約會，他（她）的眼神從沒有離開過你，傾聽你說的每一個字。很自然的，你會迷失在這種愉快的感覺裡。然後他突然說：「抱歉，你知道你的牙縫裡有菠菜嗎？」

那個當下你的覺察力轉換頻道了，你受到的衝擊把你從愉快的錯覺裡趕了出來。但回到現實並非總是令人不悅的。想像你即將跟一位VIP碰面，滿心的緊張和焦慮；在你跟他握手之前，有人在你耳邊說：「大老闆聽說你很厲害，很想把這個合約交給你。」這時就會發生另外一種轉換：你從焦慮狀態轉換到比較有信心的狀態。這種轉換的能力就是「正念」。

這樣的能力會自然而然出現。或許只要耳邊幾聲低語，就能馬上觸發戲劇性的改變。荷爾蒙可以告訴我們部分答案，但是我們仍不知道大腦如何瞬間轉換它的實相。不過，擁有這種能力跟讓大腦掌控這種能力完全是兩回事，差別就在於「正念」。不要靠外力衝擊把你拉回到現實（無論是愉快或不愉快的衝擊），而是要靠你自己的力量。我們可以把「正念」定義為「對自己所覺察的做覺察」（awareness of awareness），只是聽起來太難理解；更簡單的解釋就是可以隨心所欲地回到現實。

遺憾的是，我們都放棄了這種能力的一部分。人生中有些領域可以讓你放心地投注專注力，有些領域則是禁止進入。女性通常喜歡談論自己的感受，並且抱怨男人不肯、不願意或無法跟她們分享。男人通常比較喜歡把注意力放在工作、運動和其他目標上，只要不觸及情緒痛處就好。但是在東方的靈性傳統中，卻有一個多數西方人很少思考的領域：對自己所覺察的做覺察，以佛教用語來說，指的就是「正念」。

每當你自我反省時，就是在使用「正念」。約會或面試前，你可能會檢視一下自己有多緊張。生產時，當醫生問產婦：「妳還好嗎？」她就會開始注意疼痛是否太激烈。透過這種非常基本的「正念」，你檢視自己的心情、情緒、生理感受——所有用來填滿心智的東西。如果把心智掏空會如何？你面對的會不會是可怕又冰冷的空虛？不會。一個偉大的畫家可能會在某天醒來時，發現他的畫全部被偷走了，但是他仍擁有比任何傑作更珍貴的無形東西：創造新傑作的能力。

「正念」就是這樣，那是一種具有創造潛力的狀態。一旦把心智掏空，你就擁有最大的潛力，因為這樣的你正處於完全的自我覺識狀態。曾有一位音樂迷去找著名的心靈導師克里希那穆提（J. Krishnamurti），陶醉地不停讚嘆某一場演奏會有多優美。克里希那穆提的回答充滿了智慧：「的確很優美。但你是否在用音樂來使自己分心呢？」真正的「正念」是用來檢查自我覺察力程度深淺的方法。你現在應該已經知道，超級大腦倚賴的是自我覺察力的成長，因此「隨時保持正念」非常重要，「正念」是生活之道。

缺乏「正念」的人似乎也具有對外界無感與自我中心兩種特性。他們太過自我中心，以致無法與他人產生關聯；同時也對許多社會情況缺乏敏感度。對比之下，自我中心與「正念」是截然不同的。這兩種心態都是由新皮質所創造，但是感覺大不同。以自我為中心的人幾乎都會耽溺在錯覺之中，認為世界是繞著他們的形象而轉動。我們不是在批判這一類的人，因為他們的觀點都是被消費主義社會所訓練出來的——慫恿我們去買能讓我們更漂亮、更年輕、更時髦、更愉悅、更能夠讓人暫時逃離的東西。

自我中心：想法與行動都受制於「我、我的」

你專注的是可以達成或擁有的東西，設立目標，然後達成目標。「小我」覺得大權在握。你的選擇帶來的是可預測的結果。「外面」的世界有法治來維持秩序；外在的力量很強大，不過是可以被駕馭和管理的。

典型的想法

⊙ 我知道自己在做什麼。
⊙ 我自己做決定。

⊙情況在我的掌握之中。
⊙我相信自己。
⊙如果我需要幫助，我知道該去哪裡求救。
⊙這件事我很擅長。
⊙我喜歡接受挑戰。
⊙人們可以依賴我。
⊙我正在建立良好的人生。

正念：你的心智具有反省功能

「正念」從內在來檢視你的身心健康。自知之明是最重要的目標；你不用靠可以擁有的東西才能證明你自己；你珍視且經常依賴洞察力及直覺，而不是邏輯與理性；同理心會自動冒出來；智慧漸漸浮現。

典型的想法

⊙這個選擇感覺沒錯，另一個沒有給我這種感覺。
⊙我能融入情境之中。
⊙我知道其他人的感受。
⊙我看見一體兩面。
⊙答案自動出現。
⊙有時我會感到自己受到鼓舞，那是最棒的時刻。
⊙我感到自己是人類的一份子，在我眼中沒有人是外人。

⊙我感到解脫。

「正念」的狀態跟其他狀態一樣自然。忽視「正念」將會製造不必要的問題。舉例來說，幾年前魯道夫急著要完成幾個實驗，然後趕七點鐘的飛機離開波士頓：他要在一場重要的國際研討會上擔任開場的主講人。但是他被困在尖峰時刻的車陣裡，最後不幸地錯過了飛機。候補機位不確定，但如果沒有搭到最後一班飛機，他就必須面對缺席的尷尬。魯道夫變得焦慮又憤怒，他想向櫃檯人員怒吼，明知毫無益處卻很想這麼做。不知不覺中，他認同了大腦製造的強烈負面感受。

當然多數人會認為在這種情況下，出現這樣的感覺再自然不過了。但是更健康的做法是短暫體驗過沮喪之後，就讓「正念」接手。往後退一步，就有機會觀察到錯過飛機觸發了他的本能／情緒腦，在身體製造出一個十足十的壓力反應。少了「正念」，你只能坐等壓力慢慢消退，甚至駐留不去；遺憾的是隨著時間一年一年過去，我們的身體更容易產生壓力，小事件的復原時間也越拖越長。讓壓力自己慢慢消退不是健康的做法，因為壓力會引發更多壓力。

觀察負面情緒如何刺激大腦，魯道夫可以更積極地處理這個情況並從中學習。更重要的是，他不需要成為心智反應的受害者。透過這個事件，我們可以歸結出「正念」的幾個好處：

⊙你可以用更好的方式處理壓力。

⊙你可以擺脫負面反應。

⊙控制衝動變得更簡單。

⊙你打開了一個做更好選擇的空間。

⊙你可以為自己的情緒負責，而不是責怪他人。

⊙你可以活得更有重心、更平靜。

怎樣做才能培養「正念」呢？簡短版的答案是禪定練習。當你閉上眼睛、深入內在的時候，就算只有短短幾分鐘，大腦就有機會重新設定自己。你不需要費力尋找重心；只要你給大腦機會，大腦就會自己恢復到平衡、冷靜的狀態。同時，在你禪修時，你的自我感也會發生改變。你不用去辨識情緒、感受與感官感覺，而是把注意力放在寂靜上面。當你做到時，刺激你的壓力就不會再逗留。一旦你停止認同壓力，它就更不容易緊抓著你不放。

相較於三、四十年前，現在大家對禪修都不陌生，而且還有許多更高階的禪修技巧。建議從最基本的技巧練起，前後對照往往會很驚人。選一個安靜的地方調暗燈光，坐下來閉上眼睛，務必要讓自己心無旁騖。

坐下後做幾個深呼吸，讓身體盡量放鬆。靜靜注意自己的呼吸，輕輕讓注意力跟隨著呼吸，就像坐在安樂椅上聆聽夏日微風。不要強迫自己專注，如果你的思緒飄走了（一定會發生），慢慢把覺察拉回到你的呼吸上。如果可以，五分鐘後再把注意力轉移到心臟，讓它在那裡停留五分鐘。無論是哪一種方式，你都會有新的心得：「正念」的狀態是什麼感覺。

想要做更深入的禪修，可能需要用到一句簡單的真言（mantra）。真言可以把心智帶到更微妙的層次。安靜坐著，深深呼出幾口氣；當你覺得自己沉穩下來了，在心中默念真言「Om shanti」。你想重複念幾次都可以，不一定要有節奏，這不是在心裡誦經。也不用跟隨呼吸，只要在你發現注意力慢慢飄離時重複念誦真言即可。你不需要安靜地在心裡默念，它會自己慢慢靜下來；當然也不要在心裡大聲念。如此靜坐十到二十分鐘。

禪修新手一定會問，怎樣才能知道靜坐發生作用了？如果你的生活讓你耗費太多能量，你的身體會迫切需要休息，所以靜坐時往往會睡著。這不是禪修失敗了，只是大腦會自動取用自己最需要的東西。如果你是一大早就開始靜坐，將能體驗覺識看著自己的那種寧靜。十到二十分鐘後，你會發現專注變得更從容、輕鬆也更自在。

我們說過禪修是簡短版的答案，我們還要考慮禪修以外的時間。你如何在禪修以外的時間做到「正念」？其實這個原則大家都很熟悉：不費力的改變。要你一整天都保持專注及「正念」是不能強求的，但是你可以溫和地採取偏好「正念」的行為：

- ⊙不要把自己的感覺投射在他人身上。
- ⊙不要參與負面情緒。
- ⊙感受到壓力時，先走開。
- ⊙不要把注意力放在憤怒與恐懼上。
- ⊙如果出現負面反應，先由它去。當你準備好時，退後一步做幾個深呼吸，觀察自己的反應，但不要沉溺在其中。
- ⊙當你有情緒性的反應時，先不要急著做決定，等你找回專注力後再說。
- ⊙面對感情時，不要用吵架來出氣。等雙方都覺得平靜和理性時再討論問題。這麼做可以避免在情緒高漲時，造成不必要的傷害。

事實上，「正念」是一種不帶責怪或評判的自我監督。如果你不自我監督，可能會碰到各式各樣的困難。「我不知道我為什麼會那麼做」，這是缺乏「正念」的人最常說的抱怨，另一句就是「我失控了」。這種人常在衝動過後才來自責及後悔。

從大腦的觀點來看，在你自我監督時，會帶來一種更平衡的狀態。在現代生活中，大腦的原始反應幾乎已完全不適用。但它們沒有消失，依然以為人類需要對抗掠食者、趕走入侵的部落或逃離威脅。在演化過程中，高等腦已發展出第二種更吻合實際威脅程度的回應。但是對多數人來說，這些威脅幾乎不存在。儘管低等腦的原始反應依然會不斷出現，但是你不需要它們，它們只是內建的生物機制而已。

當低等腦不合時宜地做出回應時，你可以拿真實情況提醒自己——這裡沒有威脅——來化解它的回應。光靠覺察力就能減少很多種壓力反應，不過「正念」的效果更好。花了一些時間禪修之後，你會更平衡更平和，開始處在一種「輕鬆的警醒」狀態。這將會幫你打開一條通往無法用其他方式獲得的靈性經驗之路。古印度《曼都卡奥義書》（*Mandukya Upanishad*）裡有一段可愛的描述，用來形容「正念」的必要性：

> 住在同一個身體裡的小我和自我，就像棲息在同一棵樹上的兩隻鳥，牠們是親密的好朋友。第一隻鳥吃的是生命裡又甜又酸的果實，第二隻鳥只是靜靜看著。

當你越來越容易進入「正念」狀態時，你會把意識的兩面看得更清楚，它們就可以變成上面所描述的親密好朋友。總是不安而活躍的那個我（小我），不再因為衝動和欲望而行事；而另一個我（自我）則單純地幸福著。能夠發現自己的內在充實又滿足，不需要任何外來刺激就能找到快樂，這將會是很大的成就感。我們稱之為「真實自我的融合」。

超腦的解決方案9：找到神

在這裡，我們想要揭示的是「神是否存在」這個古老的兩難問題。「正念」可以派得上用場，因為說到信念與希望時，覺察力是關鍵。「我希望」、「我相信」跟「我確知」之間存在著大鴻溝，不只是與神有關的事如此，在覺察裡面發生的一切也是如此。你的另一半有外遇嗎？你能否勝任主管的職位？你的孩子會吸毒嗎？答案都不出以下這三個選擇：你希望、你相信或你知道你有了正確答案。既然神是這道選擇題中最難的一個，我們就以他（她）做為討論主題。

就心靈層面來說，答案應該是信念，但是信念的力量似乎有限。幾乎每個人對於神都有自己的決定：存在或不存在。但是我們的決定通常不太可靠，而且非常個人。「神不存在，至少我認為祂不存在」，應該是比較精確的回答。你如何判斷深層的靈性問題有沒有一個你信得過的答案？每個人心中的神都一樣嗎？

小時候，我們會問最基本的靈性問題。這些問題很自然就出現了：「神會看顧我們嗎？」「奶奶死後去了哪裡？」孩子們太小，不知道這些問題同樣令父母感到困惑。他們得到安心的答案，短暫地滿足了他們。如果告訴孩子說奶奶到天堂去陪爺爺了，他就會睡得比較好也比較不傷心。但是隨著你漸漸長大，這些問題還會再度出現。你會發現父母的答案雖然出於善意，但是他們從未引領你找到答案，不只是有關神的問題，還有愛、信任、人生目標與存在的深層意義等等。

面對這些問題，你只能希望、相信或知道答案是：「我希望他愛我」、「我相信另一半是忠實的」、「我知道這段婚姻很穩固」。這幾句話截然不同，但是我們卻因為無法區分「我希望」、「我相信」和「我確知」而深感困惑，它們好像都一樣。我們暗自希望它們是一樣的，我們不敢張開眼睛去看實際的情況。

實相是一個靈性目標，也是心理目標。靈性的道路會帶你離開未知狀態（我希望），到達更堅定的安全狀態（我相信），最後來到真正的了解（我確知）。無論這個問題是感情、神、靈魂、高等自我、天堂或離世的靈魂都一樣。這條路從希望出發，隨著信仰而變得強壯，最後在確知中變得堅定。

在那些充滿懷疑的時刻，許多批評者試圖破壞這個過程。他們說你不可能真的知道神、靈魂、無條件的愛、來世和許多其他深奧的事物。這些懷疑者在毫無根據的情況下，蔑視這條道路。如果你回顧自己的過去，你會發現自己也曾多次走過這條道路。你小時候希望自己變成大人，二十幾歲的時候相信自己可以變成大人，現在你知道自己是個大人。你希望有人會愛你，你相信總有一天會有人愛你，現在你知道他們真的愛你。

如果這個自然的過程還沒發生過，一定是哪裡出了錯，因為人生的發展本來就是從渴望走向滿足。當然我們都知道陷阱在哪裡。你可以告訴自己「我一定能功成名就」，但事實上這只是一個希望。離婚可能代表你不知道對方是不是真的愛你。成長過程中怨恨父母的孩子，通常不知道應該信任誰。夢想和承諾破滅的例子多到不勝枚舉，但通常都不會跳脫這個過程。渴望會把人生推向滿足；你現在所希望的事，總有一天你會知道。

正念的某些面向，在這裡發揮了作用，而且似乎是放諸四海皆準。對任何一個不想被困在不能實現的希望及不切實際的信念裡頭的人來說，「正念」的這些面向很重要。你只能相信自己真正知道的事情。

你如何知道？

真正知道某件事，會符合下面的情況：

⊙你不接受別人的意見，靠自己的力量發現答案。

⊙你沒有太快放棄；儘管跌跌撞撞，你還是堅持探究到底。

⊙你相信自己有找出真相的決心與好奇心。似是而非的事實無法讓你滿足。

⊙你真的知道內心的成長，它讓你變成一個不一樣的人，現在的你跟以前的你迥然不同，一個深陷愛河，一個不是。

⊙你對這個過程有信心，不會讓恐懼或沮喪阻礙它。

⊙你會注意自己的情緒。正確的道路給人確定感，又明確又清晰。未知令人作嘔且發出臭味。

⊙你超越邏輯，進入直覺、洞察力及智慧等真正重要的領域。對你來說，它們是真的。

這個情境之所以放諸四海皆準，是因為從尋求開悟的佛陀到任何一個學著談戀愛或尋找終身伴侶的人，都經歷了相同的過程。把這個過程拆解之後，關於人生、愛、神與靈魂等大哉問就不再難以解決了。

你可以一次處理一種情況。你是否願意接受二手意見？你是否懷疑自己的決定？愛是不是太痛苦、太令人困惑而使你不想深入探究？這些都不是無法克服的阻礙。它們都是你的一部分，因此你們是最貼近彼此也最親密的。我們還可以更明確點：想一個你想要解決的問題，一個對你有深刻意義的問題，可以是哲學性的「我的人生到底有什麼目的？」，也可以是靈性的「神是否愛我？」或是感情問題，或甚至是工作上的問題。選一個有點難度的問題，它讓你感到困擾、排斥及進退兩難。你一直希望能找到答案，但到目前為止還沒找到。

無論你怎麼選擇，要找出你可以相信的答案必須經過一些步驟。

從希望到相信到確知

步驟1：明白人生一定會向前進。

步驟2：仔細想想真正知道一件事情的感覺有多棒，而不是只是希望與相信。不要退而求其次。

步驟3：把你的兩難困境寫下來。列出三張清單，分別是你希望的、相信的及知道為真的事。

步驟4：問問自己為什麼你會知道你所知道的事情。

步驟5：把你已經確知的事情套用在你所懷疑之處，也就是那些現在只有希望及相信的事情。

神或靈魂，對多數人來說都是神祕難解的問題，需要做信心的一躍才能突破。大腦喜歡前後連貫且有條理的運作方式，就算面對的是靈性也一樣。步驟一跟步驟二是心理準備，後面三個步驟則讓你清理心智，打開門迎接「確知」。現在就讓我們用這些步驟來探索神。

步驟1：明白人生一定會向前進

用靈性術語來形容，前進意味著想要與神達成協議。你覺得自己是值得的，也知道一個慈愛的神會對人生帶來哪些好處。這與著名的「帕斯卡的賭注」（Pascal's wager）完全相反；帕斯卡說你最好賭上帝存在，如果你現在不相信但後來上帝卻是真的，你可能會被打入地獄。問題是帕斯卡的賭注以恐懼和懷疑做為基礎，兩者都不是有益的靈性成長驅動力。你應該思考的是，知道上帝是否存在之後會帶來多大的充實感，而不是如果押錯邊會有多悲慘。

步驟2：仔細想想真正知道一件事情的感覺有多棒

把尋找神當成一個真實的經驗，而不是信念的考驗。當你感到懷疑或不安時（每個人面對神都有這種感覺），不要忽視這些感覺。敞開心胸，接受所有針對神的指控並非事實全貌的可能性。儘管人生中有各種苦難，包括那些讓慈愛的神看似不存在的慘劇（種族屠殺、戰爭、原子武器、暴君、罪行、疾病和死亡），但是這些都不足以拍板定案。慈愛的神依然可能存在，只是祂允許人類犯錯後再用自己的步調學習。但是不要急著下結論。採取正確的態度，去解決人生中的暴力、罪惡感、羞恥心、焦慮和偏見（這些都是全球問題的根源）。與其哀嘆人類苦海無邊，不如追求個人成長更有好處。

步驟3：把你的兩難困境寫下來。列出三張清單，分別是你希望的、相信的及知道為真的事

這裡的重點是避免以偏概全及人云亦云。很多人一開始會毫無根據地支持或反對神，再根據眼前的情況改變賭注（有句俗諺說：「散兵坑裡沒有無神論者。」同樣的道理，午夜過後的單身酒吧找不到幾個虔誠的信徒）。列出你的希望、信念與真正知道的事情，你一定會讓自己很驚訝。一旦你決定開始思考靈性問題，你會發現它們很有意思。這麼做還有另一個好處，你可以讓思考變得更加敏銳清晰，這對高等腦也有幫助。思考是存在於新皮質部位的技巧，當然也包括思考神。

所以，坦誠點吧。你是否偷偷相信神會處罰罪人？你是否希望祂不會這麼做？如果兩個答案都是肯定的，請分別寫在兩張清單上，一個放在希望清單上，另一個放在相信清單上。你認為你見證過慈悲或寬容之舉嗎？如果有，請放在知道清單上。做為靈性探索的起點，這是一個坦誠以對的練習。慢

慢列出清單，完成之後把清單收起來，以後再拿出來參考；這是個好方法，可以用來檢視自己的進展是否符合實際。

步驟4：問問自己為什麼你會知道你所知道的事情

直截了當地說：「我知道自己知道什麼。」這句話耐人尋味。許多人是想都不想就讓信念根深柢固，沒有思考這些信念到底來自哪裡。你相信上帝（如果你相信的話），是因為你的父母這樣告訴你，還是上主日學時慢慢接受的？也許你的信念，是因為你急切地希望天上有個人可以看顧你。但是說實話，你連上帝是男是女都不知道，而所謂的天上可能是宇宙的任何地方、沒有地方或每個地方。

想要真正了解上帝（或其他的神），最好的方式當然是透過個人經驗，但是所謂的個人經驗包羅萬象，超出你的想像。

- ⊙你有沒有感覺過神性或光明的存在？
- ⊙你有沒有感覺過自己被全方位的愛所包圍？
- ⊙你有沒有毫無來由地感受到至高的喜樂或喜悅？
- ⊙你有沒有感受過安全和被愛，就像整個宇宙都接受了你的存在？
- ⊙你有沒有體驗過深刻的內在平靜、力量或了悟？

你會發現「上帝」或「神」這個字眼不一定與擴展覺識的經驗有關（你希望大腦可以了解並記住擴展的覺識）。在問卷調查中，多數受試者都說他們曾在周圍的其他人身上看過光，而且許多人都體驗過療癒或正向思考的力量。重點不是你有沒有看過上帝；重點是你的實際經驗可能會引導心智進入一個超越物質的世界。

在你思考你所知道的實際人生經驗時，不妨也思考一下經文典籍與它們的作者。如果你知道自己喜歡讀《聖經》或魯米[1]的詩，如果你曾經在一個充滿靈性的人身旁或在一個神聖的地方感受到平

[1] 魯米（Rumi）是十三世紀伊斯蘭神祕主義的重要詩人。

靜，那麼你一定知道某種真實的存在。只要多加留意並強調這些經驗的意義，就可以在這張靈性之網上找到一席之地，就像你在人生之網占一席之地一樣。

步驟5：把你已經確知的事情套用在你所懷疑之處

如果你已經採取了前面四個步驟，你的心智應該相當清楚你目前的希望、相信和知道的各個狀態。能做到這一點就已經好處多多，因為這為改變的任何跡象提供了基礎。改變需要意圖，如果你告訴大腦你想要尋找神，你的認知能力就會開始增強（當你想找個人談戀愛時，不也這樣嗎？你會突然用更敏銳、不一樣的眼光去看周遭的人，看看陌生人能否成為戀愛對象）。

神喜歡主動參與，也就是說靈性成長不是消極被動的。你必須在靈性上敞開心胸，說到做到。這不同於一般信念，所以不是許下上教堂的新年新希望（當然我們並不反對你這麼做），或是一夕之間突然決定要過聖徒的虔誠生活。這些是終點，不是起點。重點是如何採取讓神有可能成真的行動。

我們叫這樣的行動是「微妙行動」，因為它們發生於內在。想一想下列的微妙行動，以及你如何適應它們。

若神真實存在，你會有哪些行為？

- ⊙禪修。
- ⊙敞開心胸接受靈性的存在。注意自己是否有出於反射的存疑或封閉傾向。
- ⊙看見人們的好。當你不喜歡的人碰到壞事時，不八卦、不幸災樂禍、不竊喜。
- ⊙閱讀各種有熏陶作用的詩與經典。
- ⊙透過東西方的靈性傳統深入了解聖徒、智者及先知的一生。
- ⊙有煩惱時，先消除焦慮、減輕負擔。
- ⊙為創意的解決方法保留餘地。不要強求或再次落入掌控的需求。
- ⊙全然感受每一天的喜樂，就算只是看著蔚藍的天空或聞一朵玫瑰花也一樣。
- ⊙花時間跟小孩子相處，感受他們的生命朝氣。

⊙幫助有需要的人。

⊙得饒人處且饒人，你的生命會變得不一樣。

⊙想想讓你滿懷感激的事與這種感恩的心情。

⊙感到憤怒、妒忌或忿恨時，退後一步深呼吸，看看自己能否放下。如果做不到，至少試著推遲你的負面反應。

⊙要慷慨。

⊙期待最好的結果，除非有證據顯示還有需要幫助、改進或批評之處。

⊙找到一個方式去享受自我的存在。處理那些會妨礙你快樂的障礙。

⊙諸善奉行，諸惡莫作。

⊙找到自我實現之路（無論你對自我實現的定義為何）。

這張清單提供你明確的做法，讓神不只是一時激動的模糊情緒或危機上門時才去思考的主題。我們避開了宗教，不是因為我們反對任何信仰，而是因為我們的目標與宗教不一樣。你想溫和地訓練你的大腦去注意並重視新的實相，你可以選擇要不要參與這個實相。請注意如果你想要調整自己，加入這張巨大的靈性經驗之網，你的大腦已經做好適應的準備了。

就某種意義來說，關於上帝或神，最簡單的建議，影響最深刻。每天至少一次，放手讓神或你的靈魂或某個你所選擇的高等智慧去處理生活裡的某個情況，看看生命能否把自己照顧好。畢竟引領人生方向的不是天堂裡的上帝或萬神殿裡的諸神。生命會自己演化，神只是我們為看不見的力量所貼的一張標籤；這些力量在我們的內在蓄勢待發。下面是偉大的孟加拉詩人泰戈爾的詩句，閱讀這些詩句時，請留意自己有什麼感受：

聽啊，我的心，聆聽世界的輕聲低語。
這是它跟你做愛的方式。

或是這兩句：

沙漠多麼渴望一葉青草的愛！

青草她只是搖搖頭，微微一笑，然後隨風飄逝。

如果你從中領略到一絲溫柔與神祕，你內在的某個地方已經被觸發了，就像被神觸動一樣。兩者之間沒有差別，只是這些經驗會不斷成長，直到神性變得千真萬確。這是屬於你的恩典，無需他人的認可。

11

實相的錯覺

我們的五種感官所接收的信息，有可能遭到扭曲而呈現全然不同的世界樣貌。因此，我們無法證明眼前所見的一切就是真實。反之，既然感官可以愚弄我們，我們也可以反其道而行，自己創造實相。

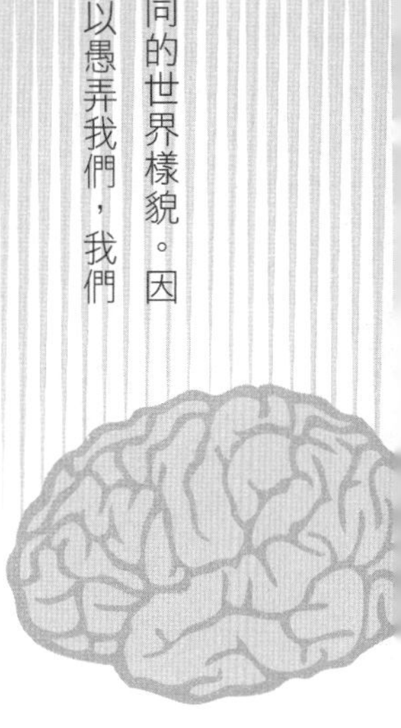

如果不考慮大腦最深處的謎團，就無法完整地探索大腦。你生活中的分分秒秒都與這個謎團有關。想像正在度假的你正凝視著大峽谷，太陽光子從懸崖上反彈，先碰到你的視網膜再進入大腦。電子互相碰撞的化學電子活動，啟動了視覺皮質。但是你對這個激烈卻細微的過程毫無覺察，你只看見鮮明的色彩與形狀；令人讚嘆的峽谷就在你眼前，你聽見來自峽谷的呼呼風聲，感受到炙熱的沙漠太陽曬在皮膚上。

此時此刻所發生的事情難以形容，因為這個經驗的每個性質，在大腦裡都找不到。大峽谷閃耀著明亮的紅光，但無論你怎麼努力尋找，你的神經元裡都找不到半個紅點。其他四種感官也一樣。你感覺到風吹在臉上，但是大腦裡找不到微風；無論你身在撒哈拉沙漠或北極，大腦都不會改變它攝氏三十七度的恆定溫度。所有一切只是電子撞擊電子，如此而已。既然電子無法看、無法摸、無法聽，也無法嘗和聞，所以你的大腦也不行。

以謎團來說，解開這個謎團的困難度太高了。如果你堅持使用物質化的模式來了解這一切，就無法解釋你對周遭世界的意識。但是以電子和化學反應為基礎的模式（也就是物質化模式），卻是神經科學持續研究的方向。關於大腦生理運作的新數據不斷累積，引起人們極大的興奮。如果我們可以完全確定心智與大腦的關聯如何製造出我們所見、所聽、所觸摸的世界，將會更有幫助。

狄帕克有一次以「高層次意識」為主題發表演說，一位心存懷疑的觀眾站起來提問，他先介紹自己：「我是個科學家。」接著說：「這全是無稽之談。上帝在哪裡？你無法提出上帝存在的任何證據。開悟可能只是一種自我錯覺。你無法證明超自然現象確實存在。」狄帕克毫不遲疑地回答：「你也無法證明自然現象確實存在。」他說得沒錯。山、樹、雲看起來都很真實，但沒有證據顯示實體世界真的如我們所見，因為我們還不知道電子碰撞如何產生五種感官知覺。

樹是粗硬的嗎？對啃食樹木的白蟻來說，不是。天空是藍色的嗎？對許多色盲動物來說，不是。已有研究發現烏鴉身上有一種獨特的能力，牠們會辨識不同人的臉。幾天或甚至幾週後再看見同一張臉，牠們仍會有所反應。但是這個看似非常人性化的能力，在鳥類身上一定有截然不同的用途，但是什麼用途我們只能想像，因為我們的神經系統只能理解屬於我們的現實，無法理解鳥類的現實。

我們的每一種感官都有可能遭到扭曲，而呈現全然不同的世界樣貌。假如這裡所說的「樣貌」指的是事物的模樣、聲音、氣味、味道與觸感，結論可能令人相當不安。除了大腦裡出現的樣貌非常不可靠之外，我們也無法證明眼前所見的一切就是真實的。

愛因斯坦用了另一種說法，他說宇宙不是最不可思議的存在，最不可思議的是我們察覺到它的存在。這件事是每天都會發生的奇蹟，而且當你越往下探究就越奇妙。意識可以說是一個「困難問題」，這個詞因為研究心智哲學的專家大衛・查默斯（David Chalmers）❶而流行起來。

如果我們讓意識扮演主角，而不是大腦的配角，也就是說你（亦即你的心智）才是大腦的支配者，這個「困難的問題」就會變得容易。如果是你在告訴大腦該怎麼做，那麼說心智凌駕於大腦之上一點也不誇張。我們也說你是實相的創造者。如果你不只是隨時都在重塑大腦，也不只是在大腦裡釋放化學物質，而是積極地在大腦中創造一切，你就可關閉這個無意識的循環。對心智來說，這是一個比較激進的角色，但是有遠見的認知科學家與哲學家都採取了這樣的立場——意外地帶來了許多好處。

這個「困難問題」很抽象，但是我們沒有人可以把這個問題丟給專業的思想家。今天會發生在你身上最棒和最糟的事情（以及兩者之間的任何情況），都是覺察力的果實。你每天都為這個大計畫添補內容，時間長達一輩子；姑且就叫這個計畫為「建立自我」吧。每個人都有權利覺得自己是獨一無二的，但是建立自我所輸入的信息有正面也有反面，它們都會登錄在你的覺察力裡。建立自我的基石是用「心智材料」（mind stuff）做成的，所以我們不應該像在說你有腎臟或皮膚一樣，也說你「有」意識，而應該說你「就是」意識。一個發展完整的成年人就像一個會走路的宇宙，由思想、渴望、衝動、恐懼和累積多年的偏好所組成。

好消息是登錄並儲存所有經驗的大腦，一旦運作平順的身心夥伴出現失衡、疾病與失常時，就會送出訊號告訴你哪裡需要改變。我們可以把最明顯的訊號分成正面與負面兩大類。

建立自我

以下有多少訊號符合你今天的情況？

❶ 澳洲哲學家查默斯把意識研究分為簡單與困難兩大類，相對簡單的問題是大腦如何處理各種感官刺激訊息，困難問題即腦如何產生感官覺知的主觀經驗。

正面訊號

- ☑內在的平靜與滿足
- ☑好奇心
- ☑開放的心胸
- ☑安心感
- ☑目標明確，為目標奉獻
- ☑被接受和被愛的感覺
- ☑新鮮感，包括生理與心理
- ☑自信心
- ☑價值感
- ☑警醒的自我覺察
- ☑沒有壓力
- ☑承諾、保證

負面訊號

- ☑內在衝突
- ☑無聊
- ☑疲憊，包括身心兩方面
- ☑憂鬱或焦慮
- ☑憤怒、敵意、對自己與他人批判
- ☑對自己的人生意義感到困惑

☑ 感到不安、沒有安全感
☑ 超級警戒，對持續的威脅保持警覺
☑ 壓力
☑ 自我價值感低
☑ 困惑、懷疑
☑ 冷淡

不管你現在處於人生的哪一個階段，從你的童年時期開始，你的大腦都會一直送出這些訊號，不停讓它們互相角力較勁，漸漸形塑出你的自我。

社會引導我們打造自我，但是每個人也都會在社會框架裡創造出獨特的「我」。這是個複雜的過程，而我們對它幾乎一無所知。我們以為依靠本能就能創造自我。我們在成千上萬個狀況中摸索前進，七拼八湊出一個架構。我們花二、三十年建立這個架構，但是沒有人真的知道我們如何變成現在的自己。這整個過程需要好好改進。既然創造自我的一切都發生在意識中，你就有理由去好好解決此一「困難問題」。前路當然艱困，一定會碰到棘手的爭論，但最後對於身心的健全發展一定會向前跨越了一大步。

原子裡的鬼魂

從牛頓的年代開始，物理學的基礎信念就是實體世界堅固而穩定。因此現實從「外面」而來，是被賦予的。愛因斯坦說這個信念就是他的宗教。有一次他與另一位偉大的量子物理學家尼爾斯・波爾（Niels Bohr）在薄暮中散步，兩人談到關於現實的問題。在量子時代出現之前，科學界從未考慮過這個問題；量子出現後，被稱為原子和分子的微小粒子逐漸消逝，變成旋轉的能量雲，但就連那些雲都難以捉摸。比如說，像光子與電子一類的粒子在空間裡沒有固定的位置，但它們遵循機率法則。

量子力學認為沒有任何東西是固定或確定的。比如說，有極微小的可能性，重力不會讓蘋果從樹上掉下來，而是讓蘋果左右搖擺或往上升；雖然這樣的反常現象不適用於蘋果（蘋果不會往下掉的機率微乎其微），卻適用於次原子。它們的行為非常奇特，所以測不準原理的發明人海森堡（Werner Heisenberg）才會說了這句名言：「宇宙的奇特不但超越我們的想像，也超越我們所能想像。」

在愛因斯坦的晚年，宇宙的奇特讓他深感不安。其中有一個爭辯的論點與觀察者有關。量子物理學說基本粒子往每個方向延伸形成看不見的波，直到有觀察者看見它們為止，而只有在這時候粒子才會存在於時間和空間裡。他與波爾散步時，波爾試著說服他量子理論符合現實，此時愛因斯坦指著月亮說：「難道當你沒有看著月亮時，月亮就不在那裡了嗎？」

從科學史的進展看來，這場爭論輸的是愛因斯坦。羅森布魯姆（Bruce Rosenblum）與柯特納（Fred Kuttner）在他們見解深刻的著作《量子之謎》（*Quantum Enigma*）中提出說明：「一九二三年的物理學家們終於被迫接受了波粒二象性❷：光子、電子、原子——基本上是任何物體——可以很緊密或很分散。你可以從這兩種相反的情況選擇你要的呈現方式。」聽起來像科學術語，但是關鍵句卻很平易近人：「一個物體的物理現實取決於你選擇如何去看它，物理學早已與意識相遇卻不自知。」

實體世界並非來自外在所賦予，這個事實早已經過一再驗證；此外，這個事實也對你的大腦很重要。讓月亮變得真實的一切因素：潔白的光芒、表面的陰影、陰晴圓缺、繞行地球的軌道等等，都是透過你的大腦才出現的。現實的每個面向都誕生於「裡面」成為經驗。甚至連科學（無論它如何努力保持客觀），都是發生在意識裡的活動。

物理學家每天都忽略了他們在量子領域意義重大的發現。他們去上班開的是汽車，不是能量雲。一旦停車，他們也會停下來，不會飛到看不見的波裡。同樣的，腦外科醫師切入灰白質的時候，他們也接受手術刀下的大腦是存在於時間與空間裡的確切物體。因此，我們若想要超越大腦的層次，必須進入拋開五種感官的無形國度。如果現實來自外在，我們完全沒必要這麼做；但它絕對不是。在此引述著名英國神經學家埃克爾斯爵士（John Eccles）的一句話：「我希望你們能明白自然的世界裡沒有顏色、沒有聲音，完全沒有這一類的東西；沒有質地，沒有形狀，沒有美麗，沒有氣味。」

想像一個沒有顏色、聲音和質地的世界，可能會讓你不太舒服。把顏色解釋成光的震動也無濟於事——震動用來測量光波，但無法解釋我們看見顏色的經驗。測量是簡化版的經驗，無法取代經驗。科學排斥經驗的主觀世界，因為主觀世界變換無常、難以測量。假設A喜歡畢卡索的畫，B討厭他的畫，這是兩種完全相反的經驗，但你卻無法用量化方式來測量孰重孰輕。大腦也幫不上忙，因為這兩人視覺皮質的同一個區塊都被啟動了。

當一切瞬息萬變時，哪裡是堅實穩固的基礎？你不可能住在一個不可靠的錯覺世界裡。以我們之見，出路就是：了解科學只是被它現實的錯覺所愚弄了。科學排斥愛、美與真等主觀經驗，並用應該比較可靠的客觀數據加以取代；藉由這樣的方式，科學誤把震動等同於顏色，把大腦裡電子的碰撞與思考劃上等號。這都是錯誤的。實相的錯覺必須打破，唯有拋棄陳舊的假設才能做到這一點。

❷ 波粒二象性（wave-particle duality）是指某物質同時具有波的特質及粒子的特質。

掃除實相的錯覺：必須拋開的舊信念

⊙大腦創造意識。事實上，剛好相反。
⊙物質世界堅固又可靠。事實上，實體世界瞬息萬變、難以捉摸。
⊙視覺、聽覺、觸覺、味覺與嗅覺都與「外面」的世界相符合。事實上，所有的感官都是意識製造出來的。
⊙實體世界對所有生物來說都一模一樣。事實上，實體世界是神經系統的鏡像。
⊙科學是經過實證的事實。事實上，科學只是把意識以經驗整理後用數學方式表達。
⊙生命應該遵循常識和理性。事實上，我們應該盡量利用覺察力在生命中摸索。

這些就是我們先前說過一定會出現的棘手爭論，但是在量子現實出現後，令人安心的實體世界早已消失。面對已成定論的事實，法國理論物理學家伯納・埃斯帕納（Bernard d'Espagnat）宛若主持喪禮的牧師般帶著哀傷語氣說：「世界由獨立於人類意識的物體所組成，這樣的學說與量子力學和經過實驗證明的事實相牴觸。」

這件事為什麼值得你我關心呢？一旦我們每個人都與現實而不是錯覺和平共存，世界將充滿更多的可能性——事實上，是無限的可能性。我們實在無需悲傷。心智一直以來都有驚人之舉，而現在它終於有了自我實現的機會。

人類的知覺意識：感質

人類何其幸運，擁有一個能適應我們任何想像的大腦。用神經科學的術語來說，我們感受到的顏色、聲音與質地可以合稱為感質（Qualia），這個拉丁文的原意是「特質」

（qualities）。顏色是感質，氣味也是。愛的感覺是感質，因此活著的感覺也是。我們就像震動的天線，把億萬筆原始資料變成喧鬧、色彩豐富的世界——一個由各種特質組成的世界。所以每一個經驗都是感質經驗。

根據量子物理學的理論，物體必然沒有固定的特質。岩石不是硬的，水不是濕的，光不是亮的。所有這些都是意識創造出來的感質，而大腦只是一件處理工具。物理學家去上班開的是汽車而不是能量雲，這不表示無形的能量雲並不存在。能量雲存在於量子層次，時間、空間與填滿空間的一切在此誕生。除非你的大腦接觸到量子世界，否則你無法感受到時間，也無法感受空間或空間裡的任何存在。

你的大腦是一個量子儀器，而在五種感官的層次之下，你是一股創造的力量。時間是你的責任，空間也需要你，但不是因為你它才能存在，而是需要你讓它存在於你的世界裡。如果這聽起來令人困惑，下面有一個好懂的例子。大部分的人都忽略了第六感，這是你身體存在的感覺，包括手臂與腿的狀態與姿勢，這種感覺又稱為本體感覺（proprioception）。要感受到身體的存在，需要的是肌肉內的受體與內耳的感覺神經元（sensory neuron），再搭配小腦控制的平衡感。這是個複雜的電路，一旦電路中斷，會給人一種脫離肉體的怪異感。例如，他們會不知道自己的右手臂到底是高舉、平舉，或是垂放在身側。這種病例非常少見，也令人好奇。要讓缺乏本體感覺的人感受到自己的身體，其中一種方法就是坐在打開車頂的敞篷車上。讓皮膚上的受體取代他們喪失的第六感，偵測到吹拂過身體的風。

換句話說，被風包圍的感覺讓這些人有了空間感。既然這種感覺出現在大腦裡，可知空間的存在需要仰賴大腦。就算微中子❸有神經系統，也分辨不出人類的空間感，因為這種次原子粒

❸微中子(neutrino)充斥於整個宇宙，被視為人類所設想到的最細小的物質，對粒子物理、天文物理及宇宙學等領域的發展深具影響。

子能夠快速穿過地球而不會減慢速度；對微中子來說，地球只是一個空洞的空間。

同理可證，時間也需要大腦，最簡單的例子就是睡著時，時間也隨之停止。這裡所謂的停止不是指時鐘全都停下來，等你早上睡醒時才繼續擺動，而是指「你的時間感」停止了。

如果把大腦正在處理的所有特質全部拿走，「外面」的世界就不再擁有任何物理特性。就像著名的德國物理學家海森堡所說：「原子或基本粒子本身不是真實的，它們構築一個有各種潛在性或可能性的世界，而不是充滿東西或事實的世界。」當原子與分子消失後，只剩下這些「潛在性或可能性」的創造者。那麼，誰是這個難以捉摸的無形創造者？答案是：意識。

發現我們自己就是創造者，讓我們對未來充滿期待。我們需要更多的了解。加州大學爾灣分校的認知科學家霍夫曼（Donald D. Hoffman）是一位認知專家，他想出一個有用的詞：「意識主體」（conscious agent）。意識主體透過特定的神經系統來認知現實，但不必然是人類的神經系統。其他物種也是意識主體，牠們的大腦同樣也與時間和空間聯繫，只是聯繫方式不同於人類。南美洲樹懶一天只移動幾英尺，這個步調對我們來說很緩慢，對樹懶卻不一樣。樹懶覺得自己的時間很正常，而對每秒振翅八十下的蜂鳥來說，牠的感覺也一樣。

現在，我們要挑戰讓現實錯覺變得強大的核心信念之一：客觀世界對所有的生物來說都一樣。霍夫曼用專業語言對這個信念展開攻擊：「認知經驗與客觀世界的特性既不一致也不相似，而是提供一個因物種而異的使用者介面去認識世界。」其中的「使用者介面」借用自電腦用語，但如果你了解這個邏輯，這些話對你來說一定再清楚不過了。

把宇宙想像成一個經驗而不是東西。晴朗的夏夜凝視繁星點點的夜空時，你會覺得宇宙浩瀚無垠，但是你看到的星星連宇宙的億萬分之一都不到。如果沒有一個無限的神經系統，就無法理解宇宙。因為人類大腦擁有一千兆個突觸，所以我們的大腦離無限也不遠了。如果你一定要跟突觸一一溝通，那麼你將永遠無法看、聽或觸摸任何東西，因為僅僅是張開眼睛就需要同步處理數千個訊息。因此自然為我們設計了一個捷徑，很像你在電腦上使用的快捷鍵。如果你想在電腦上刪除一個句子，只要按下刪除鍵就行了，不需要進入電腦內部或改寫程式，也不需要重新安排數位編碼裡成千上萬個零和一。只要按一個鍵就行了。

同樣的，當你創造感質的時候，例如糖的甜味或綠寶石的光澤，你不需要進入大腦裡面或改寫程式，你只要打開眼睛就能看見光，還有更美妙的——整個世界突然出現在你眼前。

霍夫曼的論點使他成為勇敢的眾矢之的。攻擊他的是一整支龐大的科學家軍團，他們都宣稱意識是大腦製造出來的。霍夫曼跟他們持相反意見，他說：意識創造大腦。兩個陣營都很難提出證據。「大腦第一」的陣營必須證明原子與分子如何學習思考；「意識第一」的陣營必須證明心智如何製造原子與分子。霍夫曼的立場很巧妙（我們衷心感謝他謹慎的論證），那就是他不需要忙著解釋什麼是究竟實相（ultimate reality），一個顛覆理性的問題。神是究竟實相嗎？你的宇宙來自無限的多重宇宙嗎？幾千年前柏拉圖說物質的存在是奠基於看不見的形態，他是不是誤打誤撞提出了正確的觀念？

有太多理論互相衝撞，但如果你跟使用者介面（自然所提供的捷徑）緊黏在一起，能否找到究竟實相就不重要了。物理學家可以一邊開車去上班，一邊知道汽車其實是無形的能量雲。最重要的是，神經系統創造出一個生活可賴以依循的樣貌。就像時間與空間只為你而真實，萬事萬物也一樣。篤信宗教的人與無神論者也可以心平氣和地坐下來一起喝茶。關於究竟實相的爭論還會持續很久很久，在此同時，我們每一個人都將繼續創建屬於自己的現實——希望我們的表現會越來越進步。

追逐那道光

如果你能接受你自己就是意識主體，我們支持你。但是還有一個問題讓人不得安寧。意識主體到底在做什麼？在《創世記》中，上帝說：「要有光」（Let there be light.），於是光就出現了。此時此刻你也在進行同樣的創造行為，只是你不需要真的說出口（上帝可能也沒說出口）。在你張開眼睛的那一刻，最基本的創造材料——光，就這樣靜靜地成為現實。如果你把光變成現實，你是怎麼做到的？

讓我們回到一百三十八億年前。大爆炸發生時，宇宙從虛空裡蹦了出來。物理學相信宇宙中的每一顆粒子以每秒幾千次的速度快速進出虛空。這個虛空有好幾個名字：真空狀態、宇宙的前狀態、機率波場域；但是基本概念都一樣。比宇宙更為真實的是無限潛能場。《創世紀》並未停在量子場的層次，而是包含了所有過去、現在和未來的事件，還有我們能想像到的一切情況。這就是為什麼需要一個無限的神經系統才能感知到「真正」的實相。

相反的，我們把大腦勾勒的樣貌稱之為實相，儘管這些樣貌非常受到限制。人類眼中唯一的世界反映出人類神經系統的演化結果，而大腦描繪的樣貌也在演化。物理學家眼中的火，不同於克羅馬儂人❹眼中看到的火（他們可能崇拜火）。忽然之間，我們明白了為什麼當大腦往更高層次演化時，低等腦沒有被捨棄或跳過。神經系統的每一個舊版本（可追溯到在池塘裡游向光線的單細胞生物身上最原始的感覺反應），都被收起來納入現在的大腦之中。多虧了高等腦的新皮質，讓你可以欣賞巴哈的音樂，在黑猩猩的耳裡，巴哈的音樂應該是亂糟糟的噪音。反之，如果有個瘋狂的聽眾突然射殺大提琴手，你的爬蟲腦會為了保命，讓你發揮原始的戰或逃反應。

人類大腦並非獨力演化的，而是隨著存在於意識裡的世界樣貌而演化。使用者介面會根據使用者的需求而不斷改進，在這個當下，最新版的介面由你支配，因為你正在參與人類演化出最新的「世界樣貌」。

根據霍夫曼的理論（他稱之為意識現實主義），「客觀世界係由意識主體與其認知經驗組成」，向「外在」說再見，迎接「內在」的到來吧。事實上，兩者在源頭早已合而為一，而意識可以輕鬆遊走在現實的兩端。接下來你真的要繫好安全帶了。事實上，沒有所謂「外在」的世界或「內在」的世界之分，只有感質經驗。原子和分子不是東西，它們是用數學方式來描述經驗；空間和時間也是經驗的描述。這些全都不是由大腦負責的，因為你的大腦也只是心智的一種經驗。

這種想法當然是大躍進，但是它能賦予我們一種尚未被透露的力量——因為我們的父母和社會都沒有告訴我們，我們到底是誰。我們是感質的源頭，我們是意識的看管者，我們不需要屈服於自然的力量；相反的，我們手中握著讓自然屈服的力量。儘管我們的心智有限，我們依然下達「要有光」的指令，就像上帝用祂無限心智所做的一樣。但是知道這一點，並不能開啟這股力量。如果你站在鐵軌上，面對迎面而來的火車，喃喃自語著：「這是我創造的實相。」你的心智不會阻止火車頭撞上你小小的身軀，接著而來的是不幸的血淋淋後果。

但古代的印度智者沒有被火車頭嚇跑（如果當時有火車的話），他們宣稱這世界只是一場夢。如果你在夢裡被火車撞到，感覺可能會跟現實生活中被火車撞到一樣，但是你終究會從夢中醒來。差別就在於此。對我們來說，從夢中醒來似乎很容易，也是自然不過的事，但要從現實世界中醒過來似乎絕無可能。我們住在這個我們稱之為現實的表象世界裡，這裡的行為準則遵循著牛頓的運動定律。但，這就是最後定論嗎？

❹ 克羅馬儂人（Cro-Magnon）是生存於舊石器時代晚期的原始人類。

曾有一位巫師握著徒弟的手，並告訴他要握緊。「看見那邊那棵樹了嗎？」巫師說完後，突然縱身一躍，帶著徒弟跳到樹頂。當他們落地時，徒弟覺得渾身不舒服。他頭暈腦脹、胃部翻滾，接著開始反胃作嘔。巫師在一旁平靜地看著他。這就是心智看見自我錯覺時的反應。心智無法相信在現實生活中也能像在夢裡一樣跳到樹頂。

我們知道夢境發生在腦海裡，卻忽略清醒狀態也發生在腦海裡。但是一旦心智發現自己所犯的錯誤，新的實相就會降臨。你或許看過卡羅斯・卡斯塔尼達（Carlos Castaneda）❺的著作，知道這是他與著名的印第安巫師唐望（Don Juan）的故事。當然任何神智清楚的人都知道，他的作品是虛構的故事。

然而，開悟的關鍵就是從夢中甦醒過來，就如我們在上一章所提過的。這是吠檀多（Vedanta）的基礎，吠檀多是印度最古老的靈性傳統，影響遍及全亞洲。吠檀多的一個關鍵概念是Pragya paradha，意思類似「智能的錯誤」。這個錯誤是忘記你自己是誰。因為我們把自己視為孤獨的存在，所以我們屈服於世界的樣貌，任由無心智的自然力量支配我們。我們並非鼓勵你跳到樹上或站在鐵軌上，清醒狀態自有它的規則與限制。整個感質論點，其目的是回到認知最自然、基本的行為，讓大家知道實相並非來自外在。我們所認知的，是神經系統經過演化去察覺到的世界。

要把理論化為行動，就讓我們一起來看看這個新觀點可以如何改變你的人生。

強化介面

⊙所有可知的現實都少不了意識，你可以創造任何質地（感質）。

⊙每一個人早就在創造感質了，祕訣在於如何加強這種能力。

⊙想要加強這種能力，必須更加靠近創造的源頭。

⊙創造的源頭是一個有無限可能性的場域。
⊙這個場域無所不在，也在你的覺察力之內。
⊙找到純粹覺察的源頭，就能掌握住各種可能性。

這個過程代表的是流傳數千年之久的智慧，傳承自歷代智者，他們是意識界的愛因斯坦。當你返回到自己的源頭——純粹的意識，你就能重新掌控感質。如果你接收到與人生有關的負面訊息（可能是「裡面」的負面想法或「外面」的負面事件），這些都是感質。而這也意味著改變意識就能改變它們。

重新掌控感質，是同時重塑大腦與個人實相的關鍵。東方傳統裡的智者與先知一定會面帶微笑同意這個論點，淡然地說：「這是當然。」但在物質主義的時代，這個論點卻讓人瞠目結舌。

或許現在就有讀者覺得我們是一派胡言。他們明明正在讀一本與大腦相關的書籍，但突然之間大腦就消失不見了，被一種無孔不入的意識所取代。懷疑論者絕對不會相信（別懷疑，我們已跟他們有過激戰了）。他們不會放棄「意識就是大腦」的頑固堅持。但是霍夫曼沒有退縮，他把本書的基本前提——你是大腦的支配者，而不是被大腦支配——發揮到了極致，他說的是：「意識創造大腦的活動，還有這世上的所有物體。」換句話說，我們不是學習如何思考的機器，我們是學習如何製造機器的思想。一旦你接受了這一點，實相的錯覺就會被打破。

❺卡斯塔尼達自稱他於一九六一年攻讀人類學學位時，為了畢業論文而結識一位被他尊稱為唐望的老印第安巫師，並成為老巫師的門徒，陸續出版了多本相關書籍。

意識在大腦之外

看到這裡，你會支持哪個陣營的論點呢？如果你相信大腦是意識的創造者，那麼物質主義者的每個論點都會獲勝。而且不只是物質主義者，還有相信大腦製造心智的無神論者。此外，還可以加入那些不反對上帝，只是單純接受岩石是粗硬的、水是濕的等自然現象的人；這些常識性的經驗支撐著我們的日常生活。但是真相遲早會浮現，如果意識真的凌駕於大腦之上，證據一定會出現。

我們先來看看實驗的證據。早在一九六〇年代，相關研究的先驅杜安（T. D. Duane）與貝藍德（T. Behrend）就已證明距離遙遠的兩個人可讓彼此的腦波頻率調到一致。實驗方法是讓同卵雙胞胎做腦電波圖（EEG，當時核磁共振造影等現代的大腦造影技術尚未問世）。

為了驗證雙胞胎心電感應的傳聞，也就是他們能感應到彼此的情緒與生理感受，而且不受距離影響，研究人員改變了其中一位受試者的腦電波圖的圖形，觀察對另一位受試者有何影響。十五對雙胞胎之中，有兩對雙胞胎當其中一個閉上眼睛，自己和另一個雙胞胎的大腦都會立刻出現α波，問題是另一個雙胞胎並未閉上眼睛，而且是坐在一個明亮的房間裡。

他們是不是共享心智，就像某些（不是所有）同卵雙胞胎感覺到的一樣？有其他驚人的小故事也支持這項發現。勞瑞．杜西醫師（Larry Dossey）在他探求真理的著作《一心》（*The One Mind*）中援引了杜安與貝藍德的研究，還用了一個故事支持其研究結果：

> 有個例子是同卵雙胞胎羅斯與諾利斯．麥克霍特（Ross and Norris McWhirter），他們在英國很有名，兩人合力編輯了《金氏世界紀錄大全》（*Guinness Book of Records*）。一九七五年十一月二十七日，羅斯在自己北倫敦的家門口遭到兩個槍手射中頭部與胸

部。根據當時跟諾利斯在一起的朋友說，諾利斯在槍擊發生時突然反應激烈，彷彿頭部也被「一顆隱形子彈」射中。

相關研究證實一個人的心智可以跟另一個人連結，就像腦波互相影響一樣（魯道夫跟姊姊安妮是異卵雙胞胎。令他驚訝的是，每當他突然想打電話給安妮時，她都剛好身體不舒服或心情不好。不知道為什麼，他就是能夠感應到有什麼不對勁）。不只是雙胞胎，正在哺乳的母親與寶寶、治療者與病患也會有相同的感應力。在物質主義的框架下，大家都對所謂的靈療者嗤之以鼻；但是杜西醫師在書中引用了一個針對夏威夷原住民靈療者的研究，做這項研究的人是潔妮．亞克特柏格博士（Jeanne Achterberg），她是研究身心關聯的心理學家，對原住民的靈療者經常遠距治療病患的傳聞非常感興趣。

二〇〇五年，在經過兩年探訪之後，亞克特柏格與同事找到了十一個夏威夷靈療者，他們從事傳統療法的平均資歷是二十三年。研究人員請靈療者選一個曾被他們成功治療且自己能夠感同身受的病患。這個病患將在一個受到控制的環境裡接受治療。靈療者用各種方法描述自己的治療方式，例如祈禱、傳送能量或好的意圖，或者只是透過想法為病患送上最好的祝福。亞克特柏格用「遠距意念」（distant intentionality，簡稱ＤＩ）來稱呼這些方式。

每位病患都與各自的靈療者隔離開來，同時接受功能性核磁共振造影偵測腦部活動。靈療者每隔兩分鐘送出遠距意念，開始的時間由他們自己決定，病患不可能預測遠距意念何時送出，但是他們的大腦可以。在實驗（傳送）期間與對照（未傳送）期間之中，十一組中共有十組出現了顯著差異。遠距意念傳送時，受試者的功能性核磁共振造影發現大腦的特定部位「亮起來」，這表示代謝活動增強；而非傳送期間並未出現這種現象。杜西寫道：「大腦被啟動的部位包括前扣帶區與中扣帶區、楔前葉與額葉區。發生這種情況的機率是萬分之一。」

佛教與其他東方宗教傳統，都把慈悲心視為人類心智共有的情況。這個研究提供這種觀點一個有力的支撐：即一個人可以把慈悲心遠距傳送給另一個人，產生可測量的生理效應。同理心的連結確實存在，它們可以穿越分隔「我」和「你」的空間。當然這種關聯是看不見的，這是一種延伸到大腦之外的無形關聯。

雖然有超過八成的受訪民眾依然相信上帝的存在，但相信人與人之間有某種連結的想法卻不會自然出現。如果上帝存在，那麼祂一定有心智，而我們也不可能去爭論上帝的心智是由人類大腦創造出來的。就算物理學、大腦研究及數千年來聖哲與先知的經驗都提出新事實的證據，但熟悉的世界觀被動搖還是會讓人們極度不舒服。既然新的事實能讓每個人都受惠，就讓我們一探虎穴，看看大腦為什麼不可能製造意識。

二〇一〇年一月，身兼博學家、無神論者與醫生等角色的雷・塔利斯（Ray Tallis）向「大腦第一」這個頑強的觀念提出挑戰。他在《新科學人》期刊（*New Scientist*）發表了一篇文章叫做〈為什麼在大腦裡找不到意識〉。身為「神經懷疑論者」，塔利斯抨擊讓科學家相信大腦創造意識的基本證據：透過功能性核磁共振造影發現，當心理活動進行時，相對應的大腦區塊會發亮（讀者現在在這方面都已有相當的了解）。塔利斯在文章裡提出了幾個我們強調的論點。

> 科學家被灌輸的第一個觀念就是相關不等於因果。收音機播放音樂時會亮燈，但是收音機並沒有製造音樂。同理可證，我們看見大腦的某些區塊發亮，也不代表大腦活動創造出想法。
>
> 神經網絡安排和傳達電子活動，但是它們並未進行思考。
>
> 電子活動不等於擁有經驗，擁有經驗的是意識。

打鐵趁熱，塔利斯接著提出了以下幾個非常有力的挑戰。科學無法解釋我們為何能一邊看見全貌，一邊又能隨心所欲地挑出我們想要的細節，比如你可以在茫茫人海中看見一張自己熟悉的臉孔，塔利斯說這叫做「未經攪拌的融合」。塔利斯寫道：「我的視野是一個擁有許多層次的整體，但同時也維持著多樣性。」沒有人能說神經元具備這種能力，因為它的確沒有。

塔利斯說，你不可能要求大腦「儲存」記憶，化學與電子反應只發生於此時此刻，上一分鐘放電的突觸不會留下任何痕跡，更別提是遙遠的過去。放電後，穿越突觸的化學訊號又恢復到原本的狀態。大腦可以加強或削弱某些突觸，這個過程叫做「長效增益作用」（long-term potentiation）。這也是為什麼有些記憶根深柢固，有些卻不會。問題是大腦是否具備記憶能力，或者記憶是由意識負責的嗎？鹽只有攪拌時才會溶化在水裡，它不會儲存一九八九年在水裡溶化的記憶。

塔利斯發現了更基本的問題，例如自我——大腦中沒有發現「我」的位置，而「我」正是擁有經驗的人。你只知道自己存在，但沒有任何一個大腦區塊會亮起來，因為維持自我感不需要消耗熱量。事實上，如果懷疑論者需要眼見為憑，他在掃描大腦後也會同意大腦中沒有「我」，但是無論大腦掃描結果如何，「我」確實存在。大腦完全由「我」支配。「我」不需要身歷其境也能創造世界的樣貌，就像畫家不需要跳進自己的畫裡也能畫出一幅畫。說大腦創造自我，就像說畫創造畫家一樣。這種論點說不通。

另一個問題是行為的觸發。倘若大腦真如某些物質主義者所說的，是一部生物機器（有位人工智慧專家說過一句名言，他說大腦是「肉做的電腦」），這部機器如何做出全新的、出乎意料的選擇？就算是全世界最強大的電腦，也不會說「我想放假一天」或「我們聊聊別的話題吧」。它只會遵循既定的程式。

一部用神經元組裝成的機器怎麼會改變心意、擁有自發性的衝動、拒絕合理的行為，或做出其他心血來潮的事情？它不會也不能。自由意志再度登場，但嚴格的決定論者必定不以為然。舉個例子來說，我們走進一家中國餐館，看菜單選擇菜色，但假如大腦裡的每個反應早已由化學和物理法則決定好了（這是大腦科學家所堅稱的），那麼你下個禮拜或十年後會點什麼菜一定不是你所能操控的。這不是太荒謬了嗎？我們只是物理法則或盲目假設的囚犯嗎？

塔利斯的論證威力十足，但是很容易被貶為哲學而非科學（這不禁讓人想起異想天開的科學家最常被訓誡的一句名言：「閉嘴，乖乖計算」❻）。不回應這些挑戰，神經科學一樣可以繼續發展下去，他們用來自我捍衛的回應是：這些謎團遲早都會解開。無疑地，許多謎團即將解開（魯道夫也有貢獻）。除非有證據顯示原子和分子能學著思考，否則科學的真貌將會出現致命缺失。

我們已經完成舉證，跨越了舉步維艱的荊棘田。剩下的就是告訴你如何主掌感質，把負面訊號變成正面訊號。更重要的是，你可以欣然迎接自我進化的下一步。

---

❻ 此話出自英國理論物理學家保羅．狄拉克（Paul Adrien Maurice Dirac），原文是Shut up and calculate。

超腦的解決方案10：幸福感

幸福很難，要用言語解釋更難。但如果你想要體驗幸福感（定義是身體上的健康及心理上的滿足），大腦必須傳送正面訊息而非負面訊息。何謂正面？這不只是指你碰到快樂的經驗時令人愉快的神經脈衝，而是攸關細胞存活的大事。讓我們把正面定義為一種感質狀態。假如生命的特質持續增強，你感受到的畫面、聲音、味道與質地也會不斷轉換；但不是變成混亂的狀態，而是朝著幸福感的大方向前進。

幸福感的構成元素由你創造及維持，而且要從「裡面」控制。假設有兩個人，他們的工作、收入、房子、社會背景和教育都一樣，多年後兩人都累積了不少經驗，但是他們處理經驗的方式必定不同。到了五十歲，A先生覺得疲憊、不安、有點無聊又憤世嫉俗。他對人生的熱情已經開始消散，也想知道有什麼新事物能讓他重新振作。反之，B先生依然感到年輕又有活力，他看見了新挑戰。如果你問他，他會說五十歲是人生最棒的階段。

這兩個人的幸福感顯然差了一大截。為什麼會出現這種差異呢？從大腦來說，所有的經驗都必須經過化學路徑的處理，就像新陳代謝一樣。每個健康細胞裡的化學過程看起來都一樣。如果你去計算每一個水分子、葡萄糖分子、鹽分子穿過細胞膜的新陳代謝量，你會發現每個分子的新陳代謝量都很接近；你會以為不同的兩個人對於經驗的處理也會一樣。但其實不然。經驗的新陳代謝（這就是你大腦正在做的），取決於生命的特質而非數量。這正是我們會如此強調感質的原因。

幸福感是一種狀態，在這種狀態下，在大腦裡進行的新陳代謝會有以下的特質：

⊙你隱約感到一切都很好。

⊙你接受自己一切都好。

⊙新的經驗帶來新鮮感。

⊙你很享受該種經驗的滋味。

⊙你每天都很看重正面的可能性，並努力對抗負面的臆測。

這些都是大腦登錄的特質，而非大腦製造的特質，原因很簡單：大腦無法擁有經驗。只有你才可以擁有經驗，所以這些生命的特質是你加上去的，無論是正面或負面都一樣。

腦細胞會偷聽你的心情、信念、願望、希望與期待，所以才能偵測你的生命特質。神經科學無法測量這個過程，因為神經科學處理的是化學與電子活動的數據。儘管這些改變非常微小，但是生命特質會隨著時間留下生物標記。每個人的大腦都有主觀狀態的印記，例如憂鬱、寂寞、焦慮、敵意與壓力。諷刺的是，在腦部造影上，正面狀態留下的印記比較淺也比較普通。只有在碰到特殊情況時，你才能看見腦波不尋常的改變，例如長期禪修。不管幸福感高或低，都可追溯到每一天、每一刻、每一秒的經驗如何進行新陳代謝。

經驗也要新陳代謝

結論是：注意微妙的主觀線索就可改善你的幸福感。你有多常聽見別人說：「這樣做合理嗎？」為什麼心理學家越來越認同立即反應要比長期的理性考量更為可靠？這應該不算新發現。我們按照人類的天性活了大半輩子，但讓你能在人生中摸索前進的微妙本能卻很容易被你忽略。你的心智會帶著你跳進各種對你有害的次要反應，這些反應包括：

⊙否定：我不想要這種感覺。

⊙壓抑：我對真正的感覺眼不見為淨，現在不太清楚它們在哪裡。

⊙審查：我只留下好的感覺，不好的感覺必須走開。

⊙罪惡感與羞恥心：這兩種感覺太痛苦，我必須儘快趕走它們。

⊙受害者心態：我很難過，但是這是我活該。

這些都是我們熟悉的心理機制。發揮到極致，就是好幾百萬人要接受心理治療的原因。不幸的是，你會覺得自己大致上還好，並持續一點一點地破壞自己的幸福感。我們的人生充滿善意的謊言、逃避、批判、自我克制及看似無害的小錯覺，但是就像中國的水刑一樣，負面影響會一點一滴滲入。如果你看見有個人活得很苦或很空虛，通常不會是單一的戲劇性事件所造成。幸福感是被慢慢消蝕掉的。

幸福感取決於你的神經系統是否運作正確。你不可能一一檢查在神經系統裡進行的所有過程，因為一眨眼時間裡就有無數個過程發生。儘管如此複雜，但你依然可以開始注意微妙的線索。古印度傳統認為，每個經驗都隱含著三種微妙的線索。

- ⊙質（Tattva）：經驗的各種特質或面向。
- ⊙味（Rasa）：經驗的滋味。
- ⊙情（Bhava）：經驗呈現於外的情緒調性。

讓我們看看這三種線索如何被包裹在每個經驗裡。想像正在度假的你坐在沙灘上，這個經驗的特質會是：溫暖的陽光、海浪的聲音、搖曳的棕櫚樹——在沙灘上的綜合感受。這個經驗的滋味就比較微妙了。假設對你來說，這個經驗甜美又放鬆，那就會讓你的身體像是漂進了這個沙灘場景裡。最後是這個經驗所呈現於外的情緒，它完全與上述情況無關。如果躺在沙灘上的你覺得很寂寞，或是剛剛跟另一半吵架，沙灘對你來說跟度蜜月的新婚夫妻就全然不同。

幸福感是在微妙的層次上創造出來的。因此，原始資料透過五種感官進入你的大腦後，會變成有益或有害的訊息端視你所添加的特質、滋味與情緒。我們不是要低估大腦，因為它本來就是身心回饋迴路的關鍵角色。有些神經網絡能讓你自動做出正面或負面反應，但是神經網絡只是輔助；每一個經驗發生時，最重要的還是那個詮釋經驗的人。

微妙而重要的感覺

與其時刻擔心你的人生應該如何如何，不如試試另一種做法。學會仰賴你最全面的一種力量，那就是感覺。感覺是由一切事物的微妙基礎所構築而成。讓我們舉一個「味」（生命的滋味）的例子來說明。古印度傳統醫學及身心靈的知識——阿育吠陀（Ayurveda，意思是生命的智慧）說，世上有六種味道：甜味、酸味、苦味、鹹味（常見的四種味道），以及辣味（包括辣椒及蔥蒜的味道）與澀味（茶、青蘋果與葡萄皮的味道）。

但阿育吠陀所指的「味」，不只是指舌頭的味覺，還涵蓋更微妙、滲透力更強的生命的滋味。這從英文對於味道的用法更容易看得出來。

我們除了說蔬菜味道「苦」（bitter），也會用同一個字來形容激烈的爭執、傷感的離婚、苦澀的記憶與感情。

我們除了說檸檬很「酸」（sour），也會用同一個字來形容妒忌的心理狀態、心情、刺耳的音樂和枯燥無味的工作。

這六種「味」似乎都源自經驗，就像滲透人生的一個味覺家族。在阿育吠陀的醫療觀裡，甜味失衡會導致過胖、脂肪增加，也會導致心理上的無精打采和焦慮。這是個大議題，三言兩語難以說明，但是任何人都能檢視自己生命的滋味，然後評估其中的差異，例如甜的經驗跟酸的經驗有何不同。

至於「質」（或特質），與一個人的關聯則遠遠超過五種感官。例如，紅色是一種可以測量的可見光波長，也可以代表熱、憤怒、熱情、殘忍和警告。綠色也不只是光譜另一端的波長，它可以代表冷靜、撫慰、新鮮和春天。相較於被科學簡化成數據的特質，這些人類特質才是存在的基本。如果你看見紅色就覺得頭暈，看見春天的第一抹新綠會感到愉悅，你的反應不是來自光的波長，而是來自特質、滋味與情緒的綜合體，它們一起建構成經驗。

面對如此盤根錯節、無法分次處理的經驗，哪一種方式最能夠帶我們走向幸福？你可以增加能夠強化生命的元素，梵文稱之為sattva，通常翻譯成「純淨」（purity）。隨著你開始精煉自己的各種感官感覺，「純淨」生活將會發揮全面性的影響：

如何純化你的感覺

- ⊙為生命增添甜味，減少酸味和苦味。
- ⊙降低自己與他人之間的緊繃感——以尊重、尊嚴、寬容及和諧做為互動基礎。
- ⊙盡量以愛做為行動的出發點。富同情心（但不要形式化，你不是一個微笑機器人）。
- ⊙重新找回對大自然的敬畏感；到戶外欣賞大自然的美。
- ⊙保持內在平靜，不要增加周遭氣氛的躁動不安。
- ⊙不要踐踏他人的微妙感受。切記每一種狀況都帶有感覺與情緒，你應該予以尊重。
- ⊙不要訴諸暴力；不要殺害或傷害其他生物。
- ⊙樂於付出，對待世界就像家人一樣親近。
- ⊙不疾言厲色地講真話。
- ⊙做你知道是正確的事情。
- ⊙尋找神性的存在。

這樣的生活簡單又有規律，可以避免騷動與混亂，而且留有很大的個人詮釋空間。比如說，你可以自行決定什麼事情會讓日子過得更甜美。印度的傳統觀念，覺得飲食最重要，他們偏好甜美的「味」。「純淨」食物會讓身心更輕盈，以素食為主，包括水果、牛奶、穀物、堅果和其他甜食。

但生命不可能永遠甜如糖。吠陀智者的本意不在於區分「味」的好壞（每一種「味」都包括苦與澀，在經驗的新陳代謝中都有一席之地），他們的目的是把正面訊號傳給大腦，再接收正面的訊號。既然大腦是意識創造出來的，「純淨」的源頭就是覺識。如果你採行純淨的生活是因為你想要這麼做，而且你覺得這種生活很舒服，你的大腦將會自我調整得更好。最好的調整當然是自動自發，但是你必須先灌輸才行。慢慢地，你就可以放手讓神經系統自行運作，全心信任它將會讓你的細胞、組織和器官充滿幸福感。最後的結果，帶來的是一個更快樂、更健康、心靈更充實的人生。

謝辭

這本書仰賴許多人的支持與協助，他們如同我的家人。這個新家族隨時伸出援手、情感真摯，從來不會在感恩節的餐桌上吵架。在「喬布拉中心」（Chopra Center）的卡洛琳（Carolyn）、費麗莎（Felicia）和托利（Tori）把我照顧得無微不至，連我自己都沒辦法做到。寫作方面，我要特別感謝茱莉亞．派斯托爾（Julia Pastore）、蒂娜．康斯特伯（Tina Constable）與塔拉．吉爾布萊德（Tara Gilbride）。我衷心感謝你們各位，當然還有我的家人，直到永遠。

狄帕克．喬布拉（Deepak Chopra）

謝辭

如果不是我摯愛的妻子朵拉（Dora）、美麗的女兒萊拉（Lyla）對我的無盡支持、建議與啟發，相信我無法順利為本書貢獻心力。在我的人生中，我一直都很幸運，有重視愛及身心發展的家人一路陪伴。感謝茱莉亞・派斯托爾、蒂娜・康斯特伯及塔拉・吉爾布萊德願意分享我們的熱情與願景，讓我們得以完成這本書。

最後我要感謝狄帕克，他是最棒的合作夥伴。在一起寫這本書的過程中，我們成為情同手足的好朋友。狄帕克對這個世界的靈性與科學層面都有獨到的精闢見解，加上他無懈可擊的表達能力，都讓這本書的寫作過程充滿喜樂。

魯道夫・譚茲（Rudolph E. Tanzi）

專有名詞中英對照

二～四劃

乙型類澱粉蛋白　amyloid beta protein
十三恐懼症　triskaidekaphobia
三重腦　triune brain
下視丘　hypothalamus
小腦　cerebellum
中樞神經系統　central nervous system
內嗅皮質　entorhinal cortex

五～七劃

布洛卡區　Broca's area
本能驅力　instinctual drives
本體感覺　proprioception
正念　mindfulness
甘氨酸　glycine
回饋迴路　feedback loop
多語者　polyglot
安慰劑效應　placebo effect
扣帶皮質　cingulate cortex
扣帶迴　cingulate gyrus
灰質　gray matter
低等腦　lower brain
杏仁核　amygdala
谷氨酸　glutamic acid

八～十劃

受體　receptor
周邊神經系統　peripheral nervous system
幸福感　well-being
延腦　medulla oblongata
放鬆性警覺　relaxed alertness
泌乳素　prolactin
法（善行）　Dharma
爬蟲腦　reptilian brain
非法（惡行）　Adharma
前扣帶迴皮質　anterior cingulate cortex
前額葉皮質　prefrontal cortex
突觸　synapse
突觸連結　synaptic connection
海馬迴　hippocampus
神經元　neuron
神經可塑性　neuroplasticity
神經生成　neurogenesis
神經科學　neuroscience
神經胜肽　neuropeptide
神經傳導物質　neurotransmitter molecules
胼胝體　coprus callosum
訊息傳遞分子　messenger molecules
高等腦　higher brain

十一～十四劃

細胞自毀 apoptosis
頂葉 parietal lobe
梭狀迴 fusiform gyrus
喚醒狀態 state of arousal
普恩蛋白 prion amyloid
程式性細胞死亡 programmed cell death
視丘 thalamus
視覺區 visual area
視覺聯合區 visual association area
超憶症 hyperthymesia
超讀症 hyperlexia
軸突 axon
催產素 oxytocin
嗅球 olfactory bulb
感官知覺 Sensation
感覺聯合區 sensory association area
意識主體 conscious agent
新皮質 neocortex
腺苷三磷酸（ATP） adenosine triphosphatase.
腦下垂體 pituitary gland
腦幹 brain stem
腦腸肽 ghrelin
補償性再生 compensatory regeneration
運動皮質區 motor cortex
電化學活性 electrochemical activity
漂浮性焦慮症 free-floating anxiety
端粒酶 telomerase

十五劃以上

憂鬱症 depression
熵（能趨疲） entropy
學者症候群 savant syndrome
樹突 dendrite
橋腦 pons
澱粉樣蛋白前驅蛋白 amyloid precursor protein
禪修（靜坐） meditation
臉孔失認症 prosopagnosia
醣皮質激素 glucocorticoid
額葉 frontal lobe
邊緣系統 limbic system
鏡像神經元 mirror neuron
類鴉片胜肽 opioid
覺察力 awareness
聽覺區 auditory area
聽覺聯合區 auditory association area
體覺皮質 somatosensory cortex
顳葉 temporal lobe

BX0007T

超腦零極限：
抗老化、救肥胖、解憂鬱，哈佛教授的大腦煉金術

Super Brain：Unleashing the Explosive Power of Your Mind to Maximize Health, Happiness, and Spiritual Well-being

作　　者　狄帕克・喬布拉（Deepak Chopra）、魯道夫・譚茲（Rudolph E. Tanzi）
譯　　者　隋芃
責任編輯　田哲榮
封面設計　斐類設計
內頁構成　舞陽美術
校　　對　蔡昊恩

發 行 人　蘇拾平
總 編 輯　于芝峰
副總編輯　田哲榮
業務發行　王綬晨、邱紹溢
行銷企劃　陳詩婷
出　　版　橡實文化 ACORN Publishing
地址：10544臺北市松山區復興北路333號11樓之4
電話：02-2718-2001 傳真：02-2719-1308
E-mail信箱：acorn@andbooks.com.tw
網址：www.acornbooks.com.tw

發　　行　大雁出版基地
地址：10544臺北市松山區復興北路333號11樓之4
電話：02-2718-2001 傳真：02-2718-1258
讀者傳真服務：02-2718-1258
讀者服務信箱：andbooks@andbooks.com.tw
劃撥帳號：19983379 戶名：大雁文化事業股份有限公司

印　　刷　中原造像股份有限公司
三版一刷　2023年7月
定　　價　480元
ISBN　978-626-7313-18-3

家圖書館出版品預行編目資料

超腦零極限：抗老化、救肥胖、解憂鬱，哈佛教授的大腦煉金術 / 狄帕克.喬布拉(Deepak Chopra), 魯道夫.譚茲(Rudolph E. Tanzi)著；隋芃譯. -- 三版. -- 臺北市：橡實文化出版：大雁出版基地發行, 2023.07
面；　公分
譯自：Super brain : unleashing the explosive power of your mind to maximize health, happiness, and spiritual well-being
ISBN 978-626-7313-18-3(平裝)

1.CST: 健康法 2.CST: 腦部

411.1　　112007601